W0022433

Handbuch der
Ersten HILFE

M. Buchfelder • A. Buchfelder

Handbuch der Ersten HILFE

Mit einem Geleitwort von
Prof. Dr. Dr. h. c. K. Peter

Mit 85 Abbildungen
17 Tabellen

Gondrom

Priv.-Doz. Dr. med. Michael Buchfelder
Neurochirurgische Klinik der Universität
Erlangen – Nürnberg
im Kopfklinikum
Schwabachanlage 6
91054 Erlangen

Dr. med. Albert Buchfelder
Institut für Anästhesiologie
der Universität München
im Klinikum Großhadern
Marchioninistraße 15
81377 München

In diesem Buch sind die Stichwörter, die zugleich eingetragene Warenzeichen sind, als solche nicht besonders kenntlich gemacht. Es kann also aus der Bezeichnung der Ware mit dem für diese eingetragenen Warenzeichen nicht geschlossen werden, daß die Bezeichnung ein freier Warenname ist.
Hinsichtlich der in diesem Buch angegebenen Dosierungen von Medikamenten usw. wurde die größtmögliche Sorgfalt beachtet. Gleichwohl werden die Leser aufgefordert, die entsprechenden Prospekte der Hersteller zur Kontrolle heranzuziehen.
Das Werk ist urheberrechtlich geschützt. Alle Rechte, insbesondere das Recht des Nachdrucks, der Wiedergabe in jeder Form und der Übersetzung in andere Sprachen, behalten sich Urheber und Verlag vor.
Kein Teil des Werkes darf in irgendeiner Form ohne schriftliche Genehmigung des Verlags reproduziert werden. Das gilt insbesondere für Vervielfältigungen, Übersetzungen, Mikroverfilmungen und die Einspeicherung, Nutzung und Verwertung in elektronischen Systemen.

Lizenzausgabe für Gondrom Verlag GmbH, Bindlach 1997
© 1994 by F. K. Schattauer Verlagsgesellschaft mbH, Stuttgart
ISBN 3-8112-1571-X

Geleitwort

Erste Hilfe und Notfallmedizin dienen der Rettung vital bedrohten menschlichen Lebens sowie der Begrenzung von Gesundheitsschäden am Unfallort. Kenntnisse und Erfahrungen in Erster Hilfe sind aber für einen zufällig anwesenden Helfer entscheidend wichtig, um durch sein Eingreifen tatsächlich die Überlebenschancen des Notfallpatienten verbessern zu können.
Anästhesiologen betonten schon immer die hohe Bedeutung einer Hilfe von Laien für die Bewältigung von lebensbedrohenden Unglücksfällen. Sind viele Menschen in den Grundzügen der Lebensrettung ausgebildet, so wird die Rettung von Leben am Unfallort wahrscheinlicher. Der amerikanische Anästhesist Peter Safar hat als erster die wirksamen Methoden der Wiederbelebung zusammengefaßt und das heute weltweit bekannte A-B-C-Schema auch für Laienhelfer bekannt gemacht.
In dem vorliegendem Buch werden alle wichtigen Grundlagen für die Versorgung von Notfallpatienten durch Laienhelfer besprochen. Die Darstellung entspricht dem modernsten Stand und schließt alle wesentlichen Fakten mit ein. Es werden nicht nur Anweisungen zum Handeln in Form von »Kochrezepten« gegeben, sondern es wird versucht, durch Vermittlung medizinischer Grundlagen – soweit sie im speziellen Fall erforderlich sind – auch die Zusammenhänge zu erklären. So läßt sich der Stoff nicht nur leichter einprägen, sondern der Helfer wird auch befähigt, mit profunder Kenntnis auf die jeweilige Situation zu reagieren.
Das Buch kann wesentlich helfen, Kenntnisse und Erfahrungen eines Kurses in Erster Hilfe zu vertiefen. Hilfe im Notfall bedarf der Einübung in einem Kurs, sie kann aber durch dieses Buch ganz entscheidend ergänzt werden.
Es ist sehr anschaulich und lebendig geschrieben und der Text wird, wo erforderlich, durch Bilder ergänzt. So sind die Voraussetzungen für einen Erfolg des Buches geschaffen.

Prof. Dr. Dr. h. c. K. Peter
Direktor des Instituts für Anästhesiologie
der Universität München

Vorwort zur 2. Auflage

Seit seinem Erscheinen vor 5 Jahren ist das „Handbuch der Ersten Hilfe" ein zugleich fundierter und auch aktueller Ratgeber bei der Erstversorgung von Unfällen und akuten Erkrankungen. Um diesem Anspruch weiterhin zu genügen, mußte die 2. Auflage vollständig durchgesehen, erweitert und mit zahlreichen Änderungen versehen werden. Es galt, neue Ergebnisse der klinischen und präklinischen Forschung in den vorgegebenen strukturierten Zusammenhang einzuarbeiten. Dabei wurden auch die neuesten Richtlinien für die Durchführung der Herz-Lungen-Wiederbelebung berücksichtigt. Für den Ersthelfer ist vor allem die Erhöhung der Druckfrequenz bei der Herzdruckmassage bedeutsam. Das Literaturverzeichnis wurde mit Zitaten aus jüngerer Zeit ergänzt. Der bewährte Rahmen wurde dabei gewahrt. So hat sich an Form und Umfang nicht viel geändert. Alle Adressenangaben wurden aktualisiert; Adressen von Gift-Notrufstellen in den neuen Bundesländern und in Österreich und der Schweiz wurden eingefügt.

Das Konzept, nicht nur die Maßnahmen der Ersten Hilfe zu beschreiben, sondern durch eine kurze Darstellung der pathophysiologischen Grundlagen dem Ersthelfer das Verständnis der Zusammenhänge zu erleichtern, hat sich offensichtlich bewährt. Das Erlernen und Üben dieser Techniken unter fachkundiger Anleitung bleibt aber die wichtigste Voraussetzung, um im Ernstfall wirkungsvoll helfen zu können.

Für die Ratschläge und Hilfen, die wir von vielen Seiten erhalten haben, bedanken wir uns an dieser Stelle sehr.

Erlangen und München
im April 1994   Michael und Albert Buchfelder

Vorwort zur 1. Auflage

Bei Unfällen und plötzlich auftretenden Erkrankungen entscheiden oft die ersten Minuten über das weitere Schicksal des Betroffenen. Richtiges und schnelles Handeln kann hier Leben retten und die Folgen von Notfällen mildern.
Da auch bei bester Organisation des Rettungswesens einige Minuten bis zum Eintreffen von Rettungssanitätern oder des Notarztes verstreichen, ist der Notfallpatient in dieser Zeitspanne auf die Hilfe von zufällig anwesenden Laien angewiesen. Je mehr Menschen in den Maßnahmen der Ersten Hilfe ausgebildet und damit in der Lage sind, sachgerechte Erste Hilfe zu leisten, desto größer ist die Chance für den einzelnen, daß ihm im Notfall wirkungsvoll geholfen wird.
Mit diesem Buch haben wir uns zur Aufgabe gemacht, die wesentlichen Maßnahmen der Ersten Hilfe umfassend darzustellen. Zum Lernen – vor allem aber zum Behalten des Gelernten – ist das Verstehen der wichtigsten Zusammenhänge notwendig. Wir haben uns deshalb nicht auf eine reine Darstellung von Maßnahmen beschränkt, sondern versucht, über eine kurze Einführung in den Aufbau und die Funktion der betroffenen Organsysteme die zu treffenden Maßnahmen zu begründen und damit das Verständnis beim Leser zu fördern.
Größter Wert wurde auf die »lebenswichtigen Sofortmaßnahmen« gelegt, die das Überleben eines Notfallpatienten bis zum Eintreffen des Rettungsdienstes sichern sollen. Aber auch auf die Versorgung leichterer Verletzungen, die richtige Reihenfolge der Maßnahmen bei mehreren Verletzungen oder Verletzten sowie auf Verhaltensregeln bei häufig auftretenden plötzlichen Erkrankungen wird ausführlich eingegangen.
Überaus wichtig erscheint uns der Hinweis, daß die Maßnahmen der Ersten Hilfe nicht durch Lesen eines Textes erlernt werden können. Nur die praktische Tätigkeit und das Üben unter kundiger Anleitung in einem Lehrgang gibt dem potentiellen Helfer die nötige Sicherheit, um im Ernstfall wirkungsvoll eingreifen zu können.
Unser besonderer Dank gilt Herrn H. G. Dönhöfer, von dem vor Jahren die Anregung zu dieser Arbeit ausging, sowie den Herren F. Grundler, M. Hofmeister und G. Nowak, die durch zahlreiche Anregungen dieses Buch reifen ließen und die Manuskripte durchgesehen haben.
Nicht zuletzt danken wir allen an der Herstellung des Buches Beteiligten, insbesondere Herrn Prof. Dr. Dr. h. c. P. Matis und seinen Mitarbeitern vom Schattauer Verlag in Stuttgart, für die ausgezeichnete Ausarbeitung und Ausstattung des Buches.

Michael und Albert Buchfelder

Inhaltsverzeichnis

1.	**Die Rettungskette**	
1.1.	Begriffsbestimmung des Notfalls	1
1.2.	Das Modell der Rettungskette	3
1.3.	Der Notruf	4
1.4.	Erste Hilfe	6
1.5.	Der Rettungsdienst	7
1.6.	Das Krankenhaus	8
1.7.	Organisierte und nicht organisierbare Hilfeleistung	8
1.8.	Aufgabenbereich des Ersthelfers	9

2.	**Rechtliche Grundlagen der Hilfeleistung**	
2.1.	Verpflichtung zur Hilfeleistung	10
2.2.	Zivilrechtliche Folgen der Hilfeleistung	11
2.3.	Strafrechtliche Folgen der Hilfeleistung	12

3.	**Wunden**	
3.1.	Struktur und Funktion der Haut	14
3.2.	Die Wunde	15
	Schmerz	16
	Blutung	16
	Infektion	16
	– Wundstarrkrampf (Tetanus)	16
	– Tollwut (Lyssa, Rabies)	17
	– Gasbrand (Gasödem)	18
3.3.	Wundarten	18
	Schürfwunden	18
	Schnittwunden	19
	Stichwunden	19
	Platzwunden	19
	Quetschwunden	20
	Rißwunden	20
	Schußwunden	20
	Schlangenbißwunden	21
	Ätzwunden	21
	Brandwunden	21
3.4.	Allgemeine Grundsätze bei der Erstversorgung von Wunden	22
	Wundheilung	23
3.5.	Besondere Wundarten	24
	Fremdkörper	24
	Schußverletzungen	25
	Bißverletzungen	25
	Schlangenbisse	25

4.	**Wundverbände**	
4.1.	Der Pflasterwundverband	28
	Der Fingerkuppenverband	28
	Die Wundauflage	29
4.2.	Das Heftpflaster	29
	Der Streifenverband	30
	Der Rahmenverband	30
4.3.	Verbände mit dem Dreiecktuch	30
	Die Kopfhaube	31
	Der Handverband	32
	Der Armverband	32
	Der Fußverband bei Verletzungen im Bereich des vorderen Fußes	33
	Der Fußverband bei Verletzungen im Bereich der Ferse	34
	Der Unterschenkelverband	35
	Der Knieverband	35
	Der Augenverband	36
	Der Kinnverband	37
	Der Schulterverband	37
	Der Hüftverband	38
4.4.	Verbände mit Verbandpäckchen oder Mullbinden	38

	Der Fingerverband	40
	Der Handverband	41
	Der Ellenbogenverband	41
	Der Kopfverband	41

5. Fremdkörper
5.1.	Fremdkörper in Wunden	43
5.2.	Fremdkörper im Auge	43
5.3.	Fremdkörper in der Nase	45
5.4.	Fremdkörper im Ohr	45
5.5.	Fremdkörper in der Speiseröhre	46
5.6.	Fremdkörper in der Luftröhre	46

6. Der Blutkreislauf
6.1.	Das Herz	49
6.2.	Die Blutgefäße	51
6.3.	Blutkreislauf und Sauerstofftransport	52
	Der Blutdruck	54
	Kreislaufregulation	55
6.4.	Das Blut	56
6.4.1.	Blutgerinnung	58
6.4.2.	Blutgruppen	58

7. Blutungen
	Ursachen einer Blutung	60
7.1.	Blutung nach außen (aus einer Wunde)	61
7.1.1.	Starke Blutung an den Extremitäten	63
7.1.2.	Starke Blutung aus Kopf, Hals, Rumpf	69
7.1.3.	Amputationsverletzungen	70
7.2.	Blutungen nach innen (ohne äußere Wunde)	73
	Blutungen in den Schädel	73
	Blutungen in den Bauchraum	74
	Blutungen in den Brustraum	74
	Blutungen ins Gewebe	74

8. Der Schock
	– Verminderung des Blutvolumens (hypovolämischer Schock)	76
	– Minderung der Herzleistung (kardiogener Schock)	77
	– Vergrößerung des Gefäßvolumens bei gleichbleibendem Blutvolumen (vasovagaler Schock)	77
	Gefahren des Schocks	78
	Erkennen des Schocks	80
8.1.	Schockbekämpfung	81

9. Verletzungen des Brustkorbs und der Brustorgane
	Vorbemerkung zur Anatomie	85
9.1.	Die offene Brustkorbverletzung	86
9.2.	Die geschlossene Brustkorbverletzung	87
9.3.	Kennzeichen	89
9.4.	Maßnahmen	89

10. Verletzungen des Bauchraums
	Ursachen	92
10.1.	Kennzeichen	93
10.2.	Maßnahmen	94

11. Erkrankungen im Brust- und Bauchraum
11.1.	Bauchorgane	96
11.2.	Plötzlich auftretende Erkrankungen	98
	Blinddarmentzündung (Appendizitis)	99
	Magendurchbruch (Magenperforation)	99
	Die Gallenkolik	99

	Die Nierenkolik	100
	Die Bauchspeicheldrüsen-entzündung	100
	Der Darmverschluß (Ileus)	101
11.3.	Brustraum	101
	Der Herzanfall (Angina pectoris)	101
	Der Herzinfarkt	102
	Maßnahmen	103

12.	**Die Bewußtlosigkeit**	
	Bewußtsein und Bewußt-seinsverlust	104
12.1.	Maßnahmen bei Bewußt-losigkeit	106
12.1.1.	Feststellen der Atmung . . .	106
12.1.2.	Durchführung der Seiten-lagerung	107
12.2.	Die Ohnmacht	111

13.	**Schädel-Hirn-Verletzungen**	
13.1.	Aufbau des Zentralnerven-systems	113
13.2.	Schädel-Hirn-Verletzun-gen	114
13.2.1.	Die gedeckte Schädel-Hirn-Verletzung	114
	Gehirnerschütterung	116
	Maßnahmen des Erst-helfers	118
13.2.2.	Die offene Schädel-Hirn-Verletzung	120
	Der Schädelbasisbruch . . .	121
13.3.	Epilepsie (Zerebrale Krampfanfälle)	123

14.	**Hitzeschäden**	
14.1.	Wärmeregulation unter Hitzebedingungen	125
14.2.	Die Hitzeerschöpfung . . .	125
14.3.	Der Hitzschlag	127
14.4.	Der Sonnenstich	128

15.	**Die Atmung**	
15.1.	Anatomische Grundlagen .	130
15.2.	Atemmechanik	132

16.	**Lebensbedrohliche Störungen der Atmung**	
16.1.	Atemstillstand	138
16.2.	Die Atemspende	141
	Technik der Atemspende . .	142
	Durchführung der Atem-spende bei Säuglingen und Kleinkindern	145
	Beenden der Atemspende	146
16.3	Der Ertrinkungsunfall . . .	147
16.4.	Der Esmarchsche Hand-griff zum Entfernen von größeren Fremdkörpern aus Mund und Rachen . . .	148
16.5.	Insektenstiche im Mund-raum	149

17.	**Der akute Kreislaufstillstand Herz-Lungen-Wiederbelebung**	
	Allgemeine Vorbemerkun-gen	150
17.1.	Herzdruckmassage	154
	Wirkungsweise der Herz-druckmassage	154
	Die Technik der Herz-druckmassage	154
	Die Wiederbelebung bei Säuglingen und Klein-kindern	158
	Die Wiederbelebung im Gesamtablauf	159
	Beenden der Wieder-belebung	161
	Der präkordiale Faust-schlag	162

XII Inhaltsverzeichnis

18.	**Vergiftungen**	
	Allgemeine Vorbemerkungen	163
18.1.	Allgemeine Maßnahmen bei Vergifteten	166
18.2.	Giftaufnahme über den Magen-Darm-Trakt	169
18.2.1.	Arzneimittelvergiftungen	171
18.2.2.	Alkoholvergiftung (Äthylalkohol)	171
18.2.3.	Nahrungsmittelvergiftung	172
18.2.4.	Vergiftung durch pflanzliche Gifte	173
18.2.5.	Vergiftungen mit Wasch-, Spül- und Reinigungsmitteln	174
18.3.	Vergiftungen über die Atemwege	174
18.3.1.	Kohlenmonoxidvergiftung	174
18.3.2.	Erstickung mit Kohlendioxid	175
18.3.3.	Vergiftung mit Reizgasen	176
18.4.	Giftaufnahme direkt über die Haut	177
18.4.1.	Schlangenbiß	177
18.4.2.	Insektenstich	178
18.5.	Giftaufnahme über Verdauungswege, Atemwege und Haut	179
18.5.1.	Pflanzenschutz- und Schädlingsbekämpfungsmittel	179
18.5.2.	Blausäure (Zyankali, Zyanwasserstoff)	179
18.5.3.	Kohlenwasserstoffe, organische Lösungsmittel	180

19.	**Verätzungen**	
19.1.	Verätzungen der Speiseröhre und des Verdauungstrakts	181
19.2.	Augenverätzungen	182
19.3.	Verätzungen der Haut	183

20.	**Verbrennungen**	
20.1.	Verbrennungsgrade	185
20.2.	Sonnenbrand	191

21.	**Kälteschäden**	
21.1	Prinzipien der Wärmeregulation	192
21.2.	Die allgemeine Unterkühlung	193
21.3.	Die örtliche Erfrierung	197

22.	**Elektrounfälle**	
	Allgemeine Vorbemerkungen	200
22.1.	Unfälle im Niederspannungsbereich	202
22.2.	Unfälle im Hochspannungsbereich	204

23.	**Knochenbrüche und Gelenkverletzungen**	
23.1.	Der Bewegungsapparat	206
	Skelett	206
	Gelenke	209
	Skelettmuskulatur	209
23.2	Knochenbrüche	209
23.3	Systematik der Knochenbrüche	213
23.3.1.	Knochenbrüche, die durch geeignete Lagerung ruhiggestellt werden	213
23.3.2.	Knochenbrüche, die durch Festlegen mit geeignetem Material ruhiggestellt werden	219
23.3.3.	Knochenbrüche, die mit Hilfe von Dreiecktüchern ruhiggestellt werden	220
23.4.	Gelenkverletzungen	222
	Verstauchungen	222
	Verrenkungen	223
	Gelenkbrüche	223

24.	**Das Vorgehen an einer Unfallstelle – Reihenfolge der Maßnahmen bei Unglücksfällen**		**25.**	**Lagerungen**	
	Allgemeine Vorbemerkungen	225		Die Rückenlage	240
24.1.	Das Absichern der Unfallstelle	228		Die Seitenlage	240
24.2.	Die Rettung	229		Die Rückenlage mit Knierolle	241
	Der Rautek-Rettungsgriff	230		Die Schocklage	242
	Die Rettung aus dem Fahrzeug	230		Die Rückenlage mit erhöhtem Oberkörper	242
24.3.	Der Behelfstransport mit dem Tragring	232		Die halbsitzende Lagerung	244
24.4.	Das Überheben des Verletzten auf die Trage	232	**26.**	**Besonderheiten beim Umgang mit Behinderten**	245
24.5.	Rettung aus besonderen Gefahrensituationen	235			
	Rettung des Ertrinkenden	235	**27.**	**Fremdwörterverzeichnis**	247
	Rettung beim Eisunfall	236			
	Rettung des Verschütteten	237	**28.**	**Literaturverzeichnis**	251
	Rettung beim Brandunglück	237			
24.6.	Eigenes verkehrsgerechtes Verhalten	238	**29.**	**Stichwortverzeichnis**	261

1. Die Rettungskette

1.1. Begriffsbestimmung des Notfalls

Das Leben des Menschen und die regelrechte Funktion aller seiner Organsysteme sind an einen ungestörten Stoffwechsel der einzelnen Zellen, der Bestandteile des Organismus, gebunden. Unabdingbare Voraussetzung dafür sind die ausreichende Versorgung der Zellen mit Sauerstoff und Nährstoffen, eine gleichbleibende Zusammensetzung des inneren Milieus des Körpers und die Aufrechterhaltung einer regelrechten Körpertemperatur. Diejenigen Funktionen, die das Überleben garantieren und die nicht ausfallen dürfen, ohne daß das Leben akut bedroht wird, bezeichnet man als lebensnotwendige Funktionen oder Vitalfunktionen. Unter dem Begriff der vitalen Funktionen faßt man zusammen: *Vitale Funktionen*

1. die Funktion der Atmung, das heißt die Aufnahme von Sauerstoff aus der Umgebungsluft und die Abgabe von Kohlendioxid,
2. die Funktion von Herz und Kreislauf, das heißt den Transport von Sauerstoff und Nährstoffen zu den einzelnen Zellen und den Abtransport von Stoffwechselschlacken,
3. die Regulation der Zusammensetzung der Körperflüssigkeiten, das heißt den Wasser und Elektrolythaushalt.

Störungen der Atem- und Kreislauffunktion werden schon nach kurzer Zeit kritisch, denn der menschliche Körper verfügt nur über sehr geringe Sauerstoffreserven. Sobald Aufnahme oder Transport einer dem Bedarf entsprechenden Mindestmenge an Sauerstoff zu den einzelnen Zellen unterbleiben, werden Störungen der genannten Funktionen lebensbedrohend. Entgleisungen des Wasser- und Elektrolythaushalts rufen akute Lebensgefahr dann hervor, wenn sie Auswirkungen auf die Atem- oder Kreislauffunktion haben. Aus dem bisher Gesagten wird leicht verständlich, warum Ahnefeld für seine – international anerkannte – Definition des Notfallpatienten eine Störung von Atmung und Kreislauf zugrundegelegt hat: *Sauerstoffversorgung*

»Als Notfallpatient wird derjenige Patient bezeichnet, bei dem es infolge eines Traumas (einer Verletzung) oder einer lebensbedrohenden akuten Erkrankung zu einer Störung der das Leben sichernden vitalen Funktionen – Atmung, Herz-Kreislauf – gekommen ist oder bei dem sich eine solche Störung als Folge eines akuten Ereignisses anbahnt oder auch nur zu befürchten ist.« *Definition des Notfallpatienten*

Notfälle können also ausgelöst werden durch
1. schwere Verletzungen als Folge von Unfällen aller Art,
2. lebensbedrohliche, akut auftretende Erkrankungen und
3. Vergiftungen.

1. Die Rettungskette

Sofortmaßnahmen

Bei allen Notfallpatienten werden schon am Notfallort Maßnahmen notwendig, die auf die Erkennung, Behebung oder Verhütung der die vitalen Funktionen bedrohenden Störungen ausgerichtet sind. Man nennt diese Maßnahmen Sofortmaßnahmen. Sie sollen das Überleben sichern und einer Verschlechterung des Zustands vorbeugen.

Da nur etwa 30% der Notfälle durch Unfälle, 70% dagegen durch die akute Verschlechterung bereits bestehender Krankheitszustände, plötzlich auftretende Krankheiten oder Vergiftungen hervorgerufen werden, ist es sinnvoll, die Betroffenen in diesem Zusammenhang als Notfallpatienten (und nicht als Verletzte oder Verunfallte) zu bezeichnen. Eine Übersicht über die prozentuale Zusammensetzung von Notfalleinsätzen und damit über die Häufigkeit verschiedener Notfälle gibt Tabelle 1.

Tab. 1: Notarzteinsätze der Berufsfeuerwehr München 1986 – 1991 (n = 110473)

Internistische Notfälle		48,92 %
Verdacht auf Herzinfarkt	9,68 %	
Atemstörung	8,63 %	
Vergiftungen	9,78 %	
Herz-Kreislauf-Stillstand	4,62 %	
Sonstige	15,21 %	
Unfälle		11,55 %
Verkehrsunfall	6,04 %	
Sonstiger Unfall	5,51 %	
Neurologische Erkrankungen		5,10 %
Psychiatrische Störungen		4,34 %
Sonstige Notfälle		10,22 %
Todesfeststellung		6,56 %
Fehleinsätze		13,31 %

Nach: ANR, 1993; Auswertung: G. Kanz, Ch. Lackner

Notsituation

Akute Krankheitsbilder, die mit schweren Störungen der Organfunktionen und heftigen Schmerzen einhergehen, jedoch nicht unmittelbar zu bedrohlichen Störungen der vitalen Funktionen führen, bezeichnet man als Notsituationen. Selbst für den ausgebildeten Ersthelfer sind Notfälle nicht immer von Notsituationen abgrenzbar. Er muß deshalb Notsituationen immer als Notfälle betrachten, wenn er Störungen der vitalen Funktionen nicht mit Sicherheit ausschließen kann.

Die Notfallmedizin umfaßt alle Maßnahmen zur Erstversorgung des Notfallpatienten innerhalb und außerhalb einer Klinik. Sie betrifft zunächst die Erstversorgung des Notfallpatienten am Unfall oder Erkrankungsort, umfaßt aber auch die Maßnahmen während des Transports und die endgültige Versorgung im Krankenhaus. Die einzelnen Stationen können dabei als Glieder einer Versorgungskette aufgefaßt werden und bilden die Grundlage für das Modell der Rettungskette.

1.2. Das Modell der Rettungskette

Nach einem Modell des Deutschen Roten Kreuzes kann der Ablauf der Hilfeleistungen bei einem Unfall oder bei einem anderen Notfall als eine Kette aus fünf aufeinanderfolgenden Kettengliedern betrachtet werden (Abb.1). Das Gesamtkonzept ist darauf ausgerichtet, die Versorgung des Notfallpatienten zwischen dem Ort des Geschehens und der endgültigen Versorgung im Krankenhaus zu organisieren. Die einzelnen Maßnahmen greifen dabei im Idealfall wie Kettenglieder ineinander. Ziele der Rettungskette sind die Erstversorgung der Hilfsbedürftigen bereits am Notfallort und die Sicherstellung einer notwendigen ärztlichen Versorgung innerhalb kurzer Zeit.

Versorgung des Notfallpatienten

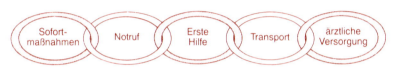

Abb. 1: Das Modell der Rettungskette

Der Ersthelfer hat dabei die Aufgabe, die Zeit bis zum Eintreffen des Rettungsdienstes an der Notfallstelle zu überbrücken und das Auftreten schwerer Schäden zu verhindern, bis ausgebildetes Fachpersonal zur Stelle ist. Jeder Augenzeuge oder Beteiligte bei einem Notfall oder einer Notsituation ist aus sittlich-ethischen, aber auch aus rechtlichen Gründen zu Hilfsmaßnahmen verpflichtet (siehe hierzu auch Kapitel 2: Rechtliche Grundlagen der Hilfeleistung).
Die meisten Notfälle erfordern ein augenblickliches Eingreifen in den ersten Minuten nach dem Unfall oder dem plötzlichen Auftreten einer akuten Erkrankung. Diese Zeit dürfte fast immer verstrichen sein, bis der alarmierte Arzt oder der Rettungsdienst am Notfallort eintreffen. Grundsätzlich ist die Versorgung des Notfallpatienten gerade so gut, wie das schwächste Glied in der Rettungskette. In den ersten Minuten müssen bereits elementar wichtige Maßnahmen der Ersten Hilfe von zufällig am Unfallort anwesenden Passanten getroffen worden sein, damit Arzt und Rettungsdienst einen noch am Leben befindlichen Patienten antreffen.
Diese lebensrettenden Maßnahmen faßt man unter dem Begriff Sofortmaßnahmen zusammen. Alle Möglichkeiten der modernen Medizin im Krankenhaus und eine noch so gute personelle und technische Ausstattung des Rettungsdienstes bleiben ungenutzt, wenn Augenzeuge und Ersthelfer nicht eingreifen und der Betroffene bereits vor dem Eintreffen von Fachhilfe am Notfallort stirbt.

Die lebensrettenden Sofortmaßnahmen umfassen:
1. **Das Retten aus einem Gefahrenbereich**
2. **Die Wiederbelebung**
3. **Das Stillen bedrohlicher Blutungen**
4. **Das Herstellen der Seitenlage**
5. **Die Schockbekämpfung**
6. **Das Absichern der Unfallstelle.**

1.3. Der Notruf

Während die ersten Hilfsmaßnahmen durchgeführt werden, kann parallel dazu bereits ein weiterer Helfer den Notruf durchführen, damit der Rettungsdienst möglichst bald an der Notfallstelle eintrifft. Am besten spricht man dabei einen anderen Helfer direkt an (»Gehen Sie bitte...«) und erklärt ihm in Kürze die wesentlichen Punkte. Wichtig ist in diesem Zusammenhang, daß die Sofortmaßnahmen zur Durchführung des Notrufs nicht unterbrochen werden dürfen. Man muß also, wenn es nicht anders geht, mit der Ausführung des Notrufs warten, bis die Sofortmaßnahmen abgeschlossen sind. Am besten bedient man sich zur Durchführung des Notrufs eines starren Schemas. Der Notruf muß Antworten auf die nachfolgenden fünf Fragen enthalten:

Wo *geschah es?*

Genaue Ortsangabe

Damit der Rettungsdienst den Notfallort möglichst rasch findet, ist eine genaue Ortsangabe unerläßlich. Durch die Angabe des Straßennamens ist dies in geschlossenen Ortschaften unproblematisch. Wenn der Unfallort in unwegsamem Gelände liegt, so ist auch eine Beschreibung der Zufahrtsmöglichkeiten notwendig. Die präzise Ortsangabe hilft manchen Umweg und vor allem Zeit sparen.

Was *geschah?*

Unfallart

Die Art des Unfalls oder der Erkrankung läßt beim Empfänger des Notrufs oft schon Rückschlüsse auf eventuell vorliegende Störungen zu. Zudem ist es in vielen Fällen notwendig, daß nicht nur der Rettungsdienst, sondern auch die Polizei und technische Hilfe alarmiert werden müssen. So wird bei schweren Verkehrsunfällen die Polizei zur Sicherung des Straßenverkehrs, bei eingeklemmten Verletzten die Feuerwehr zur Durchführung von Rettungsmaßnahmen und bei Elektrounfällen mit hochgespannten Strömen das Elektrizitätswerk zum Freischalten der Leitungen benötigt. Deren

1.3. Der Notruf

Verständigung kann ohne Verzögerung direkt durch die Rettungsleitstelle geschehen, wenn beim Notruf die Art des Unfalls erwähnt und auf eine besondere Situation hingewiesen wird.

Besondere Unfallsituationen erfordern spezielle Hilfe

Wieviel *Verletzte?*

Um in kurzer Zeit genügend Rettungsmittel an die Notfallstelle zu bringen, ist es notwendig, daß die Rettungsleitstelle über die Anzahl der Verletzten, die zu versorgen sind, informiert wird.

Zahl der Verletzten

Welche *Art von Verletzungen?*

Der sinnvoll und richtig dimensionierte Einsatz des jeweiligen Rettungsmittels (Krankentransportwagen, Rettungswagen, Notarztwagen oder Rettungshubschrauber) hängt davon ab, welche Verletzungen oder Erkrankungen vorliegen. Keinesfalls wird vom Ersthelfer jedoch eine genaue Diagnose verlangt. Allerdings sollte auf lebensbedrohliche Zustände, wie Bewußtlosigkeit, Atemstillstand, schwere Verbrennungen oder andere akut bedrohliche Situationen hingewiesen werden. Im Idealfall sieht eine Angabe der Verletzungsart dann beispielsweise so aus: »Kopfverletzung mit Bewußtlosigkeit. Der Verletzte atmet noch ausreichend und an Handgelenk und Hals ist der Puls tastbar!«

Liegt ein lebensbedrohlicher Zustand vor?

Wer *meldet?*

Zur Dokumentation und aus rechtlichen Gründen sollte der Helfer auch seinen eigenen Namen nennen, der zusammen mit dem Inhalt des Notrufs aufgezeichnet wird. Nur so kann eventuell später laut werdenden Anschuldigungen wegen unterlassener Hilfeleistung (siehe hierzu auch: Rechtliche Grundlagen der Hilfeleistung) wirkungsvoll begegnet werden. Durch die Angabe der eigenen Telefonnummer werden Rückfragen ermöglicht.

Name des Ersthelfers

Die Durchführung des Notrufs wurde hier für den Fall eines Unfalles beschrieben, sie trifft sinngemäß für andere Notfälle genauso zu. Zum Notruf kann man eine Reihe von Notrufmitteln verwenden:

1. Private und öffentliche Fernsprecher über die Telefonnummer 19222 (Rettungsdienst) oder 110 (Polizei). An vielen Orten kann man in der Bundesrepublik Deutschland von öffentlichen Fernsprechern aus über die Rufnummer 110 gebührenfreie Notrufe durchführen.
2. Notrufmelder und Notrufsäulen. In vielen Fällen weisen Hinweisschilder auf das Vorhandensein eines derartigen Notrufmittels hin. Auf Autobahnen und auf manchen Bundesstraßen zeigen

Bundesweite Notrufnummer 110

Pfeile an den Straßenpfosten den Weg zur nächsten Notrufsäule (Abb. 2).

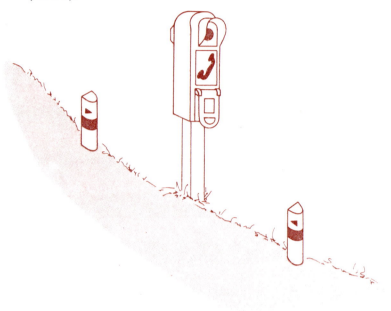

Abb. 2: Notrufsäule an der Autobahn. Klappe anheben und warten, bis sich der Vermittler meldet. Der Pfeil an den Leitpfosten weist auf die nächstgelegene Rufsäule hin.

Wichtig ist in allen Fällen, daß der Helfer beim Notruf am Telefon bleibt. Er kann dann gezielt befragt werden, selbst wenn er in der Aufregung einige der oben genannten Punkte vergessen hätte. Er sollte immer warten, bis die Rettungsleitstelle das Gespräch beendet. Sehr günstig ist es, vor allem im ländlichen Bereich, wenn der Rettungsdienst von einem Helfer erwartet und eingewiesen wird.

1.4. Erste Hilfe

Nicht unmittelbar lebensbedrohliche Zustände

In der Zeit, die zwischen der Anwendung der lebensrettenden Sofortmaßnahmen und dem Eintreffen des Rettungsdienstes vergeht, können weitere Maßnahmen der Ersten Hilfe geleistet werden. Hierunter versteht man im Gegensatz zu den Sofortmaßnahmen diejenigen Hilfsmaßnahmen, die zwar nicht unbedingt lebensnotwendig sind, die aber mithelfen, weitere Schäden oder das Auftreten von Schmerzen und Komplikationen zu verhindern. Diese Maßnahmen können nur vom ausgebildeten Ersthelfer durchgeführt werden, sie sind nicht Gegenstand der Unterrichtung Sofortmaßnahmen am

Unfallort. Beispiele für die weitere Leistung von Erster Hilfe sind eine sachgerechte Lagerung, die Ruhigstellung von Knochenbrüchen und das Anlegen von Wundverbänden.

1.5. Der Rettungsdienst

Der Transport von Verletzten oder akut Erkrankten sollte grundsätzlich vom Rettungsdienst durchgeführt werden. Damit die Gefahren, die der Transport für den Notfallpatienten mit sich bringen kann (Transporttrauma), vermieden werden, muß zunächst entschieden werden, ob der Patient primär transportfähig ist. Neben der Beurteilung und gegebenenfalls Herstellung der Transportfähigkeit ist die Ausführung eines sachgerechten Transports alleinige Aufgabe des Rettungsdienstes, denn Notfallpatienten müssen meist liegend transportiert und auch während des Transports ausreichend betreut werden. In diesem Bereich ist der Ersthelfer sowohl von der Ausbildung als auch von der Ausrüstung her überfordert. Er darf deshalb grundsätzlich keinen Behelfstransport durchführen.

Kein Behelfstransport

Eine Hauptaufgabe des Rettungsdienstes ist auch die Wiederherstellung und Aufrechterhaltung der lebensnotwendigen, vitalen Funktionen. Dafür steht ausgebildetes Fachpersonal, die Rettungssanitäter, zur Verfügung. Ideal ist in vielen Fällen der Beginn der ärztlichen Versorgung bereits am Unfallort durch die Mitwirkung von Ärzten im Rettungsdienst.

Als Notarztwagen bezeichnet man einen Rettungswagen, in dem ein notfallmedizinisch geschulter Arzt die erforderliche Erstversorgung des Notfallpatienten leitet. Notarztwägen sind mobile Notfalleinheiten; sie werden oft mit dem verlängerten Arm einer Klinik am Unfall oder Erkrankungsort verglichen.

In der Bundesrepublik Deutschland werden sowohl Krankentransporte als auch Rettungseinsätze vom Rettungsdienst ausgeführt. Die Durchführung des Rettungsdienstes ist den einzelnen Hilfsorganisationen, dem Deutschen Roten Kreuz, dem Malteser-Hilfsdienst, der Johanniter-Unfallhilfe, dem Arbeiter-Samariter-Bund und den Berufsfeuerwehren der Städte übertragen. Eine rechtliche Grundlage schufen in den letzten Jahren die Rettungsdienstgesetze der Länder, die als Träger des Rettungsdienstes die Landkreise und die kreisfreien Gemeinden, die zu Rettungszweckverbänden zusammengeschlossen sind, festlegen. Der Einsatz der Rettungsfahrzeuge wird überörtlich von den sogenannten Rettungsleitstellen gesteuert. Diese haben mit den genannten Hilfsorganisationen, der Polizei und den Krankenhäusern direkte telefonische Verbindung. In den letzten Jahren wurden verstärkt an verschiedenen Krankenhäusern stationierte Rettungshubschrauber, die immer mit einem Notarzt besetzt sind, zur Ergänzung des bodengebundenen Rettungsdienstes heran-

Rettungsdienstgesetze

gezogen. Mittlerweile ist die Bundesrepublik Deutschland mit einem flächendeckenden Netz an Rettungshubschrauber-Einsatzstationen versorgt. Bei der Auswahl des für den individuellen Fall am besten geeigneten Rettungsmittels ist die Rettungsleitstelle auf die Informationen aus dem Notruf der Ersthelfer oder Augenzeugen angewiesen.

1.6. Das Krankenhaus

Endgültige ärztliche Versorgung

Im Krankenhaus erfolgt die endgültige Versorgung des Verletzten oder Erkrankten. Alle vorhergehenden Glieder der Rettungskette hatten die Aufgabe, dem Arzt bei der Versorgung des Notfallpatienten eine möglichst günstige Ausgangslage zu schaffen und zusätzliche Schäden zu verhindern. Für die unterschiedlichen Aufgabenbereiche gibt es Krankenhäuser verschiedener Versorgungsstufen, die sich in der Anzahl der vorhandenen Fachabteilungen, der personellen und technischen Ausstattung und in der Bettenkapazität unterscheiden. In der zentralen Notaufnahme eines Krankenhauses wird entschieden, von welcher Fachabteilung die weitere Versorgung des Verletzten oder Erkrankten zunächst durchgeführt werden wird. Oft müssen dabei Ärzte verschiedener Fachrichtungen zusammenwirken, damit eine optimale Behandlung gewährleistet wird. Der eigentlichen Behandlung der Krankheit durch Operation, medikamentöse oder physikalische Therapie schließt sich die Rehabilitationsphase an, die eine Wiedereingliederung des Patienten in die Gesellschaft und Arbeitswelt zum Ziel hat.

1.7. Organisierte und nicht organisierbare Hilfeleistung

Man kann die Rettungskette in einen organisierten und in einen nicht organisierbaren Teil gliedern. Organisierbar sind Rettungsdienst und Krankenhausversorgung. Nicht organisierbar ist in diesem Sinn der Aufgabenbereich der Laienhilfe, also die Durchführung von Sofortmaßnahmen am Unfallort und von Maßnahmen der Ersten Hilfe.
Die Wahrscheinlichkeit, daß Ersthelfer bei einem Notfall richtig und schnell helfen können, ist direkt davon abhängig, wie groß der in Erster Hilfe ausgebildete Teil der Bevölkerung ist. Erst wenn möglichst alle Bürger die Maßnahmen der Ersten Hilfe beherrschen, ist die Chance groß, daß der zufällig am Notfallort Anwesende imstande ist, wirkungsvolle Hilfe zu leisten. Dies könnte beispiels-

Möglichst viele Ersthelfer ausbilden

weise durch eine Ausbildung aller Schüler in Erster Hilfe erreicht werden.
Durch die Einführung der Unterrichtung aller Kraftfahrer in den »Sofortmaßnahmen am Unfallort«, die zur Erlangung jedes Kraftfahrzeug-Führerscheins in der Bundesrepublik Deutschland Pflicht ist, wurde versucht ein Mindestmaß an qualifizierter Hilfeleistung bei Unfällen im Straßenverkehr sicherzustellen. Selbstverständlich kann eine kurze Unterrichtung in den Sofortmaßnahmen am Unfallort eine Ausbildung in Erster Hilfe nicht ersetzen.

1.8. Aufgabenbereich des Ersthelfers

Aus der Stellung des Ersthelfers innerhalb der Rettungskette geht hervor, daß dieser in den meisten Fällen nur eine vorübergehende Versorgung vornimmt. Dazu muß er zunächst erkennen, was geschehen ist und eine Orientierung über Art und Ausmaß der Notsituation gewinnen.   *Orientierung über die Notfallsituation*

Danach muß er überlegen, welche Gefahren drohen, damit er diese wirkungsvoll bekämpfen beziehungsweise vermeiden kann.
Anschließend handelt er, indem er die Besonderheiten der jeweiligen Situation berücksichtigt, nach vorgegebenen Schemata.
Panikartiges Verhalten der Betroffenen und ihrer Umgebung ist häufig durch das Notfallgeschehen bedingt. Auch in den Wirren solch einer Notsituation muß der Ersthelfer die Ruhe bewahren, um wirkungsvoll helfen zu können. Sicheres Auftreten und Handeln, die natürlich eine gründliche Ausbildung voraussetzen, helfen ihm, den Patienten und die Umstehenden von der Notwendigkeit und Richtigkeit der gerade durchgeführten Maßnahmen zu überzeugen. Fast immer ist es notwendig, den Betroffenen, oft aber auch die Umstehenden, zu beruhigen. Damit kann auch verhindert werden, daß Dritte unkundig und unsachgemäß eingreifen und dadurch weiterer Schaden entsteht. Der Ersthelfer hilft auch dadurch, daß er falsche »Hilfsmaßnahmen« verhindert.   *Ruhe bewahren*   *Unsachgemäßes Eingreifen verhindern*

Der Ersthelfer darf keine Maßnahmen durchführen, die in den Aufgabenbereich des Arztes fallen. Er kann ärztliche Hilfe nicht ersetzen und sollte stets darauf hinweisen, daß eine endgültige Versorgung nur durch einen Arzt erfolgen kann. Grundsätzlich darf der Ersthelfer selbständig keine Medikamente verabreichen. In gewissen Fällen ist es aber notwendig, daß er dem Hilfsbedürftigen bei der Einnahme von vom Arzt verordneten Medikamenten behilflich ist.

2. Rechtliche Grundlagen der Hilfeleistung

2.1. Verpflichtung zur Hilfeleistung

§ 323c StGB

Die gesetzliche Verpflichtung zur Hilfeleistung wird im § 323c des Strafgesetzbuches (bis zum 30.08.1980 § 330c bei gleichem Wortlaut) begründet:
»Wer bei Unglücksfällen oder gemeiner Gefahr oder Not nicht Hilfe leistet, obwohl dies erforderlich und ihm den Umständen nach zuzumuten, insbesondere ohne erhebliche eigene Gefahr und ohne Verletzung anderer wichtiger Aufgaben möglich ist, wird mit Gefängnis bis zu einem Jahr oder mit Geldstrafe bestraft.«

Notsituation

Voraussetzung zur Hilfeleistungspflicht ist also nach dem Strafgesetzbuch (StGB) das Vorliegen einer Notsituation. Dies können Unfälle, Katastrophensituationen oder auch im Verlauf einer Krankheit eintretende plötzliche Verschlechterungen sein. Keine Rolle spielt dabei, ob der Hilfsbedürftige die Notlage selbst verschuldet hat. Deshalb gilt die Pflicht zur Hilfeleistung grundsätzlich auch bei Selbstmordversuchen. Einem bewußtlosen Selbstmörder, der sich selbst töten wollte, darf keinesfalls unterstellt werden, daß er nicht gerettet werden will.

Hilfeleistungspflicht

Die Hilfeleistungspflicht ist nach § 323c StGB jedoch auf das Erforderliche und Zumutbare im Rahmen des Möglichen beschränkt. Erforderlich ist eine Hilfeleistung im Sinne der Rechtssprechung dann, wenn ohne sie die Gefahr besteht, daß in der jeweiligen Situation weiterer Schaden entstehen würde. Damit kann eine Verschlimmerung der Krankheit, das Auftreten von Schmerzen oder gar der Tod des Verletzten oder Erkrankten gemeint sein.
Wenn in einer Notsituation schon von anderer Seite her Hilfsmaßnahmen in ausreichendem Maß ergriffen werden, braucht nicht mehr als die erforderliche Hilfe geleistet werden. Wenn beispielsweise bei einem Verkehrsunfall der Rettungsdienst bereits eingetroffen ist und die Verletzten ausreichende fachliche Hilfe erhalten, besteht in der Regel für später hinzukommende Ersthelfer keine Hilfeleistungspflicht mehr.

Zumutbarkeit

Zumutbar ist eine Hilfeleistung dann, wenn keine übertriebenen Anforderungen verlangt werden. Der Nichtschwimmer braucht sich nicht in den reißenden Fluß zu stürzen, um einen Ertrinkenden zu retten, wohl ist ihm aber das Herbeiholen anderer Helfer zuzumuten.

Heldentum wird nicht gefordert

Vom Ersthelfer wird auch nicht verlangt, daß er ungeschützt Personen aus einem in Flammen stehenden Kraftfahrzeug rettet.

Zuzumuten ist jedoch die Inkaufnahme eines geschäftlichen Nachteils, eines verhältnismäßig geringen Sachschadens oder einer im Verhältnis zum drohenden Schaden unbeachtlichen Körpergefahr. Beispiele dafür sind das Versäumen einer geschäftlichen Besprechung, eine Verschmutzung der eigenen Kleidung beim Retten des Verletzten aus einer lebensbedrohlichen Gefahrensituation oder das Inkaufnehmen einer kleinen Schürfwunde bei der Durchführung lebensrettender Sofortmaßnahmen. Der Helfer darf aber eigene wichtige Pflichten nicht vernachlässigen. Zum Beispiel dürfen Schrankenwärter oder Flugsicherungsbeamte natürlich ihren für die Sicherheit von Menschenleben in diesem Augenblick wichtigen Arbeitsplatz nicht verlassen, selbst wenn die Durchführung von Maßnahmen der Ersten Hilfe in ihrer Umgebung notwendig wäre. Die generelle Pflicht zur Hilfeleistung können die genannten Personen jedoch dadurch erfüllen, daß sie andere Helfer alarmieren beziehungsweise den Rettungsdienst durch einen Notruf benachrichtigen.

Von jedem, der in Erster Hilfe ausgebildet ist, wird nicht nur verlangt, daß er im konkreten Fall überhaupt Hilfe leistet und irgendeine Hilfsmaßnahme ergreift. Vielmehr muß der ausgebildete Helfer die »*bestmögliche Hilfe*« leisten, er muß auf die »*wirksamste Art helfen*«. Wenn der Helfer über besondere Kenntnisse in der Ersten Hilfe verfügt, die er in einem Lehrgang erworben hat, ist es ihm nicht freigestellt, ob er davon Gebrauch machen will. Der individuelle Helfer ist vielmehr verpflichtet, seine Sachkunde voll einzusetzten und so qualifizierte Hilfsmaßnahmen wie möglich zu ergreifen. Der Helfer ist verpflichtet, jede Maßnahme, die er beherrscht, einzusetzen, wenn sie im konkreten Fall erforderlich ist.

Bestmögliche Hilfe

2.2. Zivilrechtliche Folgen der Hilfeleistung

Bei der zivilrechtlichen Betrachtung der Folgen einer Hilfeleistung stehen zwei Aspekte einander gegenüber. Zum einen kann der Ersthelfer Ansprüche gegen den Verunglückten stellen, zum anderen kann der Verunglückte vom Ersthelfer Ersatzleistungen fordern. Dies bedarf einer Erläuterung:

Das bürgerliche Recht sieht in der Leistung von Erster Hilfe in einer Notsituation eine »*Geschäftsführung ohne Auftrag*«. Der Geschäftsführer ohne Auftrag, also der Ersthelfer, haftet für einen durch fehlerhafte Hilfeleistung entstandenen Sach- oder Personenschaden nach § 680 des bürgerlichen Gesetzbuches (BGB) nur dann, wenn er vorsätzlich oder grob fahrlässig den Schaden herbeigeführt hat (Geschäftsführung zur Gefahrenabwehr: »*Bezweckt die Geschäftsführung die Abwendung einer dem Geschäftsherrn drohenden Gefahr,*

Geschäftsführung ohne Auftrag

so hat der Geschäftsführer nur Vorsatz und grobe Fahrlässigkeit zu vertreten.«).

Grobe Fahrlässigkeit

Grob fahrlässig handelt nach § 276 Abs. 1 Satz 2 BGB derjenige, der die im Verkehr erforderliche Sorgfalt in besonders schwerem Maß verletzt, wer *»nicht das beachtet, was im gegebenen Fall jedem vernünftigen Menschen einleuchten müßte und einfachste, ganz naheliegende Überlegungen nicht angestellt hat«*.

An das Handeln eines Arztes und an das eines im Rettungsdienst geschulten Helfers werden hierbei natürlich strengere Maßstäbe angelegt als an das eines Laien.

Ersatz der Aufwendungen

Der Helfer hat einen Anspruch auf Ersatz der Aufwendungen, die er im Verlauf der Hilfeleistung für notwendig hielt (§ 683,670 BGB). Werden also beispielsweise die Kleider des Ersthelfers bei der Hilfeleistung verschmutzt, verbraucht dieser Verbandmaterial aus seinem Verbandkasten oder entleert er seinen Feuerlöscher, so steht ihm ein Ersatz für die entstandenen Schäden zu. Dies gilt auch für Gesundheitsschäden, die er im Verlauf der Hilfeleistung erleidet.

Versicherungsrechtlicher Anspruch

Hier besteht ein versicherungsrechtlicher Anspruch des Helfers, der sich auf Heilbehandlung, Verletztengeld, besondere Unterstützung, Rente und im gegebenen Fall auf ein Sterbegeld erstreckt. Der Antrag auf Erstattung von Schadenersatz ist an den zuständigen Gemeindeunfallversicherungsverband zu stellen.

2.3. Strafrechtliche Folgen der Hilfeleistung

Unterlassene Hilfeleistung

Der § 323c StGB macht nur Aussagen über die unterlassene Hilfeleistung, nicht aber über die fehlerhafte Hilfeleistung. Gegen diesen Paragraphen kann deshalb nur grundsätzlich verstoßen werden. Stirbt der Verunglückte an den Folgen seiner Verletzung, so kann der Helfer deshalb, weil er nicht eingegriffen hat, nicht wegen Körperverletzung oder eines Tötungsdelikts verurteilt werden, sondern ausschließlich wegen unterlassener Hilfeleistung. Leistet also beispielsweise ein unbeteiligter Passant einem Verletzten nach einem Verkehrsunfall keine Erste Hilfe, so wird er ausschließlich nach § 323c StBG bestraft, selbst wenn der Verletzte infolge der unterlassenen Hilfeleistung stirbt. Leistet der Helfer jedoch Erste Hilfe und verursacht dabei grob fahrlässig oder vorsätzlich Körperschäden oder den Tod des Hilfsbedürftigen, so kann er wegen fahrlässiger Körperverletzung oder fahrlässiger Tötung bestraft werden.

Fahrlässigkeit

Fahrlässig handelt im Sinne der Rechtssprechung derjenige, der die gebotene Sorgfalt nicht beachtet, zu der er nach den Umständen und nach seinen persönlichen Fähigkeiten verpflichtet und imstande ist. Dabei werden bei der Beurteilung der Fahrlässigkeit stets die Umstände des konkreten Falles, aber insbesondere die Eilbedürftigkeit und die äußeren Umstände der Notsituation berücksichtigt.

2.3. Strafrechtliche Folgen der Hilfeleistung

Gerade bei einem Unfall erschweren die Umstände oft die Beurteilung der Lage für den Ersthelfer. Oft besteht unmittelbare Gefahr für Gesundheit und Leben eines anderen, die rasche Entscheidungen und rasches Handeln erfordern. Hier könnte sich der Helfer leicht von den besonderen Anforderungen an die Sorgfalt, die der Gesetzgeber da, wo es um Leben und Gesundheit geht, gestellt hat, abschrecken lassen. Wer aber die anerkannten Regeln der Erste-Hilfe-Leistung beachtet, handelt sicher nicht fahrlässig. Der Vorwurf der groben Fahrlässigkeit entfällt auch, wenn jemand nach bestem Wissen und Gewissen in einer Notlage eine ihm nach seiner Ausbildung und Erfahrung geeignet scheinende Maßnahme ergreift, selbst wenn sich diese nachträglich und in Ruhe betrachtet als nicht geeignet, ja sogar als schädlich erweist. Dies gilt auch, wenn Schädigungen dadurch entstehen, daß ein Risiko eingegangen wird, weil der Helfer einer anderen, ihm bedrohlich erscheinenden Gefahr vorbeugen wollte. So kann eine durch Umlagern eines bewußtlosen Wirbelsäulenverletzten entstandene Querschnittslähmung nicht als fahrlässige Körperverletzung gewertet werden, wenn der Helfer dadurch die Gefahren der Aspiration und des Atemstillstandes abwenden wollte.

Anerkannte Regeln beachten

Die Rechtsauffassung erwartet weiters, daß auch die letzte Rettungschance genutzt wird, selbst wenn sich die hierzu ergriffenen Maßnahmen im nachhinein als zwecklos oder schädlich erweisen. Der bekannte Rechtslehrer Bockelmann hat diesen Sachverhalt, der natürlich sinngemäß für den Ersthelfer genauso gilt, in seinem »Strafrecht des Arztes« so formuliert:

Letzte Rettungschance nutzen

»*Das einzige Mittel anzuwenden, das Hoffnung gewährt, ist, wo der Tod droht, immer noch richtiger als nichts zu tun. Dieses ex ante (vorher) richtig erscheinende Urteil bleibt unerschüttert, auch wenn sich ex post (nachträglich) ergibt, daß der Gebrauch des Mittels statt einer Verzögerung die Beschleunigung des Endes zur Folge gehabt hat. Die Rechtsordnung verlangt nicht, daß die letzte Chance deshalb versäumt wird, weil der Versuch, sie zu nutzen, scheitern kann. Sie erwartet im Gegenteil, daß sie genutzt wird.*«

3. Wunden

3.1. Struktur und Funktion der Haut

Die Haut bedeckt die äußere Oberfläche des Körpers. Wir unterscheiden eine Aufteilung in drei Schichten: Oberhaut, Lederhaut und Unterhautfettgewebe (Abb. 3). Die Oberhaut, die an den Fußsohlen und Handflächen besonders dick ist, besteht aus verhornendem Plattenepithel. Sie ist frei von Blutgefäßen. Die Hornschicht schilfert sich bei mechanischer Beanspruchung ab. Darunterliegende Epithelzellen aber teilen sich häufig und sorgen dadurch für Nachschub. Die durch Einstülpungen der Lederhaut bedingte Verflechtung von Oberhaut und Lederhaut ist für die hohe mechanische Widerstandsfähigkeit verantwortlich. Haare, Nägel, Schweiß- und Talgdrüsen bezeichnet man als Hautanhangsorgane. Sie sitzen in der Lederhaut.

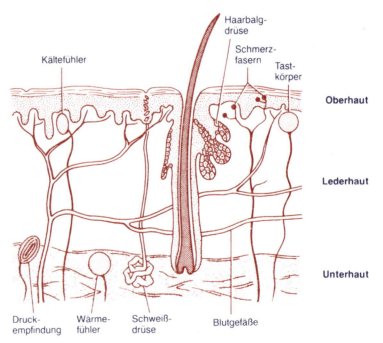

Abb. 3: Schematisierter Aufbau der Haut

Die Haut hat eine Vielzahl von Aufgaben:

Schutzfunktion

1. Sie schützt den Körper gegen schädigende Einflüsse von außen. Die Haut stellt also eine Schutzhülle des Körpers gegenüber

physikalischen, chemischen und biologischen Einflüssen der Umwelt dar. Sie verhindert das Eindringen von Krankheitskeimen in den Körper.

2. Der Wärmehaushalt des Körpers wird hauptsächlich durch die Haut reguliert. Über eine Weitstellung der Hautgefäße und eine damit vermehrte Durchblutung der Haut kann die Wärmeabgabe aus dem Körper an die Umgebung gesteigert werden. Durch die Abgabe von Schweiß entsteht Verdunstungskälte, die ein Absinken der Körpertemperatur zur Folge hat. — Wärmeregulation

3. Die intakte Haut verhindert vor allem durch die Hornschicht und den wasserabstoßenden Talg ein Austrocknen des Körpers und trägt so zur Regulation des Wasserhaushalts im Körper bei. — Flüssigkeitsregulation

4. Anhangsorgane der Haut dienen weiters zur Ausscheidung von Talg und Schweiß, wodurch einerseits eine zusätzliche, sich ständig erneuernde Schutzschicht entsteht. Andererseits werden auf diesem Weg auch Stoffwechselprodukte ausgeschieden. — Ausscheidung

5. Die Haut ist ein wichtiges Sinnesorgan. Verschiedene Sinneskörperchen registrieren Druck, Berührung, Vibrationen und Temperatur. Erst mit Hilfe dieser Informationen aus der Haut kann das Nervensystem Bewegungen planen oder die Stellung des Körpers im Raum regeln. — Sinnesorgan

Die Empfindung von Schmerz ist als Warnsignal Wächter unserer Gesundheit. Die Schmerzempfindung geht von freien Nervenendigungen aus, die in der Lederhaut liegen.

3.2. Die Wunde

Eine Wunde entsteht durch äußere Einwirkung. Mechanische Gewalt, Hitze, Kälte oder chemische Substanzen können die Haut ganz oder teilweise zerstören und somit Ursache einer Wunde sein. An dieser Stelle ist die schützende Funktion der Haut, die den Körper vor dem Eindringen von Krankheitskeimen aus der Umgebung bewahrt, nicht mehr uneingeschränkt vorhanden. Je nach Ausmaß und Tiefe einer Wunde können auch Blutgefäße, Nerven, Muskeln, Knochen und innere Organe mitbetroffen sein.

Jede Wunde hat für den Verletzten drei unmittelbare Folgen:
1. Sie schmerzt,
2. sie blutet,
3. sie ist infektionsgefährdet.

3. Wunden

Schmerz

Zerstörung feiner Nervenendigungen

Die Schmerzhaftigkeit einer Wunde ist durch eine lokale Nervenschädigung bedingt, da bei der Gewebezerstörung auch feine Nervenendigungen mitbetroffen sind. Das Ausmaß des Schmerzes hängt vom Ort und der Ausdehnung der Verletzung ab. Der Wundschmerz wird auch als schockauslösender Faktor angesehen und wirkt sich damit nachteilig auf den Allgemeinzustand des Verletzten aus.

Blutung

Verletzung von Blutgefäßen

Jede Wunde, bei der nicht nur oberflächliche Epitheldefekte entstehen, blutet mehr oder weniger stark. Die Stärke der Blutung ist dabei abhängig von Größe und Ausdehnung der Wunde und der Anzahl und Dicke der verletzten Blutgefäße. Starke Blutungen bedrohen das Leben des Verletzten. Aber auch schon ein geringer Blutverlust kann allein oder im Zusammenhang mit dem Wundschmerz eine Kreislaufstörung bedingen, die wir Schock nennen.

Infektion

Eindringen von Keimen

Zum Eindringen von Keimen in die Wunde kann es durch den verletzenden Gegenstand selbst, beim Berühren der Wunde oder durch eine nachträgliche Verschmutzung kommen. Grundsätzlich muß jede Verletzungswunde als möglicherweise infiziert gelten, auch kleine und oberflächliche Wunden. Durch das Eindringen von Keimen in die Wunde entsteht zunächst die Gefahr einer Wundheilungsstörung.

Sepsis

Außer einer lokalen Eiterung kann auch eine Ausbreitung der Infektion im ganzen Körper, eine Blutvergiftung oder Sepsis entstehen. Erste Anzeichen dafür sind: Klopfender Schmerz in der Wunde, Rötung, Schwellung, Fieber und die Entstehung von roten Streifen von der Wunde ausgehend in Richtung Herz (Lymphstrangentzündung).

Neben den eitrigen gibt es auch eine Reihe von relativ seltenen, aber besonders gefährlichen Wundinfektionen. Im folgenden werden der Wundstarrkrampf, die Tollwut und der Gasbrand ausführlicher dargestellt.

Der Wundstarrkrampf (Tetanus)

Die Infektionserreger sind sporenbildende Bakterien, die ohne Sauerstoff leben können und sich bevorzugt in der Erde, im Straßenstaub und in altem Holz finden. In den Körper können sie

3.2. Die Wunde 17

schon durch kleinste Wunden, wie etwa Risse oder Schrunden eindringen. Besonders infektionsgefährdet sind ausgedehnte Quetschverletzungen. Die Erreger vermehren sich in der Wunde und sondern ein Gift ab, das Krämpfe auslösen kann.

Die Zeichen der Erkrankung treten zwischen einem und bis zu 60 Tagen nach der Infektion auf und beginnen meist mit einem Krampf der Kiefermuskulatur. Die Gesichtszüge verziehen sich zu einem starren Grinsen, eine Starre des Körpers und eine Lähmung der Atemmuskulatur bringen den Betroffenen in Lebensgefahr. Trotz intensiver Behandlungsmaßnahmen stirbt auch heute noch ein beträchtlicher Teil der an Tetanus Erkrankten. *Krämpfe*

Eine Schutzimpfung kann der Erkrankung sicher vorbeugen. Besonders gefährdete Berufsgruppen, wie beispielsweise Landwirte, Gärtner oder Tierzüchter, sollten sich in jedem Fall der freiwilligen Schutzimpfung unterziehen. Eigentlich sollte aber die gesamte Bevölkerung geimpft werden. Die Schutzimpfung ist eine völlig ungefährliche, aktive Impfung. Die bei der aktiven Impfung in den Körper gespritzten, abgeschwächten oder abgetöteten Bakterien lösen im Organismus die Bildung von Antikörpern aus, welche dann im Fall einer Infektion zur Verfügung stehen. Ein ausreichender Impfschutz besteht, wenn nach der Erstimpfung einen Monat und ein Jahr darauf eine zweite und dritte Injektion von Impfstoff erfolgt ist. Liegt diese komplette Immunisierung länger als drei Jahre zurück, muß bei einer neuerlichen Verletzung eine Auffrischimpfung durchgeführt werden. *Schutzimpfung*

Werden nicht oder inkomplett immunisierte Personen verletzt, so müssen sie sicherheitshalber aktiv und passiv geimpft werden. Bei der sogenannten passiven Impfung werden wirksame Antikörper injiziert, die die Krankheitserreger sofort bekämpfen.

Die Tollwut (Lyssa, Rabies)

Die Tollwut ist eine auch in unserem Lebensraum heimische Infektionskrankheit, die durch Bisse, aber auch schon durch Lecken oder Kratzen von tollwütigen Tieren übertragen wird. Diese Tiere fallen in der Regel durch eine abnorme Verhaltensweise auf. Normalerweise scheue Tiere werden zahm und zutrauliche Tiere werden angriffslustig. Der Erreger der Krankheit ist ein Virus, das sich im Speichel kranker Tiere befindet. Die Erkrankung ist für Mensch und Tier tödlich. *Tollwütige Tiere*

Etwa 15 Tage bis vier Monate nach der Infektion kommt es zum Auftreten der ersten Krankheitszeichen: Schluckbeschwerden, Kopfschmerzen, ein Widerwille gegen die Aufnahme von Flüssigkeiten und Schmerzen an der Bißstelle. Bei Verdacht auf Biß durch ein tollwütiges Tier sollte das Tier, wenn möglich, nicht getötet, sondern von dafür bestimmten Personen (Polizei, Forstamt) eingefangen *Widerwille gegen Flüssigkeiten*

3. Wunden

werden, da der Nachweis des Krankheitserregers nur kurze Zeit nach der Tötung des Tieres aus dessen Gehirn geführt werden kann.(Dies ist natürlich nicht möglich, wenn andere Personen Gefahr laufen, eventuell durch das Tier gebissen zu werden.) Bei Verdacht auf eine Infektion wird sofort eine Schutzimpfung durchgeführt. Trotzdem stirbt auch heutzutage noch ein Großteil der Erkrankten. Weitere Maßnahmen bei Verdacht auf Biß durch ein tollwutkrankes Tier sind im Abschnitt Bißverletzungen dargestellt. Besonders gefährdete Personengruppen können sich auch vorbeugend aktiv gegen Tollwut impfen lassen.

Der Gasbrand (Gasödem)

Gasbildende Bakterien

Die Erreger dieser besonders in Kriegszeiten sehr verbreiteten Wundinfektion sind gasbildende Bakterien, die sich ohne Sauerstoffzufuhr vermehren. In der Tiefe einer Wunde finden sie ideale Wachstumsbedingungen vor, besonders bei ausgedehnten Weichteilverletzungen. Der Verdacht auf Gasbrand muß in Erwägung gezogen werden, wenn die Wundumgebung eigenartig aufgetrieben erscheint und beim Betasten ein Knistern zu hören ist. Die Zeit zwischen der Infektion und dem Auftreten von Krankheitszeichen liegt zwischen 24 und 72 Stunden. Die Erkrankung erfordert sowohl eine ausgedehnte chirurgische Versorgung der Wunde als auch eine intensive Allgemeinbetreuung des Patienten.

Wundumgebung aufgetrieben

3.3. Wundarten

Nach der Art einer Wunde unterscheidet man:

Schürfwunden

Zu Schürfwunden (Abb.4) kommt es bei tangentialer Einwirkung stumpfer Gegenstände mit unregelmäßiger Oberfläche auf die Haut. Diese Wunden sehen durch die Eröffnung zahlreicher feinster Blutgefäße zunächst oft gefährlicher aus, als sie tatsächlich sind. Insgesamt ist die Blutung eher gering, durch die Schädigung vieler feinster Nervenendigungen sind Schürfwunden aber sehr schmerzhaft. Sie nässen einige Zeit nach der Hautverletzung oft sehr stark. Unter der Haut liegende Gewebe sind wegen der oberflächlichen Gewalteinwirkung meist nicht geschädigt, dagegen findet man häufig Fremdkörpereinlagerungen in der Wunde.

3.3. Wundarten

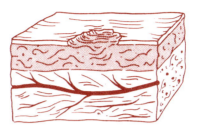

Abb. 4: Schürfwunde. Nur die oberste Hautschicht ist verletzt.

Schnittwunden

Wirken scharfkantige Gegenstände senkrecht zur Hautoberfläche ein, so entstehen Schnittwunden (Abb.5) mit glatten Wundrändern. Aufgrund der glatten Durchtrennung bleiben die Blutgefäße länger offen, eine starke Blutung ist die Folge. Bei stärkerer Gewalteinwirkung können alle Gewebeschichten bis hin zum Knochen durchtrennt sein. Wegen der Tiefenausdehnung klaffen diese Wunden oft sehr stark. Da durch die beträchtliche Blutung die Keime aus der Wunde gespült werden, ist die Infektionsgefahr eher gering.

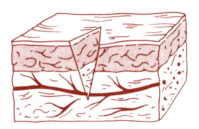

Abb. 5: Schnittwunde (glatte Wundflächen)

Stichwunden

Diese Art von Wunden wird meist durch die Einwirkung spitzer Gegenstände hervorgerufen. Nach außen ist die Blutung meist gering. Die Wunden sind glattrandig und reichen in die Tiefe. Sie sind besonders gefährlich in der Umgebung von Gelenken und Körperhöhlen. Das harmlose äußere Aussehen kann über die Schwere der tatsächlich vorliegenden Verletzung hinwegtäuschen. In der Tiefe besteht gelegentlich eine erhebliche Blutung. Hier können sich auch leicht Krankheitserreger einnisten, deshalb ist die Infektionsgefahr besonders groß.

Platzwunden

Eine Platzwunde (Abb.6) entsteht meist durch die Einwirkung stumpfer Gewalt. Bevorzugt betroffen sind diejenigen Körperstellen, an denen der Knochen unmittelbar unter der Haut liegt, da hier die Weichteile den auf die Haut ausgeübten Druck nicht abfangen können. Diese Wunden weisen in der Regel unregelmäßig begrenzte Wundränder auf. Sie sind oft mit Quetschungen verbunden. Wegen der Zerstörung von Gewebe und der häufigen Verschmutzung dieser Wunden ist die Infektionsgefahr groß.

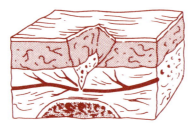

Abb. 6: Platzwunde (unregelmäßige Wundflächen)

Quetschwunden

Die Einwirkung stumpfer Gewalt erzeugt eine Quetschwunde. Das Gewebe wird übermäßig zusammengepreßt. Dadurch kommt es zu einer Zerreißung von Blutgefäßen mit Blutaustritten in das Gewebe, wodurch Blutergüsse entstehen. Die Wundränder sind dabei in der Regel unregelmäßig begrenzt und meist verschmutzt. Durch die massive Zerstörung von Gewebe und die Verschmutzung ist auch hier die Infektionsgefahr besonders groß.

Rißwunden

Wirken spitze Gegenstände tangential zur Hautoberfläche ein, kommt es zur Überdehnung der Haut und zur Enstehung einer Rißwunde. Sie ist durch unregelmäßige Wundränder und zusätzliche Verletzung der Wundumgebung charakterisiert. Die Rißwunde betrifft oft nur die Haut und die unmittelbar darunterliegenden Gewebe. Oft wird schon bei der Entstehung der Wunde Schmutz eingeschleppt.

Riß-, Quetsch und Platzwunden sind die am häufigsten vorkommenden Wundarten.

Schußwunden

Man findet hier stumpfe, oft unregelmäßige Wundränder. Bei Durchschüssen ist der Einschuß eher klein und glatt, der Ausschuß im Vergleich dazu wesentlich größer mit zerfransten Wundrändern, Quetschungen und Blutergüssen in der Wundumgebung. Die Wund-

3.3. Wundarten

ränder im Einschußbereich sind möglicherweise durch Pulverschmauch verschmutzt. Wegen der Ablenkung des Geschosses an Knochen und inneren Organen ist der Ausschuß nicht nur in gerader Linie vom Einschuß zu suchen. Fehlt der Ausschuß, so befindet sich das Geschoß noch im Körper (Steckschuß). Häufig sind bei Schußverletzungen Nerven, Blutgefäße oder innere Organe mitverletzt, der Blutverlust ist oft beträchtlich (siehe S. 25).

Schlangenbißwunden

Der Unfallhergang ist charakteristisch. Man sieht eine oder zwei kleine, punktförmige, oft stecknadelkopfgroße Wunden dicht nebeneinander. Die Blutung ist sehr gering, oft treten nur wenige Blutstropfen aus der winzigen Wunde. Die besondere Gefahr dieser Wunden liegt in der den gesamten Organismus bedrohenden Giftwirkung. Bald auftretende Schmerzen und eine Schwellung der Wundumgebung sind Zeichen einer lokalen Giftwirkung (siehe S. 25).

Giftwirkung

Ätzwunden

Ätzwunden entstehen durch Verätzungen der Haut mit Säuren oder Laugen. Meist liegt eine oberflächliche Zerstörung der Haut ohne Blutung vor. Die Wundränder sind unscharf begrenzt, der Übergang zur unzerstörten Haut ist fließend. Die Wunde sieht oft schmierig belegt aus, an den Wundrändern bildet sich meist ein Schorf. Die besondere Gefahr liegt in der Möglichkeit einer zusätzlichen Giftwirkung des Ätzmittels (siehe S. 181).

Brandwunden

Verbrennungswunden entstehen durch Hitzeeinwirkung aus Gasen, Flüssigkeiten oder Festkörpern auf die Haut. Abhängig von der Hitzeeinwirkung entstehen Rötung, Schwellung, Blasenbildung, bei schwersten Verbrennungen auch Verkohlung des Gewebes. Verbrennungen sind meist von starken Schmerzen begleitet. Da die Brandwunden in der Regel großflächig sind, spielt die Infektionsgefahr eine große Rolle. Durch die Auswirkung der Verbrennung auf den Organismus, Schock und Verbrennungskrankheit, kann Gefahr für das Leben des Verletzten entstehen (siehe S. 185).

Schmerz
Schockgefahr

3.4. Allgemeine Grundsätze bei der Erstversorgung von Wunden

Keimfrei abdecken

Jede Wunde wird ohne weitere Maßnahmen so belassen, wie sie vorgefunden wird, und sobald wie möglich mit keimfreiem Material abgedeckt. Dabei ist darauf zu achten, daß nicht durch Berühren oder durch Speicheltröpfchen beim Sprechen zusätzlich Keime in die Wunde gelangen. Die sterile Abdeckung wird in der Regel mit Hilfe eines Verbandes vorgenommen. Jeder Wundverband besteht aus einer sterilen *Wundauflage*, einer *Polsterung* und deren *Befestigung*. Art und Größe der verwendeten Wundauflage, Polsterung und Befestigung richten sich nach dem Ausmaß der Wunde und der eventuell damit verbundenen Blutung. Beim Anlegen eines Verbandes ist die Kleidung des Verletzten so weit zu entfernen, daß man sich einen Überblick über das Ausmaß der Wunde verschaffen kann.

Verletzter liegt

Der Verletzte soll beim Anlegen eines Verbandes und beim Durchführen von Maßnahmen zur Blutstillung liegen oder zumindest sitzen. Der Helfer darf den Verletzten auch während des Anlegens eines Verbandes nicht aus den Augen lassen. Dabei muß der Helfer sich vor dem Verletzten befinden. Es kommt relativ häufig auch bei geringfügigen Wunden zum Auftreten von Übelkeit oder Ohnmachtsanfällen, da manche Leute »kein Blut sehen können«. Beim Hinstürzen kann sich der Betroffene zusätzliche Verletzungen zuziehen.

Keine Wundbehandlung durch Laien

Eine Wundbehandlung mit Hausmitteln oder irgendwelchen Medikamenten wird vom Ersthelfer nicht durchgeführt. Der Helfer soll die Wunde nicht berühren und auch nicht auswaschen, da er durch diese Maßnahmen nur zusätzliche Keime in die Wunde einbringt. Verbrennungen und Verätzungen sind Ausnahmen, bei denen durch eine langdauernde Spülung mit kaltem Wasser eine weitere Schädigung des Gewebes verhindert und die Auswirkungen auf den Gesamtorganismus vermindert werden.

Fremdkörper werden belassen

Fremdkörper werden nicht aus der Wunde entfernt, da dadurch die Gefahr einer weiteren Verletzung und vor allem einer Blutung entsteht. Kleinere Fremdkörper werden belassen, da es dem Helfer nicht möglich ist, sie steril zu entfernen. Größere Fremdkörper tamponieren in der Regel den Wundkanal aus und vermindern so die Blutung (siehe auch S. 24).

Wundumgebung ruhigstellen

Zur Verminderung von Schmerzen und Nachblutungen wird der Bereich einer Wunde nach Möglichkeit ruhiggestellt und nicht bewegt. In der Regel erfüllt ein Verband sowohl die Forderung nach steriler Wundbedeckung als auch nach Ruhigstellung der Wunde und deren Umgebung.

3.4. Wunden – allgemeine Grundsätze

Der Ersthelfer muß dafür sorgen, daß der Verletzte zur endgültigen Beurteilung und Versorgung der Wunde einen Arzt aufsucht. Dies soll so bald wie möglich, spätestens jedoch innerhalb von sechs Stunden nach der Verletzung erfolgen.

Ärztliche Versorgung notwendig

Wundheilung

Die Heilung einer Wunde tritt im allgemeinen spontan ein. Man unterscheidet zwei Formen. Verwachsen und Vernarben die Wundränder direkt miteinander, ohne daß Entzündungen oder Wundabsonderungen auftreten, so spricht man von einer primären Wundheilung. Voraussetzung dafür ist ein direktes Aneinanderliegen der glatten und sauberen Wundränder. Die Bildung einer Narbe erfolgt hier in der Regel innerhalb kurzer Zeit.
Bleibt die Wunde sich selbst überlassen und sind die Wundränder unregelmäßig begrenzt oder findet sich eine Verunreinigung der Wunde, so kommt es zur Sekundärheilung, die immer von Entzündungen und Wundsekretabsonderungen begleitet ist. Diese Wundheilung erfolgt langsam und schrittweise. Um möglichst günstige Voraussetzungen für eine störungsfreie Wundheilung zu schaffen, muß jede Wunde innerhalb von sechs Stunden nach ihrer Entstehung einem Arzt zugeführt werden, damit eine chirurgische Wundversorgung stattfinden kann.

Primäre Wundheilung

Chirurgische Wundversorgung

Ärztliche Wundbehandlung

Die ärztliche Wundversorgung, die unter sterilen Voraussetzungen erfolgt, hat das Ziel, eine primäre Wundheilung zu ermöglichen. Unregelmäßige Wundränder werden durch Ausschneiden in meist örtlicher Betäubung geglättet und mit Hilfe von Nähten aneinandergelegt. Wenn aufgrund der Wundart oder des Hergangs der Verletzung ein hohes Infektionsrisiko der Wunde zu erwarten ist, wird die Wunde offen gelassen. Man nimmt dann von vornherein eine sekundäre Wundheilung in Kauf. Im Rahmen der chirurgischen Wundversorgung können auch Fremdkörper entfernt und die Funktion der benachbarten Gewebestrukturen geprüft werden.
Auch die Sicherstellung eines ausreichenden Impfschutzes fällt in den Bereich der ärztlichen Wundversorgung. Die Beurteilung einer Wunde im Hinblick auf ihre Infektionsgefährdung und die Versorgungsmöglichkeiten erfordert große Erfahrung.
Eine Vorbehandlung der Wunde mit Puder, Salben, Sprays oder Desinfektionsmitteln durch den Laien ist zu unterlassen.

Impfschutz

3.5. Besondere Wundarten

Fremdkörper in Wunden

Fremdkörper vermindern im allgemeinen, solange sie in der Wunde verbleiben, die durch die Gewebezerstörung ausgelöste Blutung. Die Wundhöhle wird dabei oft durch einen Fremdkörper regelrecht austamponiert, erst sein Entfernen löst durch das Eröffnen der bis dahin abgedrückten großen Blutgefäße die bedrohliche Blutung aus. Deshalb gilt als Grundsatz der Ersten Hilfe, daß Fremdkörper in Wunden niemals vom Helfer entfernt werden dürfen. Neben dem Auslösen einer bedrohlichen Blutung besteht die Gefahr einer zusätzlichen Verletzung von inneren Organen durch das Bewegen des eingedrungenen Fremdkörpers. Versehentliches Abbrechen oder Deformieren des Fremdkörpers, dessen Reste dann in der Wunde verbleiben, erschweren das weitere Vorgehen.

Fremdkörper werden in der Wunde belassen

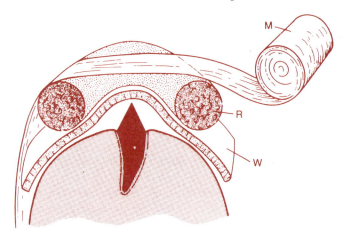

Abb. 7: Druckfreies, steriles Abdecken einer Wunde mit herausragendem Fremdkörper. W = sterile Wundauflage; R = Ringpolster; M = Mullbinde

Der Helfer deckt die Umgebung des eingedrungenen Fremdkörpers sorgfältig steril ab, ohne ihn zu berühren oder seine Lage zu verändern. Der Fremdkörper kann auch locker in die Wundauflage miteinbezogen werden. Damit er weder an der Unfallstelle noch während des Transports bewegt wird, ist er mit weichem Material ringförmig zu umpolstern (Abb. 7). Längere, aus der Wunde herausstehende Fremdkörper sind auch so zu polstern, daß sie keine zusätzlichen Verletzungen verursachen können. Wundauflage und Polsterung können mit Dreiecktüchern, Mullbinden oder Heftpflasterstreifen befestigt werden.

Schußverletzungen

Man unterscheidet je nach dem Verlauf des Geschoßes im Körper Durchschuß, Steckschuß und Streifschuß. Neben den sichtbaren Wunden, also Ein- und eventuell Ausschuß, kann es zu schwerwiegenden Verletzungen von inneren Organen, Blutgefäßen, Nerven und Knochen kommen. Ausschußwunden übertreffen die Einschußwunden an Größe, wenn das Geschoß bei der Passage im Körper verformt wurde. Je nach Art der Verletzung drohen dem Verletzten Blutung, Schock, Infektion und lebensbedrohliche Zusatzverletzungen, man denke beispielsweise an Schädigungen des Gehirns oder des Herzens. Die Wunden sind nach den dafür geltenden Grundsätzen zu versorgen, Blutungen sollen, soweit möglich, gestillt werden. Eine Ruhigstellung der Extremitäten ist im Hinblick auf die Möglichkeit einer Mitverletzung von Knochen notwendig.

Lebensbedrohliche Zusatzverletzungen

Bißverletzungen

Bißwunden sind besonders infektionsgefährdet, da sich an den Zähnen immer viele Keime befinden, die durch den Biß tief in die Wunde gelangen. Zudem haben Bißwunden wegen der Möglichkeit einer Tollwutinfektion eine besondere Bedeutung. Die Tollwut wurde als Krankheitsbild im Abschnitt Wundinfektionen gesondert besprochen. Hier soll noch einmal daran erinnert werden, daß die Übertragung durch die im Speichel der Tiere vorhandenen Viren hauptsächlich durch Bisse, aber auch durch Lecken oder Kratzen erfolgen kann. Tollwutverdächtige Tiere verhalten sich auffällig. Ansonsten harmlose und zutrauliche Haustiere wie Hunde und Katzen werden plötzlich angriffslustig und bissig, normalerweise scheue Wildtiere wie Füchse oder Rehe werden dagegen anormal zutraulich. Ist es zum Biß durch ein sich anormal verhaltendes Tier gekommen, so muß man die Gefahr einer Tollwutübertragung bedenken. Das Tier sollte, wenn möglich, lebend gefangen werden, damit es auf das Vorliegen einer Tollwut untersucht werden kann. Da der Tollwuterreger seifenempfindlich ist, muß die Wunde in Abweichung von der oben aufgestellten Grundregel, Wunden nicht auszuwaschen, gründlich mit Seife und Spülmittel ausgewaschen werden. Bei Tierbissen ist eine ärztliche Wundbehandlung in jedem Fall notwendig.

Besondere Infektionsgefährdung

Auffälliges Verhalten der Tiere

Mit Seife auswaschen

Schlangenbisse

Schlangenbisse sind eine Sonderform der Bißwunden. In Deutschland kommen in der freien Natur hauptsächlich Bisse durch die Kreuzotter und die Aspisviper vor. Eine nicht unbedeutende Rolle

Kreuzotter

26 3. Wunden

spielen auch Giftschlangen, die in Terrarien gehalten werden. Nicht unerwähnt bleiben soll hier die Tatsache, daß sich entfernte Giftzähne neu bilden können. Insgesamt sind Schlangenbisse aber eher seltene Verletzungen. Fast immer befindet sich die Bißstelle am Fuß oder am Knöchel.

Die Bißwunde zeichnet sich durch zwei kleine, nebeneinanderliegende Wunden aus. Sie sind etwa stecknadelkopfgroß. Einige Zeit nach dem Biß sind ein Anschwellen der Bißstelle und ein starker, stechender Schmerz Zeichen der lokalen Giftwirkung. Die besondere Gefahr dieser Wunden liegt in der Gifteinschwemmung in den Organismus, wobei Schwindelgefühl, Schweißausbrüche, Atemnot und Herzbeschwerden als Wirkung des Giftes am Kreislaufsystem beobachtet werden können.

Stechender Schmerz

Das Ziel der Ersten Hilfe ist, eine Einschwemmung des Giftes aus dem Haut- oder Muskelgewebe in den Kreislauf zu vermeiden. Der Gebissene soll sich hinlegen und sich möglichst nicht bewegen, da durch Ruhe der Muskulatur deren Durchblutung reduziert wird. An den Armen und Beinen kann man den venösen Rückfluß zum Herzen durch das Anlegen einer Stauung unterbrechen.

Dazu wird herzwärts der Bißstelle eine Dreiecktuchkrawatte in Form einer Schlinge um die Extremitäten gelegt. Die Dreiecktuchkrawatte wird bei Schlangenbissen am Arm, am Oberarm und bei Bissen am Bein am Oberschenkel angelegt, da an diesen Stellen das Gefäßbündel am wirkungsvollsten erfaßt werden kann. Die beiden Enden steckt man durch die Schlinge und zieht sie so weit auseinander, daß

Anlegen einer Stauung

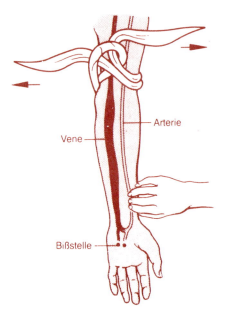

Abb. 8: Anlegen einer Stauung am Oberarm. Der Puls am Handgelenk muß tastbar bleiben.

3.5. Besondere Wundarten

der Puls gerade noch tastbar bleibt (Abb.8). Beim richtigen Anlegen einer Stauung verfärbt sich die Extremität bläulichrot, schwillt etwas an und die Venen treten deutlich hervor. Man kann diese Zeichen besonders gut sehen, wenn man die andere Körperseite als Vergleich heranzieht.

Bläulichrote Verfärbung

Die Stauung erfüllt mehrfache Funktion: Zunächst wird der Rückfluß von Blut aus dem gestauten Gliedabschnitt zum Herzen hin unterbunden. Damit kann auch kein Gift eingeschwemmt werden und an Organe gelangen, an denen seine Wirkung lebensgefährlich ist. Da jedoch die arterielle Versorgung der betroffenen Körperteile weiter stattfindet, steigt der Druck in den Blutgefäßen des gestauten Abschnitts, an der Wunde wird eine Blutung provoziert, die das Gift, zumindest teilweise, ausschwemmt. Zudem wird Zeit gewonnen. Auch im Gewebe vorhandene Enzyme sind imstande, Giftstoffe abzubauen. Manche Gifte verlieren durch Zerfall an Wirksamkeit. Die Stauung darf nur auf Anordnung des Arztes gelöst werden.

Ruhelage beibehalten

Schlangenbisse sollen nicht ausgesaugt werden. Von dieser Maßnahme ist keine Hilfe für den Gebissenen zu erwarten. Es besteht jedoch die Gefahr einer Giftresorption über die Mundschleimhaut des Helfers. Auch ein Ausschneiden oder Ausbrennen der Bißwunde ist zu unterlassen. Diese Maßnahmen sind von fraglicher Wirkung und zudem »nur unter Helden möglich«.

4. Wundverbände

4.1. Der Pflasterwundverband

Der Pflasterwundverband oder Wundschnellverband ist das Mittel der Wahl zum Abdecken kleiner, kaum blutender Wunden. Er wird in mehreren Größen hergestellt. Die Breiten 6, 8 und 10 cm sind allgemein handelsüblich. Der Pflasterwundverband besteht aus Heftpflaster, das in der Mitte ein Mullkissen trägt. Dieses Mullkissen dient als Wundauflage. Man muß wissen, daß die Wundauflage beim Wundschnellverband nicht steril ist, wenn man nicht einzeln verpackten, bereits zugeschnittenen Pflasterwundverband verwendet. Mullkissen und Klebestreifen werden durch zwei sich überlappende Kunststoffolien geschützt. Damit der Pflasterwundverband lange verwendungsfähig bleibt, muß er trocken und kühl gelagert werden. Überhitztes und überaltertes Pflaster verliert an Klebekraft. Prinzipiell haftet Pflaster nur auf trockener Haut, der Versuch einer Befestigung auf schmierigem, fettigem, blutigem oder nassem Untergrund ist zwecklos. Eine stark juckende Rötung der Haut, die auf die mit Pflasterstreifen bedeckte Region beschränkt ist, kann als Pflasterallergie gewertet werden. In diesem Fall muß das Pflaster entfernt und durch ein anderes Verbandmittel ersetzt werden.

Wundschnellverband nicht steril

Klebt nur auf trockener Haut

Beim Anlegen eines Pflasterverbandes soll folgendermaßen vorgegangen werden:
Beim Abschneiden eines ausreichend großen Stückes ist darauf zu achten, daß das Mullkissen größer ist als die Wunde. Die Schutzfolien sollen nacheinander abgezogen werden, wobei darauf zu achten ist, daß das Mullkissen nicht berührt wird. Das Mullkissen wird dann auf die Wunde gelegt und durch die Pflasterstreifen an der Wundumgebung fixiert. Damit sich beim Anlegen des Verbandes über Gelenken keine Falten bilden, sind die Pflastersteifen vorher seitlich bis zum Mullkissen einzuschneiden. Die einzelnen Abschnitte können dann überlappend aufgeklebt werden.

Der Fingerkuppenverband

Mit dem Fingerkuppenverband können Wunden im Bereich des Fingerendglieds versorgt werden. Zunächst wird ein ausreichend großes Stück Pflasterwundverband abgeschnitten. Es soll etwa 8–10 cm lang sein. Jetzt wird der Pflasterwundverband, mit der Wundauflage nach innen, geknickt und dann mit der Schere in der Mitte der Klebestreifen keilförmige Stücke bis zum Mullkissen herausgeschnitten. Der Pflasterwundverband wird nicht ganz bis zur Hälfte um den verletzten Finger geklebt (Abb. 9). Man klappt jetzt die überstehenden Pflasterhälften, die man jeweils mit Daumen und Zeigefinger an den Ecken faßt, um die verletzte Fingerkuppe und klebt sie schließlich fest.

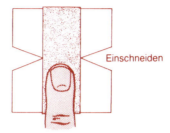

Abb. 9: Anlegen eines Fingerkuppenverbandes

Die Wundauflage

Die keimfreie Wundauflage oder sterile Mullkompresse besteht aus einer oder mehreren Mullagen, die manchmal mit Zellstoff verwebt sind. Die Wundauflage mißt in der Regel 10 × 10 cm. Sie ist im Handel einzeln verpackt erhältlich. Bei der Entnahme der sterilen Wundauflage aus ihrer Verpackung ist auf die Erhaltung der Keimfreiheit zu achten. Deshalb wird die Verpackung nur an der Oberkante aufgerissen und die Wundauflage bei der Entnahme nur mit den Fingerspitzen am Rand gefaßt. Sie wird direkt auf die Wunde gelegt. Wird die Wundauflage aus Versehen berührt oder kommt es zum Kontakt mit irgendwelchen Gegenständen, ist sie zu verwerfen und eine neue zu verwenden.

Auf Erhaltung der Keimfreiheit achten

4.2. Das Heftpflaster

Das Heftpflaster dient zum Befestigen der sterilen Wundauflagen auf der Haut und zum Abschluß von Verbänden. Es ist in Breiten von 1,25, 2,5 und 5 cm und in verschiedenen Rollengrößen im Handel erhältlich. Heftpflaster ist nicht steril und darf niemals direkt auf die Wunde geklebt werden. Es haftet nur auf sauberer und trockener Haut.
Heftpflasterstreifen verschiedener Länge können von der Spule auch abgerissen werden. Dazu greift man das Heftpflaster an einer Kante ganz dicht mit dem Daumen und Zeigefingernägeln. Der Erfolg hängt vom engen Kontakt der Nägel beider Hände ab.

Haftet nur auf trockener Haut

4. Wundverbände

Der Streifenverband

Der Streifenverband eignet sich vorzüglich zum raschen Abdecken einer Wunde auf nicht oder wenig behaarter Haut, zum Beispiel im Bereich des Körperstamms. Die Wundauflage wird vorsichtig aus ihrer Verpackung entnommen und sofort auf die Wunde aufgelegt. Sie kann vom Verletzten oder einem weiteren Helfer festgehalten werden. Nun zieht man Heftpflaster in der benötigten Länge von der Rolle ab und schneidet oder reißt sich mindestens zwei Streifen ab, die etwa 20–30 cm lang sein sollen. Man klebt die Pflasterstreifen nun parallel zueinander über die Wundauflage hinweg auf die Haut (Abb. 10a).

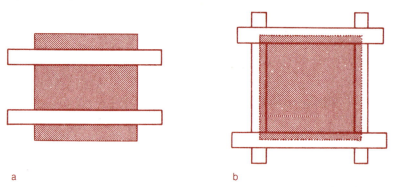

a   b

Abb. 10: Befestigung einer Wundauflage mit Pflasterstreifen: a. Streifenverband b. Rahmenverband

Der Rahmenverband

Ebenso wie der Streifenverband eignet sich der Rahmenverband zum raschen Bedecken einer Wunde auf nicht oder nur wenig behaarter Haut. Die Wundauflage wird auf die Wunde gelegt und zunächst vom Verletzten oder einem weiteren Helfer festgehalten. Man benötigt weiters vier Pflasterstreifen, die alle etwa doppelt so lang wie eine Kante der Wundauflage sein sollen. Sie werden so auf den Rand der Wundauflage geklebt, daß sie je zur Hälfte auf der Wundauflage und der Haut haften (Abb. 10b). Die Wundauflage wird auf diese Weise rahmenförmig von Pflasterstreifen umgeben.

4.3. Verbände mit dem Dreiecktuch

Das Dreiecktuch ist ein genormtes und vielseitig verwendbares Verbandmittel, das nicht keimfrei ist. Seine Maße sind in der DIN 13168 festgelegt und betragen 127 × 90 × 90 cm für gefärbte

4.3. Verbände mit dem Dreiecktuch

und 136 × 90 × 90 cm für rohweiße Tücher. Die längere Seite wird als Basis, die ihr gegenüberliegende Ecke als Spitze und die beiden der Basis anliegenden Ecken als Enden bezeichnet. Bei Verbänden dient das Dreiecktuch zum Befestigen von Wundauflagen. Mit ihm können Verbände am ganzen Körper angelegt werden, die im folgenden besprochen werden sollen. Dreiecktuchverbände sind eigentlich die Routinemaßnahmen bei der Erstversorgung von Wunden bei Unfallverletzten. Beim Anlegen von Dreiecktuchverbänden müssen einige Grundsätze beachtet werden:

1. Der Verletzte kann durch das Festhalten der Wundauflage oder des Dreiecktuchs bei der Durchführung der Verbände wesentlich mithelfen.
2. Beim Anbringen der Knoten ist darauf zu achten, daß diese niemals im Bereich der Wunde oder an Körperstellen zu liegen kommen, an denen sie durch Druck Schmerzen verursachen. Der Verletzte ist nach dem Anlegen jedes Verbandes zu befragen, ob dabei Schmerzen verursacht werden. Im gegebenen Fall sind die Knoten zu lockern oder an anderer Stelle anzubringen.

Praktisches Verbandmittel zum Befestigen von Wundauflagen

Die Kopfhaube

Die Wunde wird zunächst mit einer sterilen Wundauflage abgedeckt. Nun wird das Dreiecktuch so über den Kopf gelegt, daß die Spitze ins Gesicht hängt und die Basis tief im Nacken zu liegen kommt (Abb. 11). Die Ohren werden zur Gänze in den Verband einbezogen. Dadurch wird Druck auf die Ohrmuscheln verhindert. Günstig ist ein leichtes Umschlagen der Basis, da der Verband dann besser hält. Die Kopfhaube rutscht leicht ab, wenn die Basis des Dreiecktuchs nicht tief genug im Nacken liegt. Durch Zug an den Enden wird

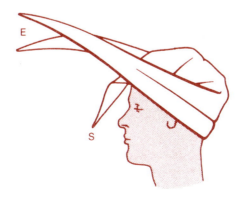

Abb. 11: Die Kopfhaube mit dem Dreiecktuch; S = Spitze; E = Enden

die Basis nun gestrafft und die Enden auf der Stirn verknotet. Der Knoten sollte nicht auf der Wunde liegen. Die Spitze wird nun hinter dem Knoten eingeklemmt, die Enden hinter ihm in die entstehenden Taschen geklemmt.

Der Handverband

Zuerst wird eine sterile Wundauflage auf die Wunde aufgebracht. Dann legt man die verletzte Hand auf ein ganz ausgebreitetes Dreiecktuch, so daß die Fingerspitzen zur Spitze, die Basis zum Handgelenk zeigt. Die Spitze wird über die Hand zum Handgelenk umgeschlagen. Damit der Verband hält und später nicht verrutscht, ist darauf zu achten, daß die Spitze weit genug zum Handgelenk eingelegt wird. Das Festhalten der zurückgelegten Spitze durch den Betroffenen erleichtert das weitere Vorgehen. Beide Enden werden jetzt dicht an der Hand gefaßt. Man läßt sie unter Zug durch die Finger gleiten. Über dem Handgelenk werden die Enden nun überkreuzt, um das Handgelenk gewickelt und auf dessen Oberseite miteinander verknotet (Abb. 12).

Der Armverband

Die Wunde im Bereich des Arms wird zunächst mit einer sterilen Wundauflage bedeckt. Der verletzte Arm wird ausgestreckt. Der Helfer legt jetzt das Dreiecktuch von außen über den verletzten

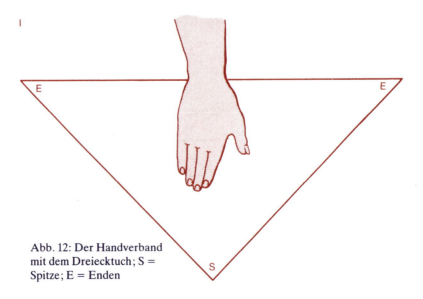

Abb. 12: Der Handverband mit dem Dreiecktuch; S = Spitze; E = Enden

4.3. Verbände mit dem Dreiecktuch

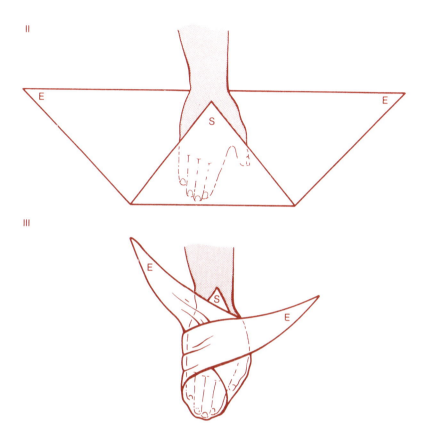

Arm. Die Spitze kommt dabei am Handgelenk, ein Ende auf der Schulter zu liegen. Das andere Ende hängt frei nach unten. Der Verletzte erleichtert das weitere Vorgehen, wenn er das auf der Schulter liegende Ende selbst hält (Abb. 13). Der Helfer hält die Spitze mit einer Hand am Handgelenk fest. Er faßt das herunterhängende Ende und windet es, während er daran zieht, zunächst einmal um die Spitze und dann in Richtung Schulter um den Arm. Zum Abschluß wird das bis jetzt auf der Schulter liegende Ende in der entgegengesetzten Richtung um den Oberarm gewickelt und beide Enden miteinander verknotet. Ein Verknoten der beiden Enden in der Ellenbeuge sollte unbedingt vermieden werden.

Der Fußverband bei Verletzungen im Bereich des vorderen Fußes

Zunächst wird eine sterile Wundauflage auf die Wunde gelegt. Der Verletzte stellt seinen Fuß nun auf ein ausgebreitetes Dreiecktuch. Die Zehenspitzen zeigen dabei in Richtung Spitze, die Basis liegt auf

4. Wundverbände

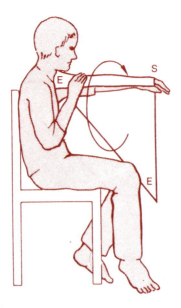

Abb. 13: Der Armverband mit dem Dreiecktuch; S = Spitze; E = Enden

der Seite der Ferse. Ähnlich wie bei der Durchführung des Handverbandes wird die Spitze, jetzt allerdings über den Fußrücken, zurückgeschlagen. Damit der Verband hält und später nicht verrutscht, ist darauf zu achten, daß die Spitze weit genug in Richtung Unterschenkel eingelegt wird. Der Verletzte hält die Spitze über dem Schienbein fest. Beide Enden werden jetzt dicht am Fuß gefaßt. Man läßt sie unter Zug zu den Enden hin durch die Finger gleiten. Über dem Fußrücken werden die Enden nun überkreuzt und um das Fußgelenk gewickelt, wobei die Basis mitgefaßt und über dem Fußrücken miteinander verknotet wird.

Der Fußverband bei Verletzungen im Bereich der Ferse

Die Wunde im Bereich der Ferse wird mit einer sterilen Wundauflage abgedeckt. Der Verletzte hält die Wundauflage selbst fest. Das Dreiecktuch wird ausgebreitet und an der Basis etwa dreifingerbreit eingeschlagen. Nun soll der Verletzte seinen Fuß so auf das Dreiecktuch stellen, daß die Ferse zur Spitze zeigt und die Basis hinter dem Fußballen zu liegen kommt. Die Ferse steht im Bereich der Umschlagstelle. Die Tuchspitze wird nun über die Ferse zur Wade hochgeschlagen. Der Verletzte greift um und hält jetzt mit der Spitze auch die Wundauflage fest. Beide Enden werden nahe am Fuß gefaßt. Man läßt sie unter Zug zu den Enden hin durch die Finger

4.3. Verbände mit dem Dreiecktuch

gleiten. Über dem Fußrücken werden die Enden nun überkreuzt, um das Fußgelenk gewickelt und vor dem Schienbein miteinander verknotet.

Der Unterschenkelverband

Die Wunde wird zunächst mit einer sterilen Wundauflage abgedeckt. Das verletzte Bein ist ausgestreckt. Der Helfer legt jetzt von außen her das Dreiecktuch über das verletzte Bein. Die Spitze kommt dabei am Fußgelenk, ein Ende auf dem Oberschenkel zu liegen. Ein Ende hängt frei nach unten. Der Verletzte erleichtert das weitere Vorgehen, wenn er das auf dem Oberschenkel liegende Ende selbst festhält. Der Helfer hält die Spitze am Fußgelenk. Gleichzeitig kann er das Bein auf diese Weise hochhalten. Er faßt nun das herunterhängende Ende und windet es, während er daran zieht, zunächst einmal um die Spitze und dann in Richtung Oberschenkel um den Unterschenkel. Zum Abschluß wird das andere Ende in entgegengesetzter Richtung um das Bein gewickelt und beide Enden miteinander verknotet.

Der Knieverband

Zunächst wird die Wunde im Bereich des Knies mit einer sterilen Wundauflage bedeckt. Damit der Verband später nicht rutscht, befindet sich das Bein beim Anlegen des Verbands in einer Beugestellung. Am günstigsten wird der Verband am Sitzenden angelegt. Die Spitze des Dreiecktuchs wird auf den Oberschenkel gelegt und dort nach Möglichkeit vom Verletzten festgehalten. Nun schlägt man

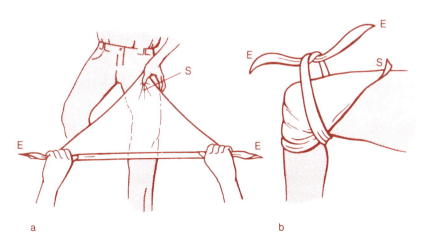

a   b

Abb. 14: Der Knieverband mit dem Dreiecktuch; S = Spitze; E = Enden

4. Wundverbände

die Basis etwa dreifingerbreit nach außen um und legt sie um den Unterschenkel, etwa handbreit unterhalb des Knies (Abb. 14a). Beide Enden werden körpernah gefaßt. Man läßt sie unter Zug zu den Enden hin durch die Finger gleiten. Unter der Kniekehle werden die Enden nun gekreuzt und anschließend auf dem Oberschenkel, wieder handbreit vom Knie entfernt, miteinander verknotet (Abb. 14b). Die Spitze wird in den Knoten eingesteckt. Der Verband soll nicht zu fest angelegt werden.

Der Augenverband

Beide Augen ruhigstellen

Ziel dieses Verbandes ist es, bei einer Augenverletzung beide Augen ruhigzustellen. Dies ist notwendig, da die Augenbewegungen gekoppelt sind. Wird nur das verletzte Auge abgedeckt, so bewegt es sich unter dem Verband mit dem gesunden Auge mit. Das verletzte Auge wird behutsam mit einer Wundauflage, die eventuell noch gepolstert sein kann, bedeckt. Es ist darauf zu achten, daß kein Druck auf das Auge ausgeübt wird. Zum Festhalten der Wundauflage wird hier eine sogenannte Dreiecktuchkrawatte benötigt. Sie wird folgendermaßen hergestellt: Man legt das Dreiecktuch ausgebreitet auf eine flache, ausreichend große Unterlage (Tisch, Oberschenkel). Die Spitze wird jetzt bis etwa dreifingerbreit zur Basis hin eingeschlagen. Nun faltet man die Basis zweimal über die Spitze hinweg auch jeweils dreifingerbreit ein. Von der anderen Seite her faltet man das Dreiecktuch weiter zusammen, bis eine Krawatte hergestellt ist (Abb. 15). Diese Krawatte wird nun über beide Augen gelegt. Die Enden verknotet man seitlich am Kopf, damit der Knoten den Verletzten nicht drückt, auch wenn dieser auf dem Rücken liegt.

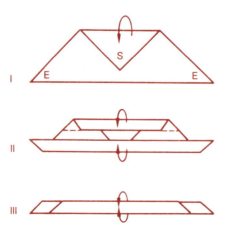

Abb. 15: Das Herstellen der Dreiecktuchkrawatte; S = Spitze; E = Enden

4.3. Verbände mit dem Dreiecktuch

Der Kinnverband

Die Wunde am Kinn wird zunächst mit einer sterilen Wundauflage bedeckt, die der Verletzte selbst oder ein anderer Helfer hält. Man faltet eine Dreiecktuchkrawatte, wie dies beim Augenverband beschrieben ist. Die Falte der Krawatte wird geöffnet, indem man die Zeigefinger beider Hände in die Falte legt. So legt man die Krawatte taschenförmig um das Kinn des Verletzten. Auf beiden Seiten dreht man nun die Krawatte oberhalb des Kinns um je eine Umdrehung nach hinten. Die Tasche wird dadurch fixiert. Man führt die Enden jetzt unter leichtem Zug über den Kopf und verknotet sie am höchsten Punkt des Kopfes miteinander. Der Verband kann auch zur Befestigung von sterilen Wundauflagen im Bereich der Wangen verwendet werden.

Der Schulterverband

Zur Duchführung dieses Verbandes benötigt man eine sterile Wundauflage, ein offenes Dreiecktuch und eine Dreiecktuchkrawatte. Die Wunde im Bereich der Schulter wird zunächst mit einer sterilen Wundauflage abgedeckt. Das offene Dreiecktuch wird so über die Schulter gelegt, daß die Basis zum Oberarm und die Spitze in den Nacken zu liegen kommt. Die Enden werden um den Oberarm geschlungen und miteinander verknotet. Nun wird die Dreiecktuchkrawatte so über die Schulter gelegt, daß ein Drittel zur Brust, zwei Drittel zum Rücken herunterhängen. Die Spitze des offenen Dreiecktuchs wird jetzt in die Krawattentasche eingelegt und die Krawatte so oft nach außen gedreht, bis das offene Dreiecktuch auf der

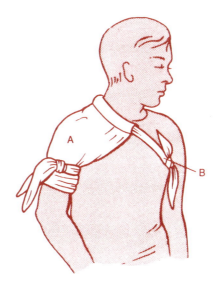

Abb. 16: Der Schulterverband mit 2 Dreiecktüchern;
A = offenes Dreiecktuch;
B = Dreiecktuchkrawatte

Schulter festliegt. Die Enden der Krawatte werden unter der gegenüberliegenden Achselhöhle hindurch, um den Brustkorb geschlungen und auf der Vorderseite verknotet (Abb. 16).

Der Hüftverband

Zur Durchführung dieses Verbandes benötigt man eine sterile Wundauflage, ein offenes Dreiecktuch und eine Dreiecktuchkrawatte. Der Verband wird am liegenden Verletzten durchgeführt. Der Betroffene liegt auf der unversehrten Seite. Er wendet sein Gesicht dem Helfer zu. Die Wunde im Bereich der Hüftregion wird mit einer sterilen Wundauflage bedeckt. Jetzt wird das offene Dreiecktuch über der Hüftregion ausgebreitet, so daß die Spitze zur Achselhöhle zeigt und die Basis auf dem Oberschenkel zu liegen kommt. Wenn möglich, hält der Verletzte jetzt die Spitze des offenen Dreiecktuchs und die Wundauflage selbst fest. Die Enden des Dreiecktuchs werden so hoch wie möglich um den Oberschenkel geschlagen und an der Außenseite miteinander verknotet. Man legt nun die Krawatte so um die Taille, daß etwa ein Drittel nach vorn zum Bauch und zwei Drittel zur Rückseite herabhängen. Die Spitze wird in die Krawattentasche eingelegt und die Krawatte so oft nach außen gedreht, bis die Wundauflage an der Hüfte durch das gespannte Dreiecktuch festliegt. Nun zieht man das hinten herabhängende Ende der Dreiecktuchkrawatte unter dem Verletzten hindurch nach vorne und verknotet beide Enden auf der Vorderseite. (Bei besonders beleibten Verletzten mag es notwendig sein, eine weitere Dreiecktuchkrawatte dazwischenzuknoten.)

4.4. Verbände mit Verbandpäckchen oder Mullbinden

Zur Durchführung von Bindenverbänden stehen folgende Verbandmittel zur Verfügung:
1. Die keimfreie Wundauflage. Sie wurde schon bei der Darstellung der Pflasterverbände besprochen.
2. Die Mullbinde. Mullbinden werden in den Breiten 4, 6, 8 und 10 cm hergestellt. Im Kraftfahrzeugverbandkasten sind nach der DIN-Norm Mullbinden in den Breiten 6 und 8 cm enthalten. Mullbinden dienen in Verbindung mit der sterilen Wundauflage zum keimfreien Bedecken von Wunden. Sie sind selbst nicht keimfrei und sollen deshalb keinen direkten Kontakt zur Wunde haben.

Mullbinden sind nicht keimfrei

4.4. Verbände mit Mullbinden

3. Das Verbandpäckchen. Das Verbandpäckchen ist ein ideales Verbandmittel zur Erstversorgung von Wunden. Das Verbandpäckchen besteht aus einer Mullbinde und einer mit ihr verwebten Wundauflage, die beide keimfrei sind. Verbandpäckchen sind nach DIN 31151 genormt und in verschiedenen Größen im Handel. Große und mittlere Verbandpäckchen mit einer Wundauflagengröße von 8 × 10 cm beziehungsweise 10 × 12 cm sind im Kraftwagenverbandkasten enthalten, nicht aber die kleine Ausführung, bei der die Wundauflage 6 × 8 mißt.

Verbandpäckchen = Mullbinde + Wundauflage

Neben den genannten Standardausführungen gibt es noch spezielle Ausfertigungen, beispielsweise für Schußverletzungen, bei denen zwei sterile Wundauflagen, eine davon verschiebbar, vorhanden sind. Außer zur keimfreien Abdeckung von Wunden eignet sich das Verbandpäckchen hervorragend als Druckpolster für den Druckverband, da es elastisch ist und sich wegen der Schutzhülle aus Kunststoff nicht mit Blut vollsaugt.

Beim Öffnen eines Verbandpäckchens geht man folgendermaßen vor: Zuerst wird die Plastikschutzhülle aufgerissen und abgezogen. Danach entfernt man die Papierumhüllung. Man zieht das Verbandpäckchen jetzt mit beiden Händen auseinander. Oft ist um Mullbinde und Wundauflage ein Faden geknüpft, der durchgerissen oder durchgeschnitten werden muß. Der Bindenkopf soll in die rechte Hand, das kurze Bindenstück, das sich auf der anderen Seite der Wundauflage befindet, in die linke Hand zu liegen kommen. Auf die Erhaltung der Keimfreiheit der Wundauflage ist dabei zu achten. Wird die Wundauflage aus Versehen berührt, so ist das Verbandpäckchen wegzuwerfen und ein neues zu verwenden. Sind blaue Punkte angebracht, so können diese als Hinweise dafür verwendet werden, an welchen Stellen das geöffnete Verbandpäckchen berührt werden darf. Unter Festhalten des kurzen Bindenendes wird der Bindenkopf einige Male locker über die Wundauflage gewickelt. Dann wird das kurze Bindenende umgelegt und mit eingewickelt. Die Bindengänge werden weitergeführt, bis die Wundauflage vollkommen von der Binde bedeckt ist. Zum Festlegen des beendeten Verbandes benützt man entweder Heftpflasterstreifen oder steckt das Bindenende einfach unter die Bindengänge. Möglich ist auch ein Verknoten des Bindenendes mit einer Schlaufe, die zuvor aus dem obersten Bindengang gebildet wurde.

Wundauflage nicht berühren

Wesentlich ist bei allen Bindenverbänden, daß der Helfer eine Stauung vermeidet. Sie kann durch das zu straffe Wickeln eines Bindenverbands entstehen. Die Ursache liegt in einer Behinderung des venösen Rückflusses zum Herzen, während der arterielle Zufluß erhalten ist. Dadurch staut sich Blut jenseits des Verbandes. Durch die Blutüberfülle kommt es zu einem Hervortreten der Venen und einer blauroten Verfärbung unterhalb des Verbandes. Es besteht die Gefahr, daß eine Blutung ausgelöst oder verstärkt wird. Der Helfer

Stauung vermeiden

muß sich grundsätzlich nach dem Anlegen jedes Bindenverbands vergewissern, daß keine Stauung vorhanden ist. Beim Vorliegen von Stauungszeichen ist der Verband sofort zu lockern oder das Befestigungsmaterial zu lösen und neu festzulegen.

Der Fingerverband

Zur Durchführung des Fingerverbands benutzt man ein kleines Verbandpäckchen oder eine schmale Mullbinde und eine sterile Mullkompresse. Zunächst wird die keimfreie Wundauflage auf die Wunde im Bereich des Fingers gelegt. Die Mullbinde oder das Verbandpäckchen werden am kurzen Bindenstück festgehalten, während der Bindenkopf 2–3mal über die Wundauflage gewickelt wird. Jetzt schlägt man das kurze Bindenende ein und führt den Bindenkopf über den Handrücken zum Handgelenk. Man führt einen Bindengang um das Handgelenk herum aus und wickelt die Binde dann, nachdem man über den Handrücken wieder die Finger erreicht hat, um den Finger. Nach dieser Kreistour führt man die Binde wieder zum Handgelenk zurück, umwickelt es und erreicht schließlich wieder den Finger. Diese Bindengänge sind in der beschriebenen Folge so oft durchzuführen, bis die gesamte Wundauflage bedeckt ist, was man durch ein versetztes Anordnen der einzelnen Bindengänge erreicht. Der Verband wird am Handgelenk beendet (Abb. 17).

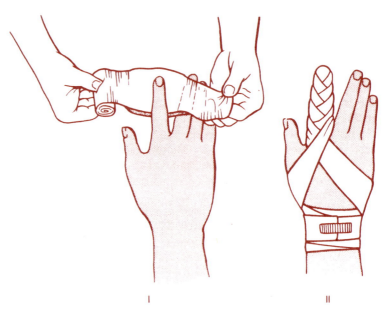

Abb. 17: Der Fingerverband mit dem Verbandpäckchen

4.4. Verbände mit Mullbinden

Der Handverband

Je nach Größe der Hand und der Wunde verwendet man kleine bis mittlere Verbandpäckchen oder Mullbinden. Es können mit dem Handverband sowohl Wunden im Bereich der Hohlhand als auch am Handrücken versorgt werden. Das Prinzip entspricht dem Fingerverband. Die Wunde im Bereich der Hand wird mit einer keimfreien Wundauflage bedeckt. Diese fixiert man zunächst durch Festhalten. Der Verband wird begonnen, indem man den Bindenkopf 2–3mal um das Handgelenk wickelt. Jetzt schlägt man das beim Verbandpäckchen vorhandene kurze Bindenende ein. Der Bindenkopf wird über die Wundauflage zu den Fingern geführt und diese werden einige Male umwickelt. Über den Handrücken führt man den Bindenkopf anschließend zum Handgelenk zurück und führt ihn um dieses herum. Dann überquert man wieder den Handrücken und umwickelt die Finger. Man führt die Bindengänge in der beschriebenen Folge weiter, bis die gesamte Wundauflage völlig von Binde bedeckt ist. Ebenso wie der Fingerverband wird der Handverband am Handgelenk beendet.

Der Ellenbogenverband

Die Größe der verwendeten Mullbinde beziehungsweise des Verbandpäckchens ist an den Abmessungen der Wunde zu orientieren. Zunächst wird die Wunde im Bereich des Ellenbogens mit einer Wundauflage bedeckt. Damit der Verband später nicht rutscht, ist der Arm dabei im Ellenbogengelenk leicht gebeugt. Dann wird der Bindenkopf 2–3mal um die Wundauflage gewickelt und das kurze Bindenende des Verbandpäckchens eingeschlagen. Man führt die Binde zum Unterarm und umwickelt diesen. Jetzt kreuzt man in der Ellenbeuge nach oben und umwickelt den Oberarm. Danach führt man die Binde wieder zum Unterarm und fährt in diesem Wechsel fort, bis die Wundauflage völlig von der Binde bedeckt ist. Analog zum Ellenbogenverband kann auch ein Knieverband durchgeführt werden.

Der Kopfverband

Zunächst wird die sterile Wundauflage auf die Wunde gelegt und festgehalten. Nun führt man die Binde zweimal hintereinander in einer Kreistour unter das Kinn und über den Scheitel (Abb. 18a). Dann kreuzt man, unter dem Kinn hindurch und hinter dem Ohr vorbei (Abb. 18b), am Hinterkopf in den Horizontalgang. Die Binde soll den Hals nicht umrollen. Sie wird nun einmal um die Stirn geführt (Abb. 18c). Anschließend kreuzt man, um den Nacken herum, unter Ohr und Kinn. Man führt jetzt die Binde über Wange

4. Wundverbände

und Scheitel hinweg in der beschriebenen Art weiter. Beim Kreuzen zwischen den waagrechten und senkrechten Lagen ist darauf zu achten, daß die Binde nicht zu steil geführt wird, da der Verband sonst abrutschen kann. Durch versetztes Anordnen der einzelnen Bindengänge gegeneinander kann man auf diese Weise sämtliche Anteile des Kopfes, auch das Gesicht mit Wange, Stirn und Unterkiefer, mit dem Verband abdecken und Wundauflagen in diesem Bereich festlegen.

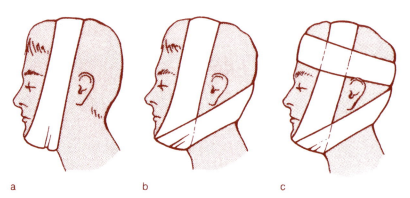

a   b   c

Abb. 18: Der Kopfverband mit der Binde

5. Fremdkörper

5.1. Fremdkörper in Wunden

Die Gefahren und Maßnahmen bei Fremdkörpern in Wunden werden im Kapitel Wunden auf Seite 24 ausführlich erörtert. Zur Wiederholung sei hier nochmals kurz erwähnt, daß Fremdkörper in einer Wunde nur vom Arzt, niemals aber vom Ersthelfer entfernt werden dürfen. Bei unsachgemäßen Entfernungsversuchen drohen die Gefahren der nur unvollständigen Entfernung des Fremdkörpers und die einer zusätzlichen Infektion. Größere, glattrandige Fremdkörper tamponieren oft die Wundhöhle aus und verhindern dadurch das Entstehen einer bedrohlichen Blutung. Eine Blutung größeren Ausmaßes entsteht dann erst durch das Entfernen des Fremdkörpers, wenn der Druck auf verletzte Blutgefäße wegfällt. Auch größere, aus der Wunde herausragende Fremdkörper, beispielsweise bei Pfählungsverletzungen, dürfen niemals aus der Wunde herausgezogen werden. Stattdessen muß zusätzliche Hilfe, beispielsweise das technische Hilfswerk oder die Feuerwehr, angefordert werden, die dann den Fremdkörper so absägen, daß der Verletzte mit dem eingedrungenen Stück, das erst im Operationssaal entfernt wird, transportiert werden kann.

Fremdkörper in der Wunde belassen

Zusätzliche Hilfe anfordern

5.2. Fremdkörper im Auge

Der Augapfel wird nach vorne durch die Linse, die vordere Augenkammer und durch die Hornhaut begrenzt. Die Augenlider dienen als Schutzschilder vor mechanischer Einwirkung und vor der Austrocknung. Die Innenflächen der Lider und der Lidsäcke sind von Bindehaut ausgekleidet.

Bei Fremdkörpern, die ins Auge gelangen, handelt es sich meist um kleinste Schmutzteilchen, Insekten, Staub, Ruß, sowie Glas- und Metallsplitter. Für den Betroffenen sind die Fremdkörper im Auge meist sehr schmerzhaft. Über eine Bindehautreizung führen sie rasch zu Tränenfluß, Rötung des Auges und unter Umständen auch zu Sehstörungen. Die Schmerzen haben brennenden Charakter. Der Ersthelfer muß sich beim Vorliegen dieser Zeichen und bei Versuchen, den Fremdkörper zu entfernen, stets der Gefahr bewußt sein, daß beim Hineinreiben des Fremdkörpers in die Bindehaut oder in den Augapfel eventuell bleibende Sehstörungen ausgelöst werden können.

Schmerz Rötung

5. Fremdkörper

Beide Augen ruhigstellen

Wenn der Fremdkörper auf der Hornhaut festsitzt und wenn es sich um einen Splitter aus hartem Material, z. B. Holz, Metall oder Kunststoff, handelt, dürfen keine Entfernungsversuche gemacht werden. Besonders gefährlich sind Eisensplitter, da sich bei ihnen ein Rosthof bilden kann, der oft eine bleibende Sehbehinderung nach sich zieht. Der Ersthelfer beschränkt sich in diesen Fällen darauf, beide Augen durch einen Augenverband (siehe S. 36) ruhigzustellen und den Verletzten einer augenärztlichen Behandlung zuzuführen. Sitzen die Fremdkörper unter dem Ober- oder Unterlid, so kann auch vom Ersthelfer eine Entfernung mit einem der nachfolgenden Verfahren versucht werden.

Fremdkörper unter dem Oberlid

Bei Fremdkörpern, die sich unter dem Oberlid befinden, fordert man den Verletzten auf, mit beiden Augen nach unten zu blicken. Am besten soll er einen Gegenstand, der auf dem Boden liegt, fixieren. Dann faßt man die Wimpern des Oberlids mit den Fingerspitzen und zieht das Lid nach vorne und unten über das Unterlid. Wenn man anschließend das Oberlid über das Unterlid zurückgleiten und das Auge öffnen läßt, wird die Innenseite des Oberlids von der Wimpernreihe des Unterlids gleichsam »ausgebürstet« (Abb. 19). Gelingt das Entfernen des Fremdkörpers auf die beschriebene Art bei sorgfältiger Ausführung nicht, so sind alle weiteren Versuche zu unterlassen, weil dadurch nur eine Bindehautentzündung ausgelöst wird. Der Fremdkörper muß dann vom Augenarzt entfernt werden.

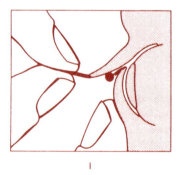
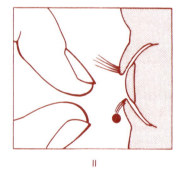

I II

Abb. 19: Entfernung eines kleinen Fremdkörpers unter dem Oberlid

Fremdkörper unter dem Unterlid

Bei Fremdkörpern, die sich unter dem Unterlid befinden, läßt man den Verletzten nach oben sehen und beispielsweise eine Lampe, die an der Decke angebracht ist, betrachten. Jetzt hebt der Helfer das Unterlid an den Wimpern mit zwei Fingerspitzen etwa einen halben Zentimeter vom Augapfel ab, so daß er in den Lidsack hineinsehen und den Fremdkörper ausmachen kann. Nun wischt er mit der Spitze eines angefeuchteten Taschentuchs ganz zart über die Lidinnenfläche

5.4. Fremdkörper im Ohr

in Richtung Nase. Dadurch wird der Fremdkörper in den inneren Lidwinkel befördert, von wo aus ihn der Tränenstrom fortschwemmt. Größere Fremdkörper bleiben oft direkt auf der Taschentuchspitze haften. Wenn der Fremdkörper dabei nicht entfernt werden kann, muß der Patient zum Augenarzt gebracht werden. Man muß allerdings dabei wissen, daß oft auch nach der geglückten Entfernung eines Fremdkörpers vom Betroffenen ein quälendes Reizgefühl, aber auch brennende Schmerzen und ein vermehrter Tränenfluß verspürt werden können. Nicht genug gewarnt werden kann vor einem Versuch der unfachmännischen Fremdkörperentfernung mit Hilfe von spitzem Material oder ungeeigneten Instrumenten. Hier droht die Gefahr einer schweren Augenschädigung.

5.3. Fremdkörper in der Nase

Fremdkörper in der Nase kommen am häufigsten bei kleinen Kindern vor, die sich in spielerischer Art Erbsen, Murmelkugeln, aber auch kleine Spielsachen ins Nasenloch stecken. Dabei kann es jedoch zu Schwellungen der Nasenschleimhaut kommen, die eine Entfernung der Fremdkörper durch das Kind selbst nicht mehr erlaubt. Obwohl die betroffenen Kinder sofort große Angst bekommen und zu weinen beginnen, handelt es sich nicht um bedrohliche Situationen. Die einzige Maßnahme, die der Ersthelfer versuchen kann, um den Fremdkörper zu entfernen, ist das Zuhalten des nicht betroffenen Nasenlochs und das kräftige Schneuzenlassen des Kindes. Kommt dabei der Fremdkörper nicht sofort zum Vorschein, so soll man beruhigend auf das Kind einwirken und für eine ärztliche Behandlung sorgen. Auf jeden Fall müssen alle Versuche unterlassen werden, den Fremdkörper mit ungeeigneten Hilfsmitteln (Haarnadeln, Pinzetten) zu entfernen. Das Manipulieren mit der Hand oder mit Instrumenten führt sehr leicht zur Verletzung der Nasenschleimhaut und damit zum Auftreten einer Blutung aus der Nase.

Keine Instrumente verwenden

5.4. Fremdkörper im Ohr

Ganz ähnlich wie bei Fremdkörpern in der Nase sind Entstehung und Verlauf bei Fremdkörpern im Gehörgang. Auch hier sind bevorzugt Kinder betroffen. Auch durch einen Ohrschmalzpfropf kann der Gehörgang plötzlich verstopfen. Der Betroffene klagt über eine Hörverschlechterung in dem Ohr, in dessen Gehörgang sich der Fremdkörper befindet. Manchmal kann ein Fremdkörper im äußeren Gehörgang bereits durch Kopfschütteln entfernt werden. Gelingt dies nicht, muß vor Entfernungsversuchen mit spitzen Gegenständen

Kein Hantieren im Gehörgang

und Instrumenten gewarnt werden. Auch die Verwendung von Ohrreinigungsstäbchen zu diesem Zweck ist streng verboten. Die Entfernung des Fremdkörpers erfolgt am besten durch einen Hals-Nasen-Ohrenarzt. In den meisten Fällen kann der Patient zum Arzt gebracht werden. Ein Notruf zur Einschaltung des Rettungsdienstes wird hier selten notwendig sein.

5.5. Fremdkörper in der Speiseröhre

Zu große Speisebrocken oder von Kindern spielerisch in den Mund genommene Fremdkörper (Münze, Knopf) können in der Speiseröhre steckenbleiben. Scharfkantige und spitze Fremdkörper (Gräten, Knochensplitter) können sich dabei in die Speiseröhrenwand spießen und dort Verletzungen verursachen. Besonders bei drückendem Schmerz und Schluckbeschwerden sollte man an einen Fremdkörper in der Speiseröhre denken.

Atemstörungen möglich

Atemstörungen mit krampfhaften Atemversuchen, blaurote Verfärbung der Haut oder Atemstillstand können durch das Festsitzen eines großen Fremdkörpers hervorgerufen werden, der die vor der Speiseröhre liegende Luftröhre von hinten her verengt. Liegen lediglich Druckschmerzen und Schluckbeschwerden vor, ist keine Einengung der Atemwege anzunehmen. Man bringt dann den Betroffenen zum Würgen und Erbrechen, indem man ihn dazu bewegt, die Rachenhinterwand mit seinem eigenen, in den Mund eingeführten Finger zu reizen. Dadurch werden wellenförmige Zusammenziehungen der Speiseröhrenwand ausgelöst, die vom Magen ausgehend in Richtung Rachenraum laufen. Oft kann dadurch der Fremdkörper entfernt werden. Wenn der Erfolg jedoch nicht bald eintritt, muß der Fremdkörper im Krankenhaus entfernt werden. Für einen Notruf ist zu sorgen.

Zum Erbrechen reizen

Bei Atemstillstand muß unverzüglich mit der Atemspende begonnen werden.

5.6. Fremdkörper in der Luftröhre

Hustenreiz

Gelangen spitze oder harte Nahrungsbestandteile nicht in die Speiseröhre, sondern, weil beispielsweise gleichzeitig gegessen und gesprochen wird, in die Luftröhre, so spricht man von Verschlucken. Sofort wird reflektorisch, das heißt als automatische Antwort auf den Reiz, Husten ausgelöst, wobei ein starker Luftstrom ein Heraushusten des Fremdkörpers aus der Luftröhre erreichen soll, was oft auch gelingt. Der Betroffene hat außerdem einen Würgereiz und versucht, durch krampfhafte Atemanstrengung Luft zu bekommen. Er läuft durch den Sauerstoffmangel im Blut blaurot an. Ein ziehendes, pfeifendes

5.6. Fremdkörper in der Luftröhre

Atemgeräusch kennzeichnet eine teilweise, der fehlende Atemstoß eine völlige Verlegung der Luftwege.
Der Helfer darf sich hier durch Atembewegungen im Bereich von Brustkorb und Bauch nicht täuschen lassen. Entscheidend ist nicht, ob sich das Zwerchfell bewegt, sondern ob ein ausreichendes Luftvolumen gefördert wird.
Vor allem beim Verschlucken von größeren Nahrungsmittelstücken droht so plötzlich ein akut lebensbedrohlicher Erstickungszustand.
Zur Fremdkörperentfernung bieten sich mehrere Verfahren an:
Zur Anwendung kommen soll hier in erster Linie das Auslösen von Hustenstößen durch kräftige Schläge mit der flachen Hand auf den Rücken zwischen die Schulterblätter des Betroffenen. Bei dieser Methode müssen Kopf und Oberkörper des Betroffenen nach unten hängen. Wichtig ist, daß der Luftröhrenausgang nach unten gerichtet ist. Dies erreicht man beispielsweise, indem man den Betroffenen mit dem Oberkörper nach unten auf einen Tisch oder über eine Stuhllehne legt (Abb. 20). Ein Kleinkind kann man an den Füßen, kopfunten hängend, halten.

Fehlender Atemstoß

Oberkörper hängt nach unten

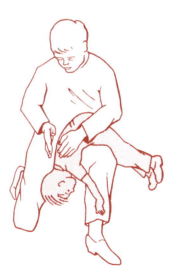

Abb. 20: Versuch der Entfernung eines Fremdkörpers aus der Luftröhre durch das Auslösen von Hustenstößen

Sind alle obengenannten Manipulationen erfolglos, so kann als Ultima ratio noch der sogenannte »Heimlich-Handgriff« versucht werden. Der Griff ist nach seinem Erstbeschreiber H. J. Heimlich benannt.
Dabei steht der Helfer hinter dem Betroffenen. Er umfaßt ihn so mit beiden Armen, daß die Hände auf dem Bauch, oberhalb des Nabels zu liegen kommen. Der Helfer preßt jetzt mit einem plötzlichen Ruck den Patienten an sich heran und erzeugt dadurch im Bauchraum einen Überdruck, der sich auf den Brustraum überträgt. Der Fremdkörper wird dadurch schlagartig aus den

Heimlich-Handgriff

5. Fremdkörper

Luftwegen gepreßt. Der Heimlich-Handgriff kann auch am liegenden Patienten ausgeführt werden. Dabei kniet der Helfer vor dem Betroffenen und setzt die Hände auf den Oberbauch oberhalb des Nabels auf. Auch hier wird durch plötzliche Kraftausübung ein Überdruck erzeugt.

Organverletzungen möglich

In diesem Zusammenhang muß darauf hingewiesen werden, daß bei dieser »Bauchdruckmethode« besonders bei nicht berufsmäßigen und nichtärztlichen Helfern durch den erheblichen Überdruck im Bauchraum die Gefahr einer lebensbedrohlichen Schädigung, wie zum Beispiel der Zerreißung innerer Organe oder der Verletzung von Rippen, besteht. Die Methode nach Heimlich ist jedoch unter den beschriebenen Bedingungen oft die einzig lebensrettende Maßnahme und ihre Anwendung ist in verzweifelten Ausnahmesituationen deshalb berechtigt. Sie wird aber derzeit im Rahmen der Ausbildung in Erster Hilfe in Deutschland nicht gelehrt.

Notruf

Tritt mit den geschilderten Verfahren der erwünschte Erfolg nicht ein, so ist für das schnellstmögliche Eingreifen eines Arztes zu sorgen (Notruf). Heroische Fahrten zum Arzt mit dem eigenen Kraftfahrzeug bringen meist keinen Zeitgewinn, gefährden aber in erheblichem Maß das eigene Leben und das anderer Verkehrsteilnehmer. Bei Atemstillstand muß mit der Anwendung der Atemspende sofort begonnen und diese bis zum Eintreffen des Rettungsdienstes fortgeführt werden.

6. Der Blutkreislauf

Der Mensch und die höher entwickelten Tiere besitzen mit dem Blutkreislauf ein Transportsystem von hoher Effizienz.
Die Erkenntnis, daß das Blut in einem Röhrensystem »zirkuliert«, wobei als treibende Kraft das Herz fungiert, lieferte erst William Harvey zu Anfang des 17. Jahrhunderts.

6.1. Das Herz

Das Herz sorgt als treibende Kraft im Blutkreislaufsystem für eine gerichtete Strömung des Blutes in den Gefäßen.
Der etwa faustgroße Hohlmuskel arbeitet im Wirkungsmechanismus wie eine Saug-Druck-Pumpe.
Das Herz liegt vom Herzbeutel, der die Reibung mit dem umgebenden Gewebe verhindert, umhüllt, etwa in der Mitte des Brustkorbs hinter dem unteren Teil des Brustbeins direkt auf dem Zwerchfell (Abb. 21).

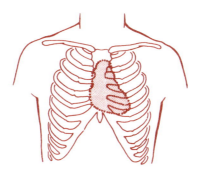

Abb. 21: Die Lage des Herzens im Brustkorb

Die Herzspitze ragt etwas nach links unter dem Brustbein hervor. Hier kann man oft in Höhe der 5.–6. Rippe den sogenannten Herzspitzenstoß tasten.

Lage des Herzens

Die Versorgung des Herzmuskels mit Blut erfolgt über die Herzkranz- oder Koronargefäße.
Funktionell kann man das Herz in zwei Hälften teilen. Die beiden Herzhälften werden durch die Herzscheidewand voneinander getrennt. Jede der beiden Hälften ist in eine Vor- und eine Hauptkammer gegliedert (Abb. 22). Die zwischen den Vor- und Hauptkammern gelegenen Segelklappen und die am Übergang von den Hauptkammern in die abführenden Arterien liegenden Taschenklappen sorgen mit ihrer Ventilwirkung für einen gerichteten Blutstrom.

6. Der Blutkreislauf

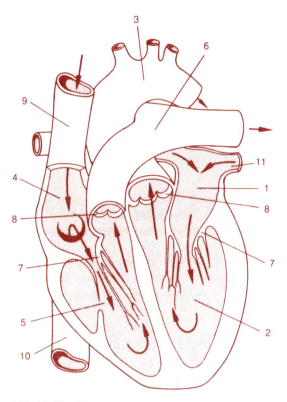

Abb. 22: Das Herz
1 = linke Vorkammer; 2 = linke Hauptkammer; 3 = Aorta; 4 = rechte Vorkammer; 5 = rechte Hauptkammer; 6 = Lungenschlagader; 7 = Segelklappen; 8 = Taschenklappen; 9 = obere Hohlvene; 10 = untere Hohlvene; 11 = Lungenvenen.

Die Kontraktion der Vorhöfe dient der besseren Füllung der Hauptkammern.
Die rechte Hauptkammer pumpt über die Lungenarterie das Blut zur Lunge. Die linke Hauptkammer pumpt das von der Lunge zurückströmende Blut in den übrigen Körper.
Die rechte und die linke Herzhälfte arbeiten synchron und müssen jeweils die gleiche Blutmenge befördern. Pro Herzaktion sind dies je etwa 70 ml. Da jedoch der Strömungswiderstand im Körperkreislauf etwa 5mal so hoch ist wie im Lungenkreislauf, muß das »linke Herz« einen entsprechend höheren Druck erzeugen. Dies findet seinen Niederschlag in der größeren Wanddicke der Muskulatur der linken Herzkammer.
Die Zeitspanne, in der sich das Herz entspannt und mit Blut füllt, heißt Diastole; die Zeit, in der das Herz kontrahiert und dadurch Blut in die Gefäße ausstößt, heißt Systole.

Die Tätigkeit der Herzklappen wird alleine durch die sich ändernden Druckverhältnisse gesteuert.

Den für die Muskelkontraktion notwendigen Reiz bildet das Herz selbst (Autonomie des Herzens). Ein in der Herzwand des rechten Vorhofs gelegener Knoten (Sinusknoten) bildet selbständig periodisch elektrische Reize, die sich im sogenannten Reizleitungssystem rasch über den gesamten Herzmuskel ausbreiten. Der Sinusknoten steht unter der Kontrolle des willentlich nicht beeinflußbaren, vegetativen Nervensystems, das die Frequenz der Herzaktion dem sich ständig ändernden Bedarf anpaßt. *Selbständige Reizbildung*

Beim Erwachsenen erfolgen im Ruhezustand etwa 60–80 Pumpvorgänge pro Minute. Bei körperlicher oder psychischer Belastung kann sich die Frequenz ohne weiteres auf mehr als das Doppelte steigern. Kinder und Jugendliche haben auch in Ruhe eine höhere Herzfrequenz als Erwachsene (Tab. 2). Trainierte Sportler haben oft eine verminderte Frequenz. Bei ihnen ist entsprechend das Schlagvolumen erhöht.

Tab. 2: Altersabhängigkeit der Herzfrequenz in körperlicher Ruhe.

Früh- und Neugeborene	ca. 130–140/min
Säuglinge (bis 1 Jahr)	ca. 120–140/min
Kleinkinder (bis 5 Jahre)	ca. 100–120/min
Schulkinder	ca. 90–100/min
Jugendliche	ca. 70– 90/min
Erwachsene	ca. 60– 80/min

Aus dem Schlagvolumen und der Herzfrequenz läßt sich die in einer Minute vom Herzen ausgestoßene Blutmenge leicht errechnen. Geht man von einem Schlagvolumen von 70 ml und einer Frequenz von 70 pro Minute aus, resultiert ein »Herzminutenvolumen« von etwa 5 Litern pro Minute. Dieses Volumen entspricht der pro Minute zum Herzen zurückströmenden Blutmenge (Stromzeitvolumen).

6.2. Die Blutgefäße

Man unterscheidet grob drei Arten von Blutgefäßen: Arterien oder Schlagadern, Kapillaren oder Haargefäße und Venen oder Blutadern.

Arterien

Die Arterien führen das Blut vom Herzen weg in die Körperperipherie. Ihre Wand ist an den relativ hohen Druck, den das strömende Blut auf sie ausübt, angepaßt. Die Arterienwand ist elastisch und *Relativ hoher Druck*

6. Der Blutkreislauf

dickwandig. Eine Muskelschicht erlaubt den Arterien, ihr Lumen in bestimmten Grenzen zu variieren. Durch die Elastizität der Schlagadern, im besondern der großen Körperschlagader (Aorta), wird die rhythmisch vom Herzen ausgestoßene Blutmenge in einen kontinuierlichen Blutstrom umgewandelt (Windkesselfunktion der Aorta).
Die Schlagadern liegen meist gut geschützt in der Tiefe des Gewebes. Sie verästeln sich in ihrem Verlauf immer mehr, wobei sich ihr Durchmesser vermindert, und gehen schließlich in die Kapillaren über. Diese sind die feinsten Blutgefäße des Körpers und durchziehen alle Gewebe. Ihre Wand besteht oft nur aus einer einzigen Zellschicht. Ihre Lichtung ist so eng, daß die roten Blutkörperchen sie gerade noch passieren können. Der Blutfluß in diesen Haargefäßen ist sehr langsam, hier findet der Sauerstoffaustausch zwischen den Blutgefäßen und dem Gewebe statt. Die Kapillaren vereinigen sich schließlich wieder zu größeren Gefäßen, die das Blut dem Herzen zuführen, den Venen.

Sauerstoffaustausch mit dem Gewebe

Venen

Die Venen brauchen keinen so großen Druck auszuhalten wie die Arterien. Dementsprechend ist ihre Wand dünner und ihre Muskelschicht schwächer. Venenklappen verhindern durch einen Ventilmechanismus das Zurückfließen des Venenbluts. Der Rückfluß des Blutes zum Herzen erfolgt kontinuierlich und wird durch die Kontraktion der den Venen naheliegenden Muskeln unterstützt. Neben den tiefliegenden Venen, die meist eine Arterie begleiten, liegen viele Venen dicht unter der Haut, wo sie als bläuliche Stränge, besonders bei schlanken Personen, oft deutlich sichtbar sind.

Geringer Druck

6.3. Blutkreislauf und Sauerstofftransport

Eine der wichtigsten Aufgaben des Blutkreislaufs ist der Transport von Sauerstoff von der Lunge zu den einzelnen Organen (Abb. 23). Zum besseren Verständnis kann man den Kreislauf funktionell in zwei Teile trennen: den Körperkreislauf und den Lungenkreislauf.
Das in den Venen aus der Körperperipherie zurückströmende Blut gelangt über die rechte Vorkammer in die rechte Hauptkammer das Herzens. Diese pumpt es über die Lungenarterie zur Lunge. Die Lungenarterie verästelt sich stark, so daß schließlich jedes Lungenbläschen von Haargefäßen umsponnen wird. Durch die dünne Wand der Lungenbläschen und der Kapillaren kann Sauerstoff von den Bläschen in das Blut übertreten (durch Diffusion). Die treibende Kraft dabei ist das Konzentrationsgefälle für Sauerstoff von den Lungenbläschen zum Blut. Der im Blut gelöste Sauerstoff wird zum Großteil an das Hämoglobin gebunden. Das nunmehr sauerstoffbela-

Sauerstofftransport von der Lunge in die Gewebe

6.3. Blutkreislauf und Sauerstofftransport

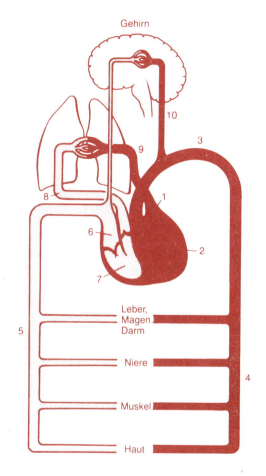

Abb. 23: Das Blutkreislaufsystem
1 = linke Vorkammer; 2 = linke Hauptkammer; 3 = Aorta; 4 = Arterien; 5 = Venen; 6 = rechte Vorkammer; 7 = rechte Hauptkammer; 8 = Lungenarterie; 9 = Lungenvene; 10 = Halsschlagader

dene Blut fließt über die Lungenvenen der linken Vor- und schließlich Hauptkammer zu. Von der linken Hauptkammer wird es unter hohem Druck über die Aorta in den Körperkreislauf ausgeworfen. Von der Aorta gehen viele Arterienstämme ab, die sich zu den verschiedenen Organen verzweigen. In den Kapillaren des Gewebes tritt, dem Konzentrationsgefälle folgend, Sauerstoff vom Blut ins Gewebe über. Der Sauerstoff wird in den Zellen zur Energiegewinnung enzymatisch »verbrannt«.

Das dabei entstehende Kohlendioxid tritt, wiederum durch Diffusion, ins Blut über. Ein geringer Teil des Kohlendioxids wird vom Hämoglobin gebunden, der größte Teil wird aber im Blutplasma transportiert. Das nunmehr sauerstoffarme, mit Kohlendioxid beladene Blut gelangt über die Venen zum rechten Herzen und damit wieder in den Lungenkreislauf. In der Lunge diffundiert das CO_2 in die Lungenbläschen, neuer Sauerstoff wird aufgenommen.

Kohlendioxidtransport von den Geweben zur Lunge

Eine gewisse Verwirrung stiften gelegentlich die öfters gebrauchten Begriffe »arterielles« (für sauerstoffreiches) und »venöses« (für sauerstoffarmes) Blut. Diese Bezeichnungsweise ist für den Körperkreislauf durchaus sinnvoll. Dort ist das in den Venen fließende Blut sauerstoffarm, das in den Arterien sauerstoffreich. Im Lungenkreislauf liegen die Verhältnisse jedoch genau umgekehrt. Das rechte Herz stößt sauerstoffarmes, »venöses« Blut in die Lungenarterie aus. Umgekehrt dazu fließt in den Lungenvenen sauerstoffreiches, »arterielles« Blut.

Der Blutdruck

Der Blutdruck ist der Druck, den das strömende Blut auf die Gefäßwände ausübt.

Dieser Druck ist nicht unter allen Bedingungen und an jeder Stelle des Gefäßsystems gleich. Er hängt ab von
1. der Schlagkraft des Herzens
2. der kreisenden Blutmenge
3. der Art und dem Zustand der Gefäße
4. der Entfernung vom Herzen.

Durch die aus den Hauptkammern ausgestoßene Blutmenge wird die Arterienwand kurz gedehnt. Es entsteht eine Druckwelle, die sich schnell entlang der Arterienwand ausbreitet. Diese Druckwelle entspricht dem über oberflächlich gelegenen Arterien fühlbaren Puls. Da das Herz nicht kontinuierlich, sondern schubweise Blut auswirft, schwankt der Druck in den Arterien. Er erreicht sein Maximum in der Systole, der Auswurfphase des Herzens. Der »systolische« Blutdruck beträgt etwa 120 mmHg. Während der Diastole, also der Erschlaffungsphase des Herzmuskels mit Füllung der Herzkammern, erreicht der arterielle Blutdruck seinen Minimalwert. Das Blut ist in dieser Phase nur dem elastischen Druck der Gefäßwände ausgesetzt. Der »diastolische« Blutdruck beträgt etwa 80 mmHg.

Systolischer und diastolischer Blutdruck

Der arterielle Blutdruck pendelt also entsprechend der Schlagfrequenz des Herzens, 60–80mal in der Minute zwischen dem systolischen und dem diastolischen Blutdruckwert hin und her. Der Blutdruck kann recht einfach mit einer um den Oberarm gelegten, aufblasbaren Manschette, die mit einem Manometer gekoppelt ist, und einem Stethoskop bestimmt werden.

Der Blutdruck ist veränderlich

Der Blutdruck kann erheblichen Schwankungen unterliegen. Psychische Einflüsse, Arbeit, Veränderung der Lage des Patienten und andere Faktoren spielen hier eine Rolle. Er steigt außerdem mit zunehmendem Alter etwas an.

6.3. Blutkreislauf und Sauerstofftransport

Bluthochdruck

Ist der systolische Blutdruck in Ruhe über 160 mmHg oder der diastolische Blutdruck in Ruhe über 90 mmHg erhöht, so spricht man von Bluthochdruck oder arterieller Hypertonie. Die Hypertonie ist in unserem Kulturkreis sehr verbreitet und kann viele Ursachen haben. Besteht ein Bluthochdruck über lange Zeit, so können Schäden an den dauernd durch den hohen Druck belasteten Gefäßen auftreten, die wiederum bestimmte Erkrankungen (z. B. Schlaganfall) begünstigen.

Der Blutdruck im kleinen Kreislauf ist entsprechend dem Gefäßwiderstand niedriger als im Körperkreislauf.

In den Venen ist der Blutdruck im Vergleich zum arteriellen System relativ niedrig und schwankt wesentlich weniger. In den großen herznahen Venen kann der Druck (bei tiefer Einatmung) bis auf 0 mmHg absinken. Dort wird das Blut gewissermaßen in das sich erweiternde Herz hineingesogen.

Kreislaufregulation

Die Leistung des Kreislaufsystems muß dem unter unterschiedlichsten Bedingungen veränderten Bedarf angepaßt werden. Eine Anpassung an den erhöhten Sauerstoffbedarf bei schwerer körperlicher Arbeit erfolgt beim Untrainierten überwiegend über eine Steigerung der Herzfrequenz. Beim Trainierten kann bei Bedarf auch die Herzkraft und damit das Schlagvolumen entscheidend vergrößert werden. Durch diese Maßnahme kann das Herzminutenvolumen von normalerweise ca. 5 Litern auf über 25 Liter ansteigen. Eine Erhöhung des Blutdrucks kann über eine Steigerung der Herzleistung und über eine Engerstellung der Gefäße in der Körperperipherie erfolgen. Dies geschieht z.B. bei psychischer Belastung (Streß, Angst), wobei den Hormonen Adrenalin und Noradrenalin, die in solchen Situationen verstärkt vom Nebennierenmark ausgeschüttet werden, entscheidende Bedeutung zukommt.

Ständige Anpassung an den Bedarf

Sinkt der Blutdruck ab (z. B. wegen eines Blutverlustes), so wird dies von in der Wand der Halsschlagader und der Aorta gelegenen Druckrezeptoren sofort registriert. Über ein Regulationszentrum im verlängerten Rückenmark (am Übergang vom Rückenmark zum Gehirn) wird, letztlich auch über eine Freisetzung von Adrenalin und Noradrenalin, eine Herzkraftsteigerung und Gefäßengstellung erreicht. Daneben gewinnen besonders bei Sauerstoffmangel und nach starken Blutverlusten Regelsysteme an Bedeutung, die normalerweise mehr im Dienste der Atemregulation stehen: Chemorezeptoren stellen einen Anstieg des Kohlendioxidgehalts und einen Abfall des Sauerstoffgehalts im Blut fest und veranlassen eine Engerstellung der Blutgefäße in der Körperperipherie. Dadurch

Blutdruckrezeptoren

werden die zentralen Organe (Gehirn, Lunge, Niere usw.) vermehrt durchblutet.

Lokale Regulation

Neben diesen zentralen Regulationsmechanismen gibt es lokale Reaktionen, die z.B. dafür sorgen, daß ein arbeitender Muskel mit erhöhtem Sauerstoffbedarf durch Weitstellung der betreffenden Gefäße optimal durchblutet wird und die Durchblutung in einem ruhenden Muskel vermindert ist.

6.4. Das Blut

Das Blut ist das wichtigste Transportmittel des menschlichen Körpers und verbindet als »flüssiges Organ« die einzelnen Zellen. Die gesamte Blutmenge beträgt beim Erwachsenen etwa 6 bis 8% des Körpergewichts (bei 70 kg Körpergewicht etwa 5 l).

Feste und flüssige Bestandteile

Davon entfallen beim Mann etwa 45%, bei der Frau etwa 42% auf feste Bestandteile (rote Blutkörperchen, weiße Blutkörperchen, Blutplättchen), der Rest auf den flüssigen Bestandteil. Der flüssige Teil des Blutes heißt Blutplasma. Es besteht im wesentlichen aus Wasser, in dem eine Vielzahl von Stoffen enthalten ist: Proteine, Elektrolyte, Nährstoffe, Hormone, Vitamine und andere. Als Blutserum bezeichnet man das Blutplasma ohne das für die Blutgerinnung wesentliche Fibrinogen.

Aufgaben

Die Aufgaben des Blutes sind
1. der Transport verschiedener Stoffe (Gase, Nährstoffe, Abbauprodukte, Hormone, Vitamine) im Körper;
2. die Abwehr von körperfremden Stoffen;
3. die Verteilung der Wärme im Körper.

Dazu kommt die Fähigkeit der Blutgerinnung, die den Körper vor größeren Blutverlusten schützt. Die vielfältigen Aufgaben werden von den einzelnen Blutbestandteilen übernommen.

Die roten Blutkörperchen (Erythrozyten)

Sauerstofftransport

Die roten Blutkörperchen sind kernlose Zellen mit der charakteristischen Form einer eingedellten Scheibe. Sie enthalten den roten Blutfarbstoff, das Hämoglobin. Das Hämoglobin dient dem Transport von Sauerstoff und auch (in geringem Maße) von Kohlendioxid. Je nachdem, ob das Hämoglobin mit Sauerstoff beladen ist oder nicht, ändert es seine Farbe von hellrot auf dunkelrot. Daher hat sauerstoffreiches Blut eine hellere Farbe als sauerstoffarmes Blut.
Einige Gifte (z.B. Kohlenmonoxid) können die Bindungsstellen für Sauerstoff am Hämoglobin besetzen und damit die Transportkapazität für Sauerstoff vermindern.
Täglich werden etwa 200 Milliarden Erythrozyten neu gebildet. Die Bildung erfolgt im Knochenmark. Die Zahl der roten Blutkörper-

6.4. Das Blut

chen beträgt ziemlich konstant ca. 5 Millionen pro mm^3 Blut. Bei längeren Aufenthalten in großen Höhen vergrößert sich die Zahl. Einen Mangel an Erythrozyten und/oder Hämoglobin bezeichnet man als Anämie.

Die weißen Blutkörperchen (Leukozyten)

Die weißen Blutkörperchen dienen der Abwehr von in den Körper eingedrungenen Schadstoffen und Krankheitserregern (Bakterien, Viren, Pilze). Im Gegensatz zu den roten Blutkörperchen stellen sie kernhaltige Zellen verschiedenster Formen dar. Ihre Zahl beträgt etwa 6000 bis 8000 pro mm^3 Blut. Die Bildung erfolgt zum Großteil im Knochenmark, aber auch in einigen anderen Organen, wie beispielsweise den Lymphknoten, den Mandeln und der Milz.
Bei entzündlichen Vorgängen ist die Zahl der Leukozyten im Blut erhöht. Ihre verminderte Zahl weist auf eine Abwehrschwäche hin.

Abwehr

Die Leukozyten erkennen mit bestimmten Molekülstrukturen an ihrer Oberfläche, ob eine Substanz körperfremd oder körpereigen ist.
Ein Teil der weißen Blutzellen ist dazu in der Lage, Fremdkörper in sich aufzunehmen (Phagozytose) und zu zerstören, wobei sie meist selber zugrunde gehen. (Der Eiter bei einer Entzündung besteht zum großen Teil aus zugrundegegangenen Leukozyten.)
Andere weiße Blutkörperchen haben an ihrer Oberfläche für bestimmte Substanzen spezifische Rezeptoren. Gerät ein Fremdkörper (z. B. Bakterium) mit einem Antigen in Kontakt mit der entsprechenden weißen Blutzelle, dann bildet diese spezifische Eiweißkörper (Antikörper), die sich mit ihren Bindungsstellen an mehrere Fremdkörper heften und diese inaktivieren. Dadurch wird der Fremdkörper unschädlich gemacht und kann von anderen Leukozyten phagozytiert werden. Diese Kette von Reaktionen nennt man Antigen-Antikörper-Reaktion.
Bei einem späteren, erneuten Kontakt mit dem Fremdkörperantigen sind schon eine Anzahl von weißen Blutkörperchen mit dem ihm entsprechenden Rezeptor vorhanden. Diese produzieren dann in kurzer Zeit eine große Zahl von Antikörpern und bekämpfen damit den Fremdkörper wirkungsvoll. Die sofort einsetzende Abwehr bei erneutem Kontakt mit einem dem Körper schon bekannten Erreger bewirkt die Immunität.
In manchen Fällen reagiert der Körper auf bestimmte Antigene mit einer unverhältnismäßig starken, überschießenden Reaktion. Diese Überempfindlichkeit auf bestimmte Antigene heißt Allergie.

Randbegriffe: Abwehrsystem, Immunität, Allergie

Die Blutplättchen (Thrombozyten)

Die Blutplättchen werden im Knochenmark gebildet und enthalten Substanzen, die für die Blutgerinnung unbedingt erforderlich sind (siehe dort). Ihre Zahl beträgt 200000 bis 300000 pro mm^3 Blut.

Randbegriff: Blutgerinnung

6.4.1. Blutgerinnung

Die Blutgerinnung sorgt dafür, daß kleinere Schäden der Gefäße selbsttätig verschlossen werden, und verhindert damit einen größeren Blutverlust.

Der auslösende Reiz für die Aktivierung der Blutgerinnung ist eine Schädigung der Gefäßwand.

Zuerst lagern sich Thrombozyten an der geschädigten Wandstelle an. Aus ihnen werden Substanzen freigesetzt, die eine Zusammenziehung der Gefäßwände bewirken. Durch diese Vorgänge wird nach ca. 1 bis 3 Minuten Blutungszeit ein provisorischer Verschluß des Defekts erreicht. Dieser Verschluß ist jedoch sehr instabil, so daß gleichzeitig das System der Gerinnungsfaktoren aktiviert wird. Einzelne Faktoren wirken dabei zusammen und aktivieren sich gegenseitig kaskadenartig.

Gerinnungsfaktoren

Beim Fehlen oder einem Mangel eines einzelnen oder mehrerer Gerinnungsfaktoren ist die Blutgerinnung gestört. Dies kann beispielsweise durch einen vererbbaren Defekt begründet sein, aufgrund dessen die Bildung eines Faktors gestört ist (Bluterkrankheit oder Hämophilie). Ein Mangel an Gerinnungsfaktoren kann auch bei Lebererkrankungen auftreten.

Gerinnungsstörungen

Medikamente, welche die Blutgerinnung hemmen oder aufheben, nennt man Antikoagulantien. Sie werden von Patienten eingenommen, die zur Thrombosebildung neigen. Eine Thrombose ist die Einengung eines Blutgefäßes durch einen Gerinnungspfropf, der sich an einer Läsion der Gefäßinnenwand gebildet hat. Löst sich ein derartiger Thrombus, so kann er in den Kreislauf eingeschwemmt werden und ein anderes Blutgefäß verstopfen (Embolie).

6.4.2. Blutgruppen

Die roten Blutkörperchen weisen an ihrer Oberfläche zahlreiche, vererbbare Molekülstrukturen auf, die als Antigene wirken können und beim Menschen zu Blutgruppensystemen zusammengefaßt werden. Praktisch wichtig sind vor allem das AB0-System und das Rhesus-System.

AB0-System

Die Zugehörigkeit zu einer bestimmten Blutgruppe ist an das Vorhandensein von spezifischen Antigenen an der Erythrozytenoberfläche (und der Oberfläche fast aller anderen Zellen des Körpers) gebunden.

Träger der Blutgruppe A haben demnach auf ihren Blutkörperchen das Antigen A, Träger der Blutgruppe B weisen Antigen B auf. Bei der Blutgruppe AB sind sowohl Antigen A als auch Antigen B vorhanden. Daneben kommen im Serum Antikörper gegen diejenigen Antigene vor, die der Träger einer Blutgruppe nicht aufweist. Sonst würde der Körper ja beispielsweise seine eigenen Erythrozyten zerstören.

Träger der Blutgruppe 0 besitzen demnach in ihrem Serum Antikörper gegen

6.4. Das Blut

Antigen A und Antigen B, bei Gruppe A dagegen sind nur Antikörper gegen Antigen B vorhanden.
Praktische Bedeutung erlangen die Blutgruppen bei jeder Bluttransfusion. Es darf nur Blut von einem Menschen auf den anderen übertragen werden, wenn beide die gleiche Blutgruppe aufweisen.

Bluttransfusion

Rhesus-System

Neben dem AB0-System hat das Rhesus-System die größte Bedeutung.
Bei 85% der Bevölkerung ist auf der Erythrozytenoberfläche ein Antigen vorhanden, das die Eigenschaft Rh-positiv bewirkt, d.h. diese Erythrozyten reagieren mit Antikörpern gegen das Rhesus-Antigen. Anders als beim AB0-System kommen aber Rh-Antikörper nicht natürlich bei Personen vor, die das Rh-Antigen nicht besitzen (Rh-negativ). Die Antikörper entstehen erst bei Kontakt mit Rh-positivem Blut.

7. Blutungen

Wird das Blutgefäßsystem an irgendeiner Stelle verletzt, so kommt es zum Verlust von Blut ins Gewebe, in eine Körperhöhle oder nach außen.

Kleinere Verletzungen der Blutgefäße werden – durch die Fähigkeit des Blutes zu gerinnen – schon nach wenigen Minuten verschlossen. Dadurch wird in den meisten Fällen ein größerer Blutverlust verhindert.

Bei größeren Defekten ist jedoch eine Abdichtung durch den Gerinnungspfropf nur sehr langsam oder gar nicht möglich, weil das sich bildende Gerinnsel infolge der raschen Blutströmung immerzu fortgespült wird. Es kommt zum Verlust von unter Umständen erheblichen Blutmengen.

Da das Blut das wichtigste Transportmittel im menschlichen Körper darstellt, geht ein massiver Blutverlust mit einer Minderversorgung der einzelnen Körperzellen mit Nährstoffen, vor allem Sauerstoff, einher. Auch der Abtransport von Abfallprodukten ist gestört. Dazu kommen Störungen der Blutströmung durch die verminderte Füllung des Gefäßsystems. Es entwickelt sich ein sogenannter Blutungsschock.

Aufgabe des Ersthelfers ist es, durch die Maßnahmen der Blutstillung den Blutverlust möglichst gering zu halten und damit der Schockgefahr vorzubeugen.

Ursachen einer Blutung

Das Gefäßsystem kann verletzt werden durch:
1. Scharfe Gewalteinwirkung von außen (Stich, Schnitt, Riß). Dabei wird die Haut verletzt, es besteht also eine Wunde.
2. Stumpfe Gewalteinwirkung von außen (Schlag, Stoß). Dabei kann die Haut unverletzt sein.
3. Verletzung von Gefäßen durch scharfe Bruchränder bei Knochenbrüchen.
4. Spontane Zerreißungen von Schwachstellen in Gefäßen, die durch bestimmte Erkrankungen entstehen.
5. Abriß von Gliedmaßen.

Das Ausmaß einer Blutung hängt stark von der Art und dem Querschnitt des betroffenen Gefäßes ab. Man kann nicht sagen, daß arterielle Blutungen generell schwerer sind als venöse Blutungen. Eine verletzte, dicke Vene größeren Kalibers (z.B. Krampfader) blutet stärker als eine kleine Arterie. Zudem können sich Arterien bei vollständiger Durchtrennung durch einen Krampf der Muskulatur in der Arterienwand ganz oder zumindest teilweise verschließen. Dabei rollt sich der Gefäßstumpf nach innen ein. Der Gefäßkrampf kann sich aber nach einiger Zeit lösen, es kommt dann unvermittelt zu einer stärkeren Blutung. Im folgenden wird zunächst die Blutung nach außen dargestellt.

7.1. Blutung nach außen (aus einer Wunde)

Allgemein erkennt man Blutungen natürlicherweise am Heraustropfen, -fließen oder -spritzen von Blut aus einer Wunde. Schwierigkeiten können sich ergeben, wenn die Wunde von Kleidung verdeckt ist. Man muß dann nach Blutinseln, die sich in der Kleidung bilden, wenn der Stoff vom Blut durchtränkt wird, suchen. Als Hinweise zum Auffinden einer Wunde sind auch Schmerzen, die der Verletzte angibt, verwertbar. Hat man den Verdacht, daß sich an irgendeiner Stelle des Körpers unter der Kleidung eine Blutung befinden könnte, so muß man den Verletzten soweit entkleiden, daß eine Blutung ausgeschlossen werden kann. *Blutungsquelle suchen*

Eine arterielle Blutung erkennt man am hellroten Blut, das stoßweise heraussspritzt oder hervorquillt. Eine Venenblutung zeigt dunkelrotes Blut, das stetig rinnt. Meist liegt jedoch eine Mischblutung aus Arterien und Venen vor.

Die Gefahren sind durch den Verlust von Blut und einem daraus resultierenden Schock gekennzeichnet. Er ist die eigentliche Todesursache beim sogenannten »Verbluten«.

Ein Schock droht nach einem Blutverlust von etwa einem Liter beim Erwachsenen. Das Abschätzen der verlorengegangenen Blutmenge ist allerdings auch für den Geübten nicht immer leicht. Als Anhaltspunkt kann folgendes Maß dienen: ein tiefer Suppenteller faßt ungefähr 0,5 l, das entspricht etwa dem Inhalt von drei großen Kaffeetassen. Vermischt sich das Blut mit Wasser, z.B. auf einer regennassen Straße oder bei einer Verletzung im Badezimmer, so überschätzt man leicht den Blutverlust. Wird dagegen das Blut von dicker Kleidung aufgesogen oder versickert es rasch, besteht die Gefahr, daß die Blutmenge unterschätzt wird. *Schockgefahr*

Darüber hinaus besteht natürlich wie bei jeder Wunde die Gefahr der Infektion. *Infektionsgefahr*

Die Maßnahmen der Ersten Hilfe richten sich nach der Schwere und der Lokalisation der Blutung. Das Ziel muß immer sein, einen weiteren Blutverlust zu vermeiden.

1. Leichte Blutungen

Leichte Blutungen (das Blut sickert tropfenweise aus der Wunde) kommen normalerweise nach wenigen Minuten, sobald die Vorgänge der Blutgerinnung (siehe dort) den Defekt im Gefäßsystem verschlossen haben, von selbst zum Stehen. Die Wunde muß aber sobald wie möglich keimfrei abgedeckt werden, damit eine drohende Infektion verhindert wird. Der Wundverband schützt die Wunde außerdem vor weiterer Schädigung. *Keimfrei abdecken*

7. Blutungen

Das sterile Abdecken kann mit verschiedenen Verbandmitteln erfolgen (näheres zur Verbandstechnik siehe unter Wundverbände).

Blutgerinnung gestört

Bei wenigen Menschen ist aufgrund eines erheblichen Defekts die Fähigkeit zur Blutgerinnung nicht oder nur abgeschwächt vorhanden (Bluterkrankheit). Andere nehmen Medikamente ein, welche die Blutgerinnung hemmen (z. B. zur Thromboseprophylaxe). Diese Personen können auch bei kleineren Wunden einen größeren Blutverlust erleiden, weil die Blutung auch nach längerer Zeit nicht von selbst zum Stillstand kommt. In solchen Fällen müssen auch geringfügige Blutungen wie eine schwere Blutung versorgt werden. Die genannten Personen tragen häufig ein Medikament mit sich, das die Blutgerinnung ermöglicht. In diesem Fall soll der Ersthelfer dem Verletzten bei der Einnahme des Medikaments behilflich sein. Im allgemeinen haben diese Medikamente jedoch keine Sofortwirkung, sondern bewirken eine Verbesserung der Herstellung von Gerinnungsfaktoren in der Leber.

2. Starke Blutungen

Blutung stillen

Eine starke Blutung (Blut fließt mäßig aus der Wunde hervor) oder sehr starke Blutung (das Blut quillt oder spritzt pulsierend heraus) muß unverzüglich zum Stillstand gebracht werden, weil sonst durch den eintretenden Blutverlust ein schwerer Schock entsteht und der Verblutungstod eintritt. Grundsätzlich lassen sich starke Blutungen durch lokalen Druck direkt auf die Wunde stillen. Man kann eine Blutung aber auch stoppen, indem man eine zuführende, größere Arterie abdrückt und damit die Blutzufuhr unterbindet (Tab. 3).

Tab. 3: Schematischer Überblick über das Vorgehen bei starken Blutungen.

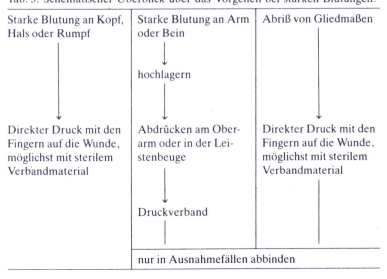

7.1. Blutung nach außen (aus einer Wunde)

Letzteres läßt sich vor allem an den Extremitäten sehr gut durchführen.

7.1.1. Starke Blutung an den Extremitäten

Es empfiehlt sich, einen stehenden oder sitzenden Verletzten zum Hinlegen aufzufordern, um der immer drohenden Schockgefahr vorzubeugen.

1. Hochlagern

Alleine durch das Hochlagern der betroffenen Extremität wird die Blutung schon spürbar vermindert. Durch das Hochlagern wirkt der hydrostatische Druck der Blutsäule über dem Herzniveau der Pumpleistung des Herzens entgegen.

2. Abdrücken

Abgedrückt wird am Oberarm und Oberschenkel an ganz bestimmten Stellen, an denen die entsprechenden Arterien leicht zugänglich sind.

Abdrücken am Oberarm

Man drückt mit vier Fingern einer Hand in die Muskellücke zwischen Unterarmbeuger (Musculus biceps) und Unterarmstrecker (Musculus triceps) an der Vorderseite des Oberarms die Oberarmschlagader (Arteria brachialis) gegen den Oberarmknochen (Abb. 24). Die Arterie ist an dieser Stelle fast immer leicht zu ertasten. Den Erfolg der Maßnahme erkennt man am schlagartigen Stillstand der Blutung. Beim Üben kann man den Erfolg durch das Tasten des Pulses am Handgelenk überprüfen. Wird wirkungsvoll abgedrückt, so ist kein Puls mehr fühlbar. (Der Puls ist an der Innenseite des Unterarms handgelenksnah in einer leichten Vertiefung zu tasten, die leicht aufzufinden ist, wenn man die Längsachse des ausgestreckten Daumens armwärts verfolgt; s. Abb. 25).

Abdrücken am Oberschenkel

Der Helfer kniet in Brusthöhe neben dem Verletzten und drückt mit beiden Daumen etwa in der Mitte der Leistenbeuge die Oberschenkelschlagader gegen den Beckenrand. Man muß hierbei erheblich mehr Kraft aufwenden als am Oberarm, weil die Arterie durch Muskeln und das Leistenband verdeckt ist (Abb. 26). Diese Maßnahme ist außerdem ziemlich schmerzhaft. Man sollte sie deshalb nur

7. Blutungen

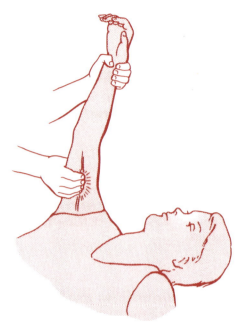

Abb. 24: Abdrücken am Oberarm. Der Puls am Handgelenk darf nicht mehr tastbar sein.

andeutungsweise üben (der Erfolg ist dabei durch das Tasten des Pulses am Fuß zu überprüfen).

Neben der Oberarm- und der Unterschenkelschlagader lassen sich auch die Schläfen-, Kiefer-, Schlüsselbein- und die Bauchschlagader abdrücken. Diese Techniken führen aber über das Gebiet der Ersten Hilfe hinaus und werden in Deutschland im Rahmen der Ausbildung in Erster Hilfe nicht gelehrt.

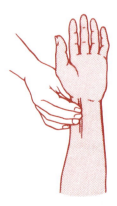

Abb. 25: Pulskontrolle am Handgelenk (A. radialis)

7.1. Blutung nach außen (aus einer Wunde)

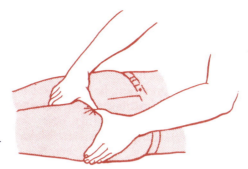

Abb. 26: Abdrücken am Oberschenkel in der Leistenbeuge

3. Druckverband

In der überwiegenden Zahl der Unglücksfälle sind mindestens zwei Helfer an der Notfallstelle anwesend, oder es kann zumindest das Eintreffen eines zweiten Helfers erwartet werden. Der zweite Helfer kann dann, während der erste weiterhin abdrückt, ohne Hast einen Druckverband anlegen.

Druckverband mit Verbandpäckchen und Druckpolster

Zuerst wird die Wundauflage des Verbandpäckchens auf die Wunde gelegt und mit einigen Bindengängen fixiert. Dann wird ein festes, möglichst nicht saugfähiges Druckpolster (z. B. ein zweites, verschlossenes Verbandpäckchen) auf die Wunde gelegt und unter mäßig verstärktem Zug festgewickelt (Abb. 27). Durch die Wirkung des Druckpolsters wird der lokale Druck auf die Wunde und ihre Umgebung erhöht. Dadurch steigt auch der Druck im Gewebe, die Blutgefäße im betroffenen Areal werden zusammengepreßt. Zudem wird die Wunde nach außen hin abgedichtet. Sobald der Druck in der Wunde so groß ist wie der Blutdruck im Gefäß, entweicht kein Blut mehr.
Die Schwierigkeit beim Anlegen des Druckverbandes liegt einzig darin, den Zug beim Festwickeln des Druckpolsters einerseits so fest

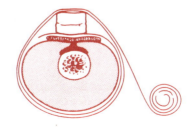

Abb. 27: Druckverband mit dem Verbandpäckchen.

7. Blutungen

Gefahr der Stauung

zu gestalten, daß die Wunde wirkungsvoll abgedichtet wird und daß andererseits keine Stauung entsteht.

Bei einer Stauung werden die oberflächlich gelegenen Venen zusammengedrückt, während die mehr in der Tiefe gelegenen Arterien (in denen zudem ein höherer Druck herrscht) offen bleiben. Es kann also Blut in den körperfern des Druckverbands gelegenen Abschnitt der Extremität hineinströmen, aber nur erschwert abfließen. Die resultierende Blutfülle begünstigt eher eine Blutung. Aufgrund der Abflußbehinderung des venösen Blutes ist der gestaute Körperteil bläulichrot verfärbt, und die oberflächlichen Venen treten stärker hervor. Tritt eine Stauung auf, so muß der Druckverband gelöst und unter etwas vermindertem Zug neu angelegt werden.

Druckverband mit steriler Wundauflage, Druckpolster und Dreiecktuchkrawatte

Die Wundauflage wird auf die Wunde gelegt. Darauf wird das Druckpolster straff mit dem zur Krawatte gefalteten Dreiecktuch befestigt, wobei darauf zu achten ist, daß der Knoten über der Wunde liegt (Abb. 28).

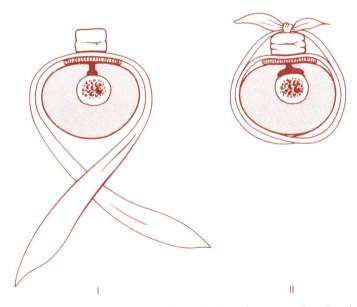

Abb. 28: Druckverband mit der Dreiecktuchkrawatte. Das Druckpolster ermöglicht verstärkten Druck auf die Wunde, ohne daß es zu einer Stauung kommt.

7.1. Blutung nach außen (aus einer Wunde)

Der Druckverband ist geeignet, fast sämtliche auch noch so schwer erscheinende arterielle wie venöse Blutungen zu stillen. Gelingt eine Blutstillung mit dem Druckverband nicht, so ist dafür meist eine fehlerhafte Technik verantwortlich.

4. Abbindung

Es gibt jedoch einige wenige, seltene Fälle, in denen bei einer Blutung an den Extremitäten kein Druckverband angelegt werden kann.
Dazu gehören:
1. Ausgedehnte Wundflächen mit massiver Blutung,
2. größere Fremdkörper in der Wunde,
3. offene Knochenbrüche mit starker Blutung,
4. der Abriß von Gliedmaßen.

Nur in Ausnahmesituationen abbinden

In all diesen Fällen muß eine Abbindung angelegt werden. Dabei wird der körperfern der Abbindung gelegene Teil der Extremität völlig von der Blutzufuhr abgetrennt. Die Abbindung darf nur an zwei Körperstellen erfolgen: am Oberarm und am Oberschenkel. Die Abbindung wird nur mit mehrere Zentimeter breitem Material durchgeführt. Sehr gut eignet sich ein zur Krawatte gefaltetes Dreiecktuch. Dünne Materialien (Draht, Schnur usw.) dürfen nicht verwendet werden, weil sie tief ins Gewebe einschneiden und dabei Nerven und Gefäße irreversibel geschädigt werden können.

Nur breites Material verwenden

Abbindung am Oberarm

Die Dreiecktuchkrawatte wird halbiert und in der Mitte zwischen Ellenbogen und Schultergelenk um den Oberarm gelegt. Die beiden Enden führt man durch die entstehende Schlinge und zieht sie kräftig so weit auseinander, bis die Blutung steht. Nun werden die Enden um den Arm verknotet (Abb. 29).

Abbindung am Oberschenkel

Die Dreiecktuchkrawatte wird locker um die Mitte des Oberschenkels verknotet. Ein durchgesteckter Knebel wird so lange gedreht, bis die Blutung steht. Der Knebel wird in dieser Stellung z. B. mit einem zweiten Dreiecktuch fixiert (Abb. 30).
Zu jeder Abbindung gehört unbedingt die Angabe der genauen Uhrzeit, zu der sie angelegt wurde. Die Angabe muß gut lesbar und sicher am Verletzten befestigt werden. Es empfiehlt sich, auch gleich die Personalien zu ermitteln und festzuhalten.
Durch die Abbindung wird die gesamte Zu- und Abfuhr von Blut zum abgebundenen Körperteil verhindert. Es können weder Sauer-

Uhrzeit angeben

7. Blutungen

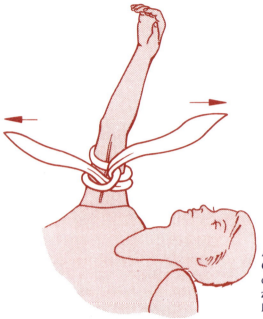

Abb. 29: Abbindung am Oberarm. Die Abbindung soll nur so fest zugezogen werden, bis die Blutung steht.

Ansammlung giftiger Stoffe

stoff und Nährstoffe hineingelangen noch Stoffwechselabbauprodukte, wie z. B. Kohlendioxid, abtransportiert werden. Es kommt in der Folge zu Gewebsschädigungen einerseits durch Sauerstoffmangel und andererseits durch das Anhäufen von giftigen Stoffwechselprodukten im Gewebe. Die resultierenden Gewebeschäden und das

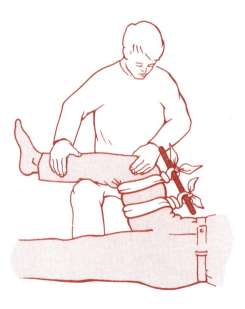

Abb. 30: Abbindung am Oberschenkel. Sobald die Blutung steht, wird der Knebel mit einer zweiten Dreiecktuchkrawatte fixiert.

Anhäufen giftiger Stoffe ist um so ausgeprägter, je länger die Abbindung besteht. Die Schwere der Schädigung hängt aber auch von den Umgebungsbedingungen ab. Bei niedrigen Außentemperaturen treten Schäden wegen der Stoffwechselverlangsamung bei Kälte erst später auf. Wird nun nach längerer Zeit die Abbindung gelöst, so werden die giftigen Stoffe plötzlich in den Körper eingeschwemmt und können schwere Allgemeinreaktionen hervorrufen.

Weiß der Arzt, der die Abbindung lösen soll, die genaue Uhrzeit, zu der sie angelegt wurde, so kann er leichter abschätzen, wie ausgeprägt die zu erwartenden Gewebsschäden sind. Er wird dann verantworten, ob er die Abbindung unter dem Schutz von Medikamenten lösen kann, oder er wird sich zur Amputation des abgebundenen Gliedes entschließen.

Auf keinen Fall soll der Ersthelfer, wie dies in früheren Zeiten gelehrt wurde, nach einer gewissen Zeit die Abbindung selbst lockern. Es kann dabei zum einen zur Einschleusung von schädlichen Stoffwechselprodukten in den Körper kommen (s.o.). Zum anderen ist bei einer kurzzeitigen Öffnung der Abbindung die Durchblutung des abgebundenen Körperteils keinesfalls gesichert.

Abbindung nicht lösen

Durch die Entwicklung der Mikrochirurgie ist es möglich geworden, in vielen Fällen abgetrennte Gliedmaßen und andere Körperteile wieder anzunähen (zu replantieren). Die Aussichten, daß das abgetrennte Körperteil wieder anwächst, werden aber vermindert, wenn der am Körper verbliebene Gliedmaßenstumpf längere Zeit völlig vom Blutkreislauf abgeschnitten ist. Aus diesem Grund soll man versuchen, eine Blutung aus dem Gliedmaßenstumpf durch direkten, lokalen Druck auf die Wunde mit den Fingern zu stillen (sterile Wundauflage). Nur wenn dadurch keine Blutstillung erreicht werden kann, soll abgebunden werden.

7.1.2. Starke Blutung aus Kopf, Hals, Rumpf
(und den Gliedmaßenstellen, die körperwärts der Abbindungsstellen liegen)

Die Blutstillung erfolgt durch das Aufpressen von sterilen Verbandmitteln mit den Fingern (digitale Kompression) direkt auf die Wunde (Abb. 31). Dadurch wird analog zum Druckverband der Gewebsdruck in der Wunde erhöht und die Wunde nach außen hin abgedichtet. Im Notfall darf man als Sofortmaßnahme, wenn das Herbeiholen von sterilem Material zu lange dauern würde, auch z.B. ein sauberes Taschentuch auf die stark blutende Wunde pressen. Die dabei bestehende Infektionsgefahr vernachlässigt man angesichts des drohenden, tödlichen Schocks durch den großen Blutverlust.

Mit den Fingern auf die Wunde drücken

7. Blutungen

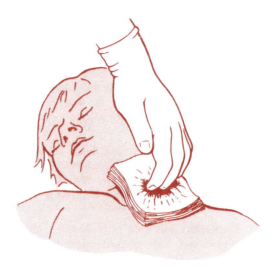

Abb. 31: Blutstillung durch direkten Druck mit den Fingern auf die Wunde.

Um einen direkten Kontakt von Blut des Verletzten mit der Haut des Ersthelfers zu vermeiden, empfiehlt es sich, im Verbandskasten einige Plastikhandschuhe (Einmalartikel) mitzuführen (in der BRD Pflicht seit Oktober 1988).
Das Eindringen von Krankheitserregern vom Blut des Verletzten in den Blutkreislauf des Helfers über kleine Wunden an den Händen und damit auch die Möglichkeit einer Infektion mit Hepatitis oder der Immunschwächekrankheit AIDS wird so wirksam verhindert.

7.1.3. Amputationsverletzungen

Amputat kann replantiert werden

Wie schon kurz erwähnt, können in vielen Fällen abgetrennte Körperteile (Finger, Zehen, Arme, Beine, aber auch Hautteile) wieder angenäht werden.

Dabei werden in mehrstündigen Operationen an speziellen Abteilungen einzelne, millimeterdünne Blutgefäße, Nerven, Muskeln und Sehnen unter dem Operationsmikroskop bei bis zu 30facher Vergrößerung wiederhergestellt. Unter günstigen Voraussetzungen und nach monatelanger krankengymnastischer Nachsorge kann die ursprüngliche Funktion oft bemerkenswert gut wiederhergestellt werden.

Die Aussichten auf eine erfolgreiche Replantation sind um so besser, je weniger Gefäße und Nerven zerstört sind und je früher die Operation erfolgt. Voraussetzung ist eine richtige Versorgung von Operationsstumpf und abgetrenntem Körperteil.

1. Am Unfallort soll der Ersthelfer den Amputationsstumpf hochhalten und steril abdecken. Oft kommt es gar nicht zu einer starken Blutung, weil sich die durchtrennten Arterien reflektorisch zusammenziehen.

7.1. Blutung nach außen (aus einer Wunde)

2. Bei starker Blutung muß man lokalen Druck mit den Fingern auf die Wunde ausüben (steriles Verbandmittel aufpressen).   *Möglichst nicht abbinden*
Zur Sicherheit kann auch eine Abbindung vorbereitet werden. Sie braucht dann bei einer plötzlich einsetzenden, starken Blutung, die anders nicht zu beherrschen ist, nur noch zugezogen werden.
3. Das abgetrennte Körperteil muß auf jeden Fall gesucht und dem Rettungsdienstpersonal übergeben werden (die Versorgung des Verletzten hat natürlich indes den absoluten Vorrang).

Es wird in dem Zustand, in dem es vorgefunden wurde, also ungesäubert, in ein steriles Tuch (Brandwundenverbandpäckchen, Brandwundenverbandtuch) eingeschlagen und in einen Plastikbeutel gelegt. Dann steckt man ihn in einen weiteren Plastikbeutel, der mit Eiswürfeln und Wasser gefüllt ist, und verschließt diesen um den anderen Plastiksack. Es muß darauf geachtet werden, daß keine Flüssigkeit in den inneren Beutel mit dem Amputat gelangt (Abb. 32). Durch die Kühlung werden die noch ablaufenden Stoffwechselvorgänge im Amputat erheblich verlangsamt. Dadurch verlängert sich die Zeit, nach der eine Replantation gute Aussichten auf Erfolg behält.   *Kühlung*

Sind die erforderlichen Materialien für eine derartige Versorgung nicht vorhanden, so wird das Amputat lediglich steril verpackt und das Eintreffen des Rettungsdienstes abgewartet. Dieser führt Spezialbeutel für diesen Zweck mit.

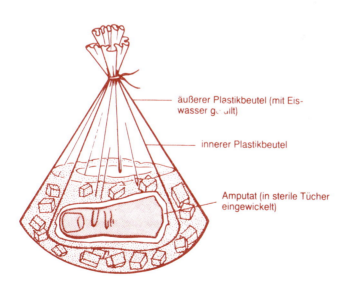

Abb. 32: Versorgung eines Amputats.
Das abgetrennte Körperteil wird in steriles Verbandmaterial eingeschlagen. Es ist darauf zu achten, daß möglichst keine Flüssigkeit in den inneren Beutel gelangt.

7. Blutungen

Nasenbluten

Kältereiz verengt Blutgefäße

Leichte Blutungen aus der Nase kommen bald von selbst zum Stehen, wenn man ein kaltes und feuchtes Tuch in den Nacken legt. Es handelt sich dabei um Zerreißungen kleiner Gefäße, meist durch besondere mechanische Beanspruchung (z. B. Niesen, Stoß auf die Nase); sie können aber auch spontan auftreten. Durch den Kältereiz im Nacken ziehen sich die kleinen Blutgefäße zusammen. Dies begünstigt die spontane Blutstillung.

Es kann aber auch zu beträchtlichen Blutungen aus der Nase kommen, wenn größere Gefäße verletzt wurden. Daraus kann sich ein erheblicher Blutverlust mit der Gefahr eines Schocks ergeben.

Blut nicht schlucken lassen

Das Blut muß nach außen durch die Nasenlöcher abfließen können und darf keinesfalls vom Verletzten geschluckt werden.

In den Magen gelangtes Blut wird nämlich häufig nach kurzer Zeit wieder erbrochen. Unter Umständen führt dies zu erheblichen Komplikationen (Aspiration), da der Patient ja nicht durch die Nase atmen kann.

Man läßt am besten den Patienten mit leicht nach vorne gebeugtem Oberkörper und nach vorne geneigtem Kopf sitzen. Die Stirn wird mit den Händen abgestützt. Er soll durch den Mund atmen. Ein kaltes Tuch im Nacken kann auch in diesen Fällen die Blutung vermindern.

Besteht durch erheblichen Blutverlust Schockgefahr, so bringt man den Verletzten in Seiten- oder Bauchlage. Das Blut muß ungehindert ablaufen können.

Nasenlöcher nicht zustopfen

Es ist sinnlos, durch Einstopfen von Watte oder Ähnlichem in die Nasenlöcher eine Blutstillung zu versuchen. Durch solch laienhaftes Vorgehen hat man keine Chance, tatsächlich an die Blutungsquelle heranzukommen. Man verhindert lediglich den Abfluß des Blutes durch die Nasenlöcher mit den schon oben geschilderten Komplikationen. Die endgültige Versorgung muß durch einen Arzt für Hals-Nasen-Ohrenkrankheiten erfolgen (Notruf).

Krampfaderblutungen

Hochlagern

Krampfadern (Varizen) sind geschlängelte, erweiterte Venen. Sie kommen häufig an den Beinen vor. Ursachen sind eine angeborene Bindegewebsschwäche oder eine mangelhafte Funktion der Venenklappen. Begünstigt wird die Entstehung besonders durch eine überwiegend im Stehen ausgeübte berufliche Tätigkeit, Schwangerschaft oder Fettsucht.

Wird eine Krampfader verletzt, etwa durch einen Stoß, oder platzt sie spontan, so kann es zu einer erheblichen venösen Blutung mit der Gefahr eines Schocks kommen. Durch Hochlagern des Beins und das

Druckverband

Anlegen eines Druckverbandes ist die Blutung zu stillen.

7.2. Blutungen nach innen (ohne äußere Wunde)

Blutungen aus dem After

Liegt die Blutung im Bereich des Darmes, so ist sie durch Maßnahmen der Ersten Hilfe nicht zu beherrschen. Der Verletzte bedarf umgehend ärztlicher Hilfe.
In der überwiegenden Mehrzahl der Fälle handelt es sich aber um Blutungen aus Gefäßauftreibungen im Bereich der Haut oder Schleimhaut des Afters (Hämorrhoiden). Hämorrhoiden entstehen bei angeborener Bindegewebsschwäche, besonders bei überwiegend sitzender Lebensweise und chronischer Verstopfung. Zur Blutstillung legt man einige Wundauflagen zwischen die Gesäßbacken und fordert den auf dem Bauch liegenden Verletzten auf, die Gesäßbacken zusammenzukneifen. Durch Druck von außen auf die Wundauflage wird die Blutstillung gefördert. Da der Laie den genauen Ort der Blutungsquelle nicht feststellen kann und Blutungen aus dem After Symptom verschiedener Erkrankungen sein können, sind die Betroffenen in jedem Fall ärztlicher Behandlung zuzuführen.

Hämorrhoiden

7.2. Blutungen nach innen (ohne äußere Wunde)

Entsteht durch Verletzung oder spontane Zerreißung eines Blutgefäßes in einer Körperhöhle eine Blutung, ohne daß die Haut verletzt ist, so kann sich das Erkennen der Blutung als äußerst schwierig erweisen. Da kein Blut sichtbar wird, ist man auf Symptome angewiesen, die indirekt durch den Blutverlust oder durch die Verdrängung von Gewebe durch das ausgetretene Blut entstehen.
Schockzeichen können beim Fehlen äußerer Verletzungen Blutungen nach innen vermuten lassen.
Durch den Umstand, daß die Blutungsquelle nicht direkt zugänglich ist, sind die Möglichkeiten des Ersthelfers, die Blutung zu stillen, begrenzt. Sein Augenmerk muß sich deshalb in erster Linie darauf richten, die Auswirkungen der Blutung möglichst gering zu halten (Schockbekämpfung). Die absolute Ruhigstellung des ganzen Körpers kann die Eigentamponade im Gewebe begünstigen und damit zur Blutstillung führen. Baldmöglichst ist über den Notruf der Rettungsdienst zu verständigen.

Schockzeichen

Blutungen in den Schädel

Nach Gewalteinwirkung auf den Kopf oder durch spontane Zerreißung von Gefäßen kann es zu Blutungen in die knöcherne Schädelkapsel kommen. Die Gefahren sind durch die Verdrängung von

Hirndruck

Hirnsubstanz durch das ausgetretene Blut gegeben (s. a. Schädel-Hirn-Verletzungen, S. 113).

Blutungen in den Bauchraum

Schock

In den Bauchraum können ohne sichtbare äußere Veränderungen mehrere Liter Blut verlorengehen. Zur Erkennung führt neben dem Schmerz der sich ständig verschlimmernde Schock. Maßnahmen der Schockbekämpfung stehen bei der Versorgung des Verletzten im Vordergrund (s. a. Verletzungen des Bauchraums, S. 92).

Blutungen in den Brustraum

Atemstörungen

Hier steht neben dem Blutverlust und der resultierenden Schockgefahr die Behinderung der Atmung im Vordergrund (s. a. Verletzungen des Brustkorbs und der Brustorgane, S. 85).

Blutungen ins Gewebe

Bei Gewalteinwirkung von außen kann das Zerreißen von Blutgefäßen oder die Verletzung von Gefäßen durch scharfe Bruchenden eines gebrochenen Knochens zu ganz erheblichen Blutungen in das Gewebe führen (Bluterguß).
So kann z. B. der Oberschenkel bis zu zwei Liter Blut aufnehmen. Neben dem Schmerz und der Schwellung ist man zur Erkennung auf den hier immer bestehenden Schock angewiesen.

Schwellung

Liegt der Bluterguß oberflächlich, so ist die Blutung als lokale Schwellung (Beule) erkenntlich. Nach einiger Zeit entsteht ein »Blauer Fleck«. Durch Umschläge mit kalten, feuchten Tüchern oder das Auflegen von Eis kann die Blutung ins Gewebe vermindert werden, da sich die Blutgefäße durch den Kältereiz zusammenziehen. Das Blut im Gewebe wird im Laufe der Zeit (Tage bis Wochen) vom umliegenden Gewebe resorbiert.

Im Krankenhaus erfolgt die endgültige Versorgung einer Blutung durch den Chirurgen. Er sucht unter sterilen Bedingungen die verletzten Gefäße in der Wunde auf. Die allermeisten Gefäße werden dann lediglich mit einem Faden, der sich nach einiger Zeit von selbst im Gewebe auflöst, unterbunden. Die Blutversorgung des betroffenen Gewebebezirks ist deshalb trotzdem weiterhin gewährleistet, weil fast alle Arterien untereinander durch Gefäßbrücken, sogenannte Anastomosen, verbunden sind, und sich rasch »Umgehungskreisläufe« (Kollateralen) für das verletzte Gefäß bilden. Nur an wenigen Stellen reicht die Blutversorgung des Gewebes über diese Kollateralen nicht aus. Die wichtigsten Organe (Herz, Gehirn, Niere) sind endversorgt, so daß hier eine Kollateralenbildung nicht möglich ist. In diesen Fällen oder auch, wenn große Gefäßstämme verletzt sind, muß in einer gefäßchirurgischen Spezialabteilung eine Rekonstruktion des zerstörten Blutgefäßes erfolgen. Dabei werden

7.2. Blutungen nach innen (ohne äußere Wunde)

geschädigte Gefäßabschnitte vernäht oder unter Umständen mit Kunststoffprothesen überbrückt.
Bei einer Blutung im Bauchraum muß die Bauchhöhle vom Chirurgen eröffnet werden. Dann wird das blutende Organ aufgesucht. Bei einem Einriß der Milz als häufigster Blutungsquelle nach Gewalteinwirkung auf den Bauchraum kann das nicht unbedingt lebenswichtige Organ ohne gravierenden Schaden für den Betroffenen entfernt werden. In wachsendem Ausmaß wird aber heute auch versucht, das Organ zu erhalten, da ihm eine Bedeutung im Immunsystem des Körpers zukommt.

8. Der Schock

Der Begriff des Schocks hat seine Wurzeln im angelsächsischen Sprachraum, wo »shock« neben Schlag, Stoß auch plötzliche Erregung, Aufregung, Erschütterung bedeutet. Auch in der deutschen Umgangssprache gibt es entsprechende Redewendungen (..»war ein schwerer Schlag für ihn«, über etwas »schockiert sein«).

Der Schock im medizinischen Sinn hat aber mit diesen Ausdrücken psychischer Erregung nur noch wenig zu tun. Plötzlicher Schmerz, Erregung, Schreck können zwar auch eine Kreislaufstörung auslösen, doch wird der Schockbegriff in der Medizin heute viel weiter gefaßt.

Der Schock ist ein akutes Versagen des Kreislaufs.

Akutes Kreislaufversagen

Entscheidend ist dabei, daß das Herzzeitvolumen (die vom Herzen in einer Minute ausgeworfene Blutmenge) nicht mehr ausreicht, um den Blutbedarf in den einzelnen Organen sicherzustellen. Es entsteht eine Mangelversorgung der Gewebe, vor allem mit Sauerstoff. Der Sauerstoffmangel in Verbindung mit einer verminderten Durchströmung und dem dadurch gestörten Abtransport von Stoffwechselendprodukten aus dem Gewebe bewirkt unter Umständen unwiderrufliche Schäden.

Zusammengefaßt kann man sagen:

Unter einem Schock versteht man ein Mißverhältnis zwischen Sauerstoffangebot und Sauerstoffbedarf in den einzelnen Organen als Folge eines akuten Kreislaufversagens.

Eine derartige Minderversorgung des Gewebes kann aus den verschiedensten Gründen erfolgen.

Ursachen

1. Verminderung des Blutvolumens (hypovolämischer Schock)

1.1. Durch einen Blutverlust
nach innen oder außen,

1.2. Infolge eines Plasmaverlustes
Eine Schädigung der Kapillaren, z.B. durch Hitzeeinwirkung, führt zu einer vermehrten Durchlässigkeit für Plasma, das damit dem Gefäßsystem entzogen wird.

1.3. Als Folge eines Wasser- oder Salzverlustes
z. B. nach starkem Erbrechen oder Durchfällen. Die Flüssigkeitsräume des Körpers, d.h. der Blutgefäße, des Zwischenzellraums und der Zellen stehen untereinander in einem Fließgleichgewicht. Geht aus einem Teilbereich Flüssigkeit verloren, so erstreckt sich der resultierende Flüssigkeitsverlust zwangsläufig auch auf die anderen Kompartimente.

8. Der Schock

2. Minderung der Herzleistung (kardiogener Schock)

z. B. als Folge eines Herzinfarkts oder einer massiven Lungenembolie.

3. Vergrößerung des Gefäßvolumens bei gleichbleibendem Blutvolumen (vasovagaler Schock)

1. Durch nervliche Fehlsteuerung
Durch Schmerz, Angst, Schreck, plötzliche Wärme- oder Kältereize kann es zu einer schlagartigen Gefäßerweiterung und Pulsverlangsamung mit nachfolgendem Blutdruckabfall kommen. Diese Reaktion nennt man auch »vasovagale Fehlreaktion«, weil durch Aktivierung des »Nervus vagus« (ein Hauptnerv des vegetativen Nervensystems) die Gefäßerweiterung erfolgt.

2. Durch Gifte (septischer beziehungsweise toxischer Schock)

3. Aufgrund von Überempfindlichkeitsreaktionen (anaphylaktischer Schock)

Den Ablauf des Schockgeschehens verdeutlicht man sich am besten anhand des durch Blutverlust (als wohl der häufigsten Schockursache) entstandenen Schocks (Tab. 4).

Ablauf des Schockgeschehens

Tab. 4: Der Ablauf des Schocks.

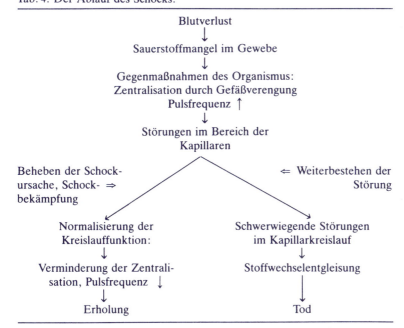

Zentralisation

Durch einen größeren Blutverlust (zusätzlich bestehender Schmerz nach einer Verletzung erhöht die Schockgefahr) droht ein Blutdruckabfall und eine Mangelversorgung der Gewebe mit Sauerstoff.
Der Körper versucht, den Verlust auszugleichen. Durch Nerven- und Hormonstimulation (Adrenalinausschüttung) wird eine Engstellung der peripheren Gefäße veranlaßt. Dadurch werden vor allem die Haut, die Eingeweide, die Muskulatur, aber auch die Nieren weniger durchblutet. Die Gefäße des Herzens und des Gehirns werden nicht verengt. Man nennt diesen Vorgang Zentralisation.

Herzfrequenzsteigerung

Die Zentralisation führt zu einer Umverteilung des durch den Blutverlust weniger gewordenen Blutes zugunsten der primär lebenswichtigen Organe. Gleichzeitig kommt es zu einer Erhöhung der Herzfrequenz und einer Steigerung der Herzkraft. Dadurch kann ein nennenswerter Blutdruckabfall längere Zeit verhindert und eine ausreichende Versorgung der lebenswichtigen Organe gewährleistet werden.

Gefahren des Schocks

In den durch die Engstellung der Gefäße minderdurchbluteten Organen kommt es aber vor allem im Bereich der Kapillaren und der kleinsten Arterien und Venen (Mikrozirkulation) zu typischen Reaktionen: die verminderte Sauerstoffversorgung und der durch die Strömungsverlangsamung verzögerte Abtransport von Stoffwechselendprodukten (z. B. Kohlendioxid) führen zu einer Schädigung der Kapillarwände. Dadurch tritt vermehrt Flüssigkeit aus den Gefäßen ins Gewebe über. Zudem erfolgt eine Ansäuerung des Gewebes (Azidose), die zu einer weiteren Schädigung im Stoffwechsel führt. Die verlangsamte Blutströmung und der zusätzliche Flüssigkeitsverlust ins Gewebe führen zu einer Zusammenballung von Thrombozyten und Erythrozyten in den kleinsten Gefäßen (Abb. 33a). Dies führt zu deren teilweiser Verlegung und damit zu einer weiteren Strömungsbehinderung (Abb. 33b).
Wird die Schockursache rechtzeitig behoben (Blutstillung) und eine Schockbekämpfung eingeleitet, so führen die Kompensationsmaßnahmen des Körpers zu einer Normalisierung der Kreislauffunktion: Die Pulsfrequenz geht zurück, die peripheren Gewebe erweitern sich und die Störungen im Bereich der Mikrozirkulation werden rückgängig gemacht.
Bleibt die Schockursache weiter bestehen (weiterer Blutverlust) und setzt keine ausreichende Schockbekämpfung ein, so reichen die Kompensationsmaßnahmen nicht aus, der Verletzte gerät ins Stadium des dekompensierten Schocks. Die Pulsfrequenz steigt immer mehr an (bis zu 180–200 Schläge pro Minute), der Blutdruck fällt ab,

8. Der Schock

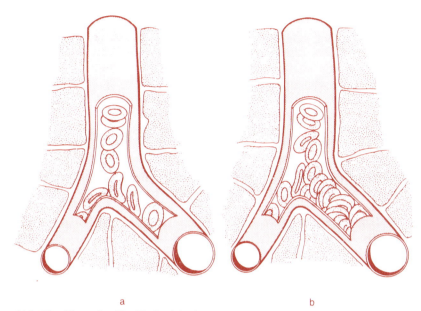

Abb. 33a: Normaler Kapillarkreislauf
Abb. 33b: Störung im Bereich des Kapillarkreislaufs im Schock

die Störungen im Bereich der kleinsten Gefäße und Kapillaren sowie die Stoffwechselentgleisung schreiten fort. Die Niere stellt beim Unterschreiten eines bestimmten minimalen Blutdrucks ihre Tätigkeit ein. Damit werden harnpflichtige Substanzen nicht mehr ausgeschieden. Auch die Lunge wird durch die Mikrozirkulationsstörungen schließlich irreversibel geschädigt, was zu einer Behinderung der Sauerstoffaufnahme führt. Schließlich führen die behinderte Nieren- und Lungenfunktion sowie die allgemeine Stoffwechselentgleisung zum Tod.

Stoffwechselentgleisung

Eine Sonderform des Schockablaufs zeigt der durch nervliche Einflüsse entstandene Schock (S. 77). Die Weitstellung der Gefäße bewirkt auch ohne Blutverlust ein Mißverhältnis zwischen dem Gefäßvolumen und der zirkulierenden Blutmenge. Es kommt zum Blutdruckabfall und zur Pulsverlangsamung. Durch die kompensatorische Verengung der peripheren Gefäße (Zentralisation) erholt sich der Patient meist rasch, sobald die Schockursache behoben ist.

Eine weitere Sonderform des Schocks stellt der durch eine Minderung der Herzleistung bedingte (kardiogene) Schock dar, dem oft eine jahrelange Herzkrankheit vorausgeht. Auch hier können einige zusätzliche, von den übrigen Schockformen abweichende Symptome auftreten. Liegt dem Schock ein Herzinfarkt zugrunde, werden meist Schmerzen im Brustbereich und eine Vernichtungsangst vorhanden

8. Der Schock

sein. Wegen der verminderten Herzleistung wird nur unzureichend Blutvolumen gefördert, es kommt zu einem Blutanstau vor dem Herzen. Dies drückt sich in einer vermehrten Füllung der großen Venen, vor allem der Halsvenen aus. Der Blutdruck ist meist erniedrigt, der zentrale Venendruck dagegen steigt an. Der Patient klagt über Atemnot, es kann zu einem brodelnden Atemgeräusch und zu schaumigem, gelegentlich auch blutig-tingiertem Auswurf kommen. Die Zentralisation des Kreislaufs ist besonders stark ausgeprägt. Da durch die Schockursache Herzinfarkt nicht nur kontraktiles, muskuläres Gewebe, sondern auch Teile des Reizleitungssystems geschädigt sein können, resultieren hier oft Herzrhythmusstörungen, die sich klinisch in einem wechselnd kräftigen und wechselnd schnellen Puls äußern. Auch eine Erniedrigung der Herzfrequenz wird beim kardiogenen Schock, trotz ausgeprägtem Schockbild, gelegentlich beobachtet.

Zusammenfassend kann man sagen, daß die Gefahr in der Entwicklung eines irreparablen Schockzustandes durch die nicht reversiblen Veränderungen im Bereich der Mikrozirkulation besteht, wenn nicht rechtzeitig die Schockursache behoben und eine ausreichende Schockbekämpfung eingeleitet wird.

Erkennen des Schocks

Erkennen

Die Anzeichen des Schocks richten sich nach der Schwere und der Dauer des Bestehens der Schockursache. Sie sind Folgen der Kompensationsversuche des Körpers.

Blässe
Frösteln
Unruhe
Angst
schneller,
schwacher
Puls
kalter Schweiß

Durch die Engstellung der Blutgefäße in der Haut infolge der Zentralisation wird die Haut blaß und fühlt sich kalt an. Die Lippen verlieren ihre rote Farbe und werden blaßbläulich. Auch das Nagelbett wird blasser, nach Druck nimmt es nur sehr langsam wieder Farbe an. Auffallend ist die deutliche Unruhe des Verletzten. Er zittert, ist ängstlich und verwirrt. (Er antwortet nicht auf Fragen und fragt dasselbe mehrmals hintereinander.) Auf der Stirn steht kalter, klebriger Schweiß, der Patient fröstelt.

Diese Zeichen sind Ausdruck der Alarmreaktionen des Körpers, die über die Adrenalin- und Noradrenalinausschüttung der Nebenniere nicht nur eine Gefäßverengung und Beschleunigung der Herztätigkeit auslösen, sondern auch Auswirkungen auf die Psyche zeigen.

Bei länger bestehendem Schock wird die Gesichtsfarbe fahlgrau, die Unruhe weicht einer zunehmenden Teilnahmslosigkeit und Apathie. Das Bewußtsein kann getrübt sein. Eine völlige Bewußtlosigkeit ist aber selten. Die Pulsfrequenz nimmt weiter zu, der Puls ist immer schwerer tastbar. Die Atmung wird zunehmend flacher, schneller und unregelmäßiger.

Durch die Zentralisation und den abfallenden Blutdruck kann der periphere Puls der Speichenschlagader am Handgelenk im Schock nur sehr undeutlich zu fühlen sein. Es empfiehlt sich deshalb, im Schock den Puls an der Halsschlagader zu tasten. Hier ist der Puls wegen der geringen Entfernung zum Herzen und der Größe des Gefäßes auch im schweren Schock bei maximaler Zentralisation aufzufinden, wenn man in Höhe des Adamsapfels mit vier Fingern seitlich der Luftröhre nach hinten tastet (Abb. 34).

Puls an der Halsschlagader tasten

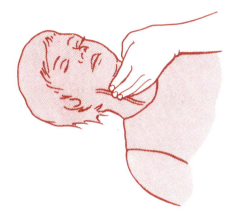

Abb. 34: Tasten des Pulses an der Halsschlagader

8.1. Schockbekämpfung

Oft kann nur die frühzeitig begonnene Schockbekämpfung einer Verschlimmerung des Schockzustands und den Übergang in das irreversible Stadium verhindern. Durch eine gute Erstversorgung des Verletzten könnten oft später notwendige aufwendige Therapiemaßnahmen und ein langer Krankenhausaufenthalt vermieden werden.

1. Blutstillung

Die Maßnahmen zur Blutstillung werden unter dem Thema »Blutungen« besprochen.

2. Lagerung

Verletzte, bei denen die Entwicklung eines Schocks zu erwarten ist (größerer Blutverlust, starke Schmerzen), sind schon vor dem Auftreten von Schockzeichen flach zu lagern. Treten Schockzeichen auf, so kann man zuerst etwa eine Minute lang die Beine steil anheben (Taschenmesserposition). Dadurch fließt vermehrt Blut aus den Beinen zum Körperstamm, die Zentralisationsmaßnahmen des

Beine hochlagern

Körpers werden somit unterstützt. Nicht anwenden sollte man diese Methode bei Becken- oder Beinbrüchen, bei Schädelverletzungen und bei Verletzungen im Bauch- und Brustraum.
Danach wird die sogenannte Schocklage hergestellt.

Schocklage

Dazu hebt man die Beine des Verletzten ca. 30–40 cm über das Kopfniveau an (z. B. durch Decken, einen umgedrehten Stuhl o. ä., s. Abb. 35). Eine längere, stärkere Hochlagerung ist unerwünscht, weil sich dabei die Baucheingeweide brustwärts verlagern und die Atmung behindern können.

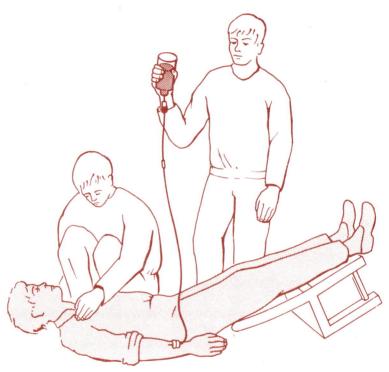

Abb. 35: Versorgung des Schockpatienten am Unfallort
Der Patient befindet sich in der Schocklage und wird vom Unfallgeschehen abgeschirmt. Der Notarzt bekämpft den Volumenmangel schon am Unfallort durch Infusion von Blutersatzflüssigkeit.

3. Wärmeverlust vermeiden

Auskühlung verhindern

Durch Zudecken des Verletzten soll ein Auskühlen verhindert werden. Jedoch darf der Patient nicht von außen angewärmt werden, denn dadurch könnten sich die Hautgefäße weitstellen und damit die Zentralisationsmaßnahmen des Körpers zunichte machen.

8.1. Schockbekämpfung

Das Unterlegen einer Decke unter den Verletzten geschieht folgendermaßen: Die Decke wird längs gefaltet oder eingerollt (zu etwa zwei Dritteln). Man dreht den Verletzten auf die Seite und legt den Deckenwulst so dicht wie möglich an seinen Rücken. Dann wird er wieder auf den Rücken gedreht. Hebt man die andere Seite des Verletzten ein wenig an, so kann man die Decke durchziehen und ausrollen.

4. Psychische Betreuung

Der Schockpatient ist ängstlich und unruhig. Zusätzliche Unruhe in seiner Umgebung (Hektik an einer Unfallstelle, viele Zuschauer) wirkt sich nachteilig auf ihn aus.
Man versucht deshalb, den Verletzten vom Unfallgeschehen möglichst abzuschirmen (Abb. 35). Er muß das Gefühl bekommen, daß man sich um ihn kümmert und daß alles Notwendige zu seiner Rettung getan wird. Es empfiehlt sich, die Unfallfolgen etwas herunterzuspielen. Auf keinen Fall darf ein im Schock liegender Verletzter alleingelassen werden. Es müssen ja auch regelmäßig die vitalen Funktionen überprüft werden. *Verletzten beruhigen*

5. Kontrolle der vitalen Funktionen

Puls und Atmung sind in kurzen Abständen zu kontrollieren. Wie schon erwähnt, erfolgt die Pulskontrolle dabei zweckmäßigerweise an der Halsschlagader.
Der Verletzte darf nicht rauchen. Da Nikotin auch die Regulation der Gefäßweite beeinflußt, ist Rauchen jeder Art hier strengstens verboten. Verboten sind auch Alkohol- und Nahrungsaufnahme, da Alkohol gefäßerweiternd wirkt und damit der Zentralisation entgegenwirkt. *Rauchverbot* *Kein Alkohol*
Nach einer Nahrungsaufnahme können bei einer eventuell notwendig werdenden Operation gefährliche Komplikationen bei der Narkose auftreten (Erbrechen). Es ist auch sinnlos, zum Ausgleich des Flüssigkeitsverlustes den Verletzten größere Mengen Flüssigkeit trinken zu lassen. Durch die Kreislaufzentralisation wird die Flüssigkeit nicht mehr über den Darm in den Kreislauf aufgenommen. Es wird lediglich die Gefahr des Erbrechens erhöht.
Schließlich ist es verboten, den Schockpatienten unsachgemäß zu transportieren, da sich dadurch der Schock erheblich verschlimmern kann (Transporttrauma). *Kein Behelfstransport*

Trifft der Rettungsdienst ein, so versuchen Arzt und Rettungssanitäter zuerst, durch das Anlegen von Infusionen mit Blutersatzflüssigkeiten den Kreislauf aufzufüllen und dadurch die Kreislauffunktion zu stabilisieren. Während dieser Zeit bleibt der Rettungswagen mit dem Patienten an der Unfallstelle stehen. Erst wenn der Kreislaufzustand sich ausreichend stabilisiert hat, was

8. Der Schock

durchaus einige Zeit dauern kann, erfolgt der Transport ins Krankenhaus langsam und schonend. Nur in wenigen Ausnahmefällen, z.B. wenn sich die Schockursache an der Unfallstelle nicht beheben läßt (Blutung in die Bauchhöhle) oder wenn Behandlungsmaßnahmen notwendig sind, die nur im Krankenhaus erfolgen können, muß sich der Rettungsdienst zum sofortigen Transport entschließen.

Blutdruckmessung

Zur Beurteilung des Schockzustandes ist es sehr günstig, den Blutdruck bestimmen zu können.
Üblicherweise wird dazu die Methode nach Riva-Rocci angewendet. Als Hilfsmittel benötigt man dabei ein Blutdruckmeßgerät, bestehend aus einer aufblasbaren Manschette, die an ein Manometer angeschlossen ist, sowie ein Stethoskop.
Die Manschette wird straff um den entblößten Oberarm gewickelt und mit einem Klett- oder Hakenverschluß befestigt. Dann wird mit dem am Manometer befindlichen Gummiballon die Manschette unter gleichzeitigem Fühlen des Pulses so weit aufgepumpt, bis kein Puls mehr tastbar ist. Die Oberarmschlagader wird durch den Druck der Manschette zusammengepreßt.
Dann setzt man das Stethoskop in der Ellenbeuge auf und läßt mittels der Stellschraube am Manometer langsam den Druck aus der Manschette entweichen. Ab dem Augenblick, in dem der Blutdruck in der Arterie den Manschettendruck übertrifft, hört man mit dem Stethoskop ein pulssynchrones, klopfendes Geräusch. Es entsteht durch Wirbelbildungen in der eingeengten Schlagader, wenn in der Systole des Herzens stoßweise Blut durch sie hindurchgepreßt wird. Der am Manometer abgelesene Druck, bei dem das erste Geräusch hörbar wird, entspricht dem systolischen Blutdruckwert.
Läßt man weiterhin Druck aus der Manschette ab, dann verschwindet das pulssynchrone Geräusch nach einiger Zeit wieder. Der Druck entspricht in diesem Augenblick dem diastolischen Blutdruck (s. a. Der Blutkreislauf, S. 49).

9. Verletzungen des Brustkorbs und der Brustorgane

Bevor auf die Verletzungen in diesem Bereich näher eingegangen wird, sei kurz noch einmal die anatomische Situation dargestellt. Die äußere Form des Brustkorbs wird vom knöchernen Skelettanteil, also von der Wirbelsäule, vom Brustbein und von den Rippen bestimmt (Abb. 36; s. a. Kapitel 23: Knochenbrüche und Gelenkverletzungen).

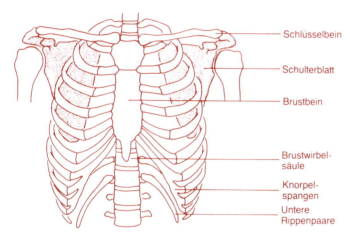

Abb. 36: Aufbau des knöchernen Brustkorbs

In der Mitte des unteren Brustkorbs, zwischen Wirbelsäule und Brustbein, befindet sich das Herz. Es liegt dem Zwerchfell auf. Die beiden Lungen füllen die seitlichen Bereiche des Brustraums links und rechts neben dem Herzen aus.

Die Beweglichkeit der Lunge im Brustraum wird durch einen flüssigkeitsgefüllten, schmalen Spalt zwischen Lungenoberfläche und Brustkorbinnenwand gewährleistet. Wie zwei aufeinanderliegende feuchte Glasplatten lassen sich die durch kapillare Kräfte (Adhäsion) zusammenhaftenden Gewebeanteile, Lungenoberfläche und Brustkorbinnenwand, zwar gegeneinander verschieben, aber nur mit beträchtlichem Kraftaufwand voneinander trennen (Abb. 37). Einzelheiten dazu sind im Kapitel 15 (Atmung) detailliert ausgeführt. — *Pleuraspalt*

Die linke und die rechte Lunge bilden dabei voneinander unabhängige Einheiten, die durch den sogenannten Mittelfellraum voneinander getrennt sind. Mittelfell und Rippenfell gehen nahtlos ineinander über. Die im Mittelfellraum liegenden Organe sind im wesentlichen das Herz, die großen Blutgefäße sowie Luft- und Speiseröhre. — *Mittelfellraum*

9. Verletzungen des Brustkorbs

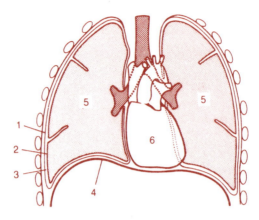

Abb. 37: Die Brustorgane
1 = Rippenfell; 2 = Lungenfell; 3 = Pleuraspalt; 4 = Zwerchfell; 5 = Lungen; 6 = Herz

Geschlossene Brustkorbverletzungen häufiger

Bei offenen oder perforierenden Brustkorbverletzungen besteht eine Verbindung zwischen Brustraum und Außenluft.
Die Einwirkung stumpfer Gewalt führt in der Regel zu einer geschlossenen Brustkorbverletzung, das heißt, zu einer Verletzung der Brustwand oder der Brustorgane, ohne daß Wunden im Bereich des Brustkorbs zu finden sind beziehungsweise ohne daß der Brustkorb eröffnet ist.

9.1. Die offene Brustkorbverletzung

Zusammenfallen der Lunge

Offene Brustkorbverletzungen sind sehr viel seltener als geschlossene Brustkorbverletzungen. Als häufigste Ursachen finden sich Stich- und Schußwunden im Brustkorbbereich.
Wenn die Wunde so tief reicht, daß nicht nur die Haut und die Zwischenrippenmuskulatur, sondern auch das Rippenfell, das Lungenfell und die Lunge verletzt werden, kann es, durch die elastischen Elemente im Lungengewebe bedingt, zum Zusammenfallen der betreffenden Lunge kommen. In dem Augenblick, in dem Luft in den Pleuraspalt eindringt, beginnt sich die Lungenoberfläche von der Brustkorbinnenwand abzulösen. Wie weit die Lunge dabei zusammenfällt, hängt von der einströmenden Luftmenge, diese wiederum vom Ausmaß der Wunde und der Zeit, über die hinweg die Eröffnung des Brustraums besteht, ab. Man bezeichnet dieses Zusammenfallen der Lunge und das Eindringen von Luft in die Pleurahöhle als Luftbrust oder *Pneumothorax*. Normalerweise ist ein Pneumothorax, wenn nicht beiderseitige Eröffnungen des Brustraums vorliegen, auf eine Seite beschränkt. Die andere Lunge reicht, wenn sie gesund und unversehrt ist, zur Aufrechterhaltung der Atemfunktion aus, wenn Anstrengungen des Verletzten vermieden werden.

9.2. Die geschlossene Brustkorbverletzung 87

Akut lebensbedrohlich wird der Zustand des Verletzten jedoch dann, wenn durch die Wunde ein Ventilmechanismus an der Brustkorbwand entsteht, bei dem während der Einatmung zwar Luft in die Brusthöhle der verletzten Seite ein-, während der Ausatemphase aber keine Luft ausströmen kann. In diesem Fall sammelt sich in der betroffenen Brustkorbseite Luft an, auch wenn die Lunge hier schon ganz zusammengefallen ist. Der entstehende Überdruck bewirkt eine Verdrängung der im Mittelfellraum liegenden Organe auf die Seite der unversehrten Lunge. Hierbei werden die nicht betroffene Lunge eingeengt und die großen Blutgefäße, die im Mittelfellraum liegen, zusammengedrückt (Abb. 38). Über Druckwirkungen auf die großen Gefäße und das Herz werden die Kreislauffunktion und die Atemfunktion von Minute zu Minute weiter verschlechtert; es entsteht das lebensbedrohliche Zustandsbild des *Spannungspneumothorax*, das sofortiges notärztliches Eingreifen erforderlich macht.

Ventilmechanismus

Spannungspneumothorax lebensbedrohlich

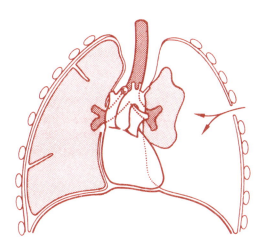

Abb. 38: Eindringen von Luft in den Pleuraspalt mit Zusammenfallen der Lunge bei einer offenen Brustkorbverletzung

Neben der geschilderten Komplikation des Eindringens von Luft liegen bei offenen Brustkorbverletzungen oft auch Blutungen im Bereich des Brustraums vor, die in Verbindung mit starken Schmerzen und der Atemstörung einen schweren Schock bedingen.

9.2. Die geschlossene Brustkorbverletzung

Geschlossene Brustkorbverletzungen entstehen beispielsweise bei Verkehrsunfällen, wenn nicht angeschnallte Autofahrer mit dem Brustkorb gegen das Lenkrad oder das Armaturenbrett geschleudert werden. Bei geschlossenen Brustkorbverletzungen findet man oft

9. Verletzungen des Brustkorbs

keine Wunde im Bereich der Gewalteinwirkung, wohl aber Blutergüsse unter der Haut.

Rippenbrüche häufig

Die häufigsten Verletzungen sind Rippenprellungen und Rippenbrüche. Der Bruch einer Rippe ist ein zwar schmerzhaftes, normalerweise aber relativ harmloses Ereignis. Als Komplikation können gebrochene Rippen nach innen gedrückt werden und Blutgefäße und die Lungenoberfläche verletzen. Wurden beim Unfallereignis mehrere Rippen zugleich gebrochen, so besteht die Gefahr der Brustkorbinstabilität und der Behinderung einer normalen Atembewegung. Beim Einatmen wird durch den entstehenden Unterdruck die instabile Brustwand nach innen gezogen, und die Lunge kann sich nicht entfalten.

Instabiler Brustkorb

Durch die Atemspende kann aber auch in diesen Fällen eine ausreichende Atemfunktion aufrechterhalten werden, wenn diese nicht am Widerstand des Patienten scheitert, der erhebliche Schmerzen hat. Hier hilft wohl nur medikamentöse Sedierung und Beatmung durch den Notarzt.

Blutungen in den Brustkorb

Die unfallbedingte Zerreißung von großen Blutgefäßen des Brustkorbs kann zu inneren Blutungen in die Brusthöhle führen. Der entstehende Bluterguß drückt bald die betroffene Lunge zusammen, die ihre Aufgaben im Rahmen der Atemfunktion immer weniger erfüllen kann. Starke Atemnot ist die Folge. Der Blutverlust bedingt einen ausgeprägten Schock.

Durch Einrisse der Lungenoberfläche oder durch das Platzen einer Emphysemblase (aufgeblähtes Alveolenpaket bei Lungenerkrankungen) kann, wie bei einer offenen Brustkorbverletzung, Luft in den Raum zwischen Lungenoberfläche und Brustkorbinnenwand gelangen. Es kann also zur Ausbildung eines Pneumothorax auch ohne das Vorliegen einer offenen Brustkorbverletzung kommen (Abb. 39).

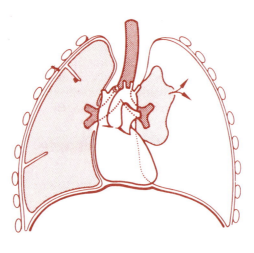

Abb. 39: Pneumothorax durch Einriß der Lungenoberfläche ohne offene Brustkorbverletzung

9.3. Kennzeichen

Alle Brustkorbverletzungen sind durch eine schmerzbedingte Einschränkung der Ein- und Ausatmung und eine dadurch hervorgerufene, mehr oder minder stark ausgeprägte Atemnot charakterisiert. Der Verletzte versucht selbst, die Atemnot zu mildern, indem er eine atemerleichternde, aufrechte Sitzhaltung einnimmt.
Die lokale Gewalteinwirkung hinterläßt in manchen Fällen ihre Spuren in blutergußartigen Prellmarken auf der Haut.
Für eine Verletzung der Lunge spricht eine hochgradige Atemnot und das eventuelle Aushusten hellroten, schaumigen Bluts. Eine zunehmende Verschlechterung der Kreislauffunktion und eine Verstärkung der Schockzeichen bei Atemnot und Zeichen einer Brustkorbverletzung sprechen für eine Blutung in die Brusthöhle.
Wunden unbekannter Tiefenausdehnung im Bereich des Brustkorbs, aus denen blasenartig Luft entweicht, müssen ebenso wie pfeifende oder schlürfende Geräusche an der Wunde als Zeichen einer offenen Brustkorbverletzung aufgefaßt werden. Die Geräusche treten dabei synchron zu Ein- und Ausatmung auf. Verschlechtern sich Atem- und Kreislaufsituation in bedrohlichem Maß innerhalb eines kurzen Zeitraums, so muß der Verdacht auf einen Spannungspneumothorax entstehen.

Atemnot

Prellmarken

Atemsynchrone Geräusche

9.4. Maßnahmen

Eine der wichtigsten Maßnahmen bei großer Atemnot ist das Herstellen einer atemerleichternden Sitzhaltung. Der Verletzte mit Atemnot versucht selbst, sich aufzurichten, wenn ihm dies irgendwie möglich ist. Dadurch erreicht er eine Umverteilung von Belüftung und Durchblutung der Lungen mit Bevorzugung der oberen Lungenanteile, also eine Verbesserung der Atmung. Zudem kann der Verletzte in halbsitzender Lagerung besonders gut Muskeln, die am Brustkorb ansetzen und normalerweise zum Bewegen der Arme dienen, zum verstärkten Einatmen einsetzen. Dies ist aber nur möglich, wenn die Arme nicht bewegt, sondern beispielsweise durch Abstützen auf dem Boden fixiert werden. Ebenso wie die Bauchmuskulatur, die bei Bedarf zur Verstärkung der Ausatmung dienen kann, bezeichnet man die genannten Muskeln als Atemhilfsmuskulatur.
Man sollte demnach einen Brustkorbverletzten mit Atemnot so hinsetzen, daß er sich mit den Händen auf seiner Unterlage abstützen kann. Günstig ist ein Anlehnen an Wand, Tisch, Stuhl o. ä. Damit sich der Verletzte beispielsweise an einer Wand anlehnen kann, ist oft eine Verlagerung über kurze Strecken hinweg notwendig.
Bei Brustkorbverletzungen kann der Rettungsgriff nach Rautek nicht angewendet werden, weil dabei erheblicher Druck auf die Brustwand ausgeübt wird. Man bedient sich hier einer speziellen Methode, die

Halbsitzende Lagerung

Atemhilfsmuskulatur

9. Verletzungen des Brustkorbs

zwei Helfer erfordert. Diese stehen seitlich hinter dem halbsitzenden Verletzten und untergreifen mit der dem Verletzten zugewandten Hand jeweils dessen Achselhöhle. Mit der anderen Hand ergreifen sie das Handgelenk des Betroffenen von außen her und beugen dessen Unterarm vor seine Brust. Der Verletzte wird jetzt leicht angehoben, wobei er hauptsächlich durch die Hände, die unter den Achselhöhlen liegen, getragen wird. Langsam und so schonend wie möglich schleift man den Verletzten auf diese Art zu einer geeigneten Sitzfläche, wo er sich mit dem Rücken anlehnen und mit den Armen nach hinten auf die Unterlage aufstützen kann (Abb. 40). Die

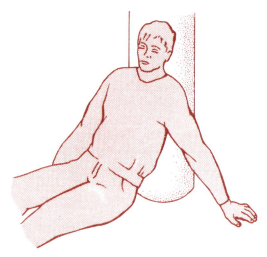

Abb. 40: Atemerleichternde Sitzhaltung (halbsitzende Lagerung)

Atemfunktion ist wiederholt zu kontrollieren. Läßt sich die beschriebene Lagerung nicht durchführen, so kann der Verletzte auch liegend mit möglichst stark erhöhtem Kopf und Oberkörper gelagert werden.

Besteht eine Wunde im Bereich des Brustkorbs, so wird diese lediglich steril abgedeckt.

Aufpressen von Verbandmaterial

Das früher gelehrte Anlegen eines luftdichten Verbandes wird heute nicht mehr empfohlen, weil dadurch – etwa bei gleichzeitiger Verletzung der Lungenoberfläche – ein einfacher Pneumothorax in den viel gefährlicheren Spannungspneumothorax verwandelt werden kann, da die Luft nicht mehr nach außen entweicht.

Fremdkörper belassen

Natürlich dürfen Fremdkörper, die im Brustkorb stecken, nicht entfernt werden, da neben der Auslösung einer bedrohlichen Blutung auch ein Pneumothorax hervorgerufen werden kann.

Bei Atemstillstand Atemspende

Tritt ein Atemstillstand auf, so ist sofort mit der Atemspende zu beginnen. Für eine Benachrichtigung des Rettungsdienstes ist durch einen Notruf zu sorgen. Auf den Verletzten soll beruhigend einge-

9.4. Maßnahmen

wirkt werden. Er darf keinesfalls essen, trinken oder rauchen. Die Schocklagerung darf bei Brustkorbverletzten nicht durchgeführt werden.

Bei der weiteren Versorgung von Brustkorbverletzten durch den Rettungsdienst und im Krankenhaus wird versucht, die Atemfunktion zunächst in ausreichendem Maß aufrechtzuerhalten. Ein Spannungspneumothorax wird noch an der Unfallstelle vom Notarzt durch das Einbringen einer Drainage in den Brustraum entlastet. Durch Sauerstoffgabe und Schockbekämpfung wird die Sauerstoffversorgung der einzelnen Zellen gesichert. Gegebenenfalls wird der Verletzte beatmet. Blutungen in den Brustraum und Verletzungen der Lunge erfordern ein sofortiges, chirurgisches Eingreifen. Liegt ein Pneumothorax vor, so wird dieser durch Ableiten der in die Pleurahöhle gelangten Luft beseitigt. Ein instabiler Brustkorb durch ausgedehnte Rippenserienbrüche erfordert eine unter Umständen wochenlange maschinelle Beatmung.

10. Verletzungen des Bauchraums

Im Bauchraum liegen die Verdauungsorgane, einige wichtige Drüsen, die Milz und Ausscheidungsorgane wie Nieren und Harnblase. Dazu kommen große Blutgefäße, zum Beispiel die große Körperschlagader oder Aorta.

Häufigstes Ereignis bei einer Verletzung im Bauchraum ist die Blutung aus einem Gefäß oder Organ in die Bauchhöhle. Bei einer schweren Blutung entwickelt sich innerhalb kurzer Zeit ein lebensbedrohender Schock.

Daneben ist ein Austreten von Darminhalt in den Bauchraum möglich. Eine Verletzung von Nieren, Harnleiter oder Harnblase kann ein Entleeren von Harn in die Bauchhöhle nach sich ziehen. Eine Folge davon ist eine Entzündung des Gewebes, das die einzelnen Bauchorgane umhüllt (Peritoneum), die sogenannte Bauchfellentzündung (Peritonitis).

Ist die Bauchwand verletzt, dann können auch Darmschlingen nach außen gedrängt werden. Zudem besteht die Gefahr der Infektion durch das Eindringen von Keimen durch die Wunde mit Ausbildung einer Peritonitis.

Großer Blutverlust bei Organrupturen

Die häufigste Quelle für eine starke Blutung in die Bauchhöhle ist eine Zerreißung der Milz (Milzruptur). Das im linken Oberbauch gelegene Organ ist gut durchblutet und kann schon bei einer relativ geringen, stumpfen Gewalteinwirkung auf den Bauch verletzt werden.

Auch eine Verletzung der Leber ist oft Ursache einer gefährlichen Blutung im Bauchraum.

Eine bedrohliche Situation kommt durch die Zerreißung eines sogenannten Aortenaneurysmas, einer krankhaften, sackartigen Erweiterung der Aortenwand, zustande. Sie kann spontan oder nach äußerlicher Gewalteinwirkung erfolgen und ist mit einem sich stetig verschlimmernden Schock verbunden.

Die beiden Nieren sind sehr gut durchblutet. Eine Verletzung in diesem Bereich geht oft mit einem großen Blutverlust einher.

Gewalteinwirkung auf den Bauchraum

Durch Einwirkung stumpfer Gewalt, Sturz aus größerer Höhe, einen kräftigen Stoß gegen die Bauchwand, zum Beispiel beim Anprall eines unangeschnallten Fahrzeuglenkers gegen das Lenkrad (Abb. 41), kann es zur Zerreißung von inneren Organen kommen, ohne daß die Bauchwand nennenswert geschädigt ist.

Durch die Einwirkung scharfer Gewalt, beispielsweise eines Messerstichs, wird die Bauchwand durchtrennt und innere Organe geschädigt. Unter Umständen wölben sich Bauchorgane durch die Wunde nach außen.

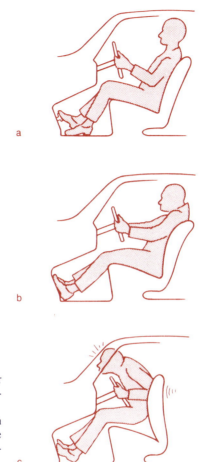

Abb. 41: Unfallmechanismus bei der stumpfen Bauchverletzung (nicht angeschnallter Autofahrer)
a. vor dem Aufprall; b. der Versuch des Abstützens scheitert; c. massive Gewalteinwirkung auf Kopf, Brust- und Bauchraum

10.1. Kennzeichen

Bei geschlossenen Bauchverletzungen ist die Erkennung oft nicht einfach.

Manchmal sind an der Bauchwand sogenannte Prellmarken an den Stellen, an denen die Gewalteinwirkung erfolgte, zu finden: verschieden stark ausgeprägte Blutergüsse, oft lediglich eine umschriebene Hautrötung. — Prellmarken

Bei einer schweren Blutung gehen unter Umständen mehrere Liter Blut in die Bauchhöhle verloren, ohne daß äußerlich nennenswerte Veränderungen am Bauch auffallen. Es entwickelt sich in diesem Fall ein deutlicher Schockzustand, der sich stetig verschlechtert. — Schock

10. Verletzungen des Bauchraums

Starke Schmerzen

Daneben bestehen fast immer starke Schmerzen im Bauchraum. Zudem ist die normalerweise weich eindrückbare Bauchdecke bretthart gespannt (Abwehrspannung).

Brettharte Bauchdecke

Starke Schmerzen im Bauchraum und eine harte, nicht eindrückbare Bauchdecke in Verbindung mit einem sich stetig verschlechternden Schockzustand deuten eindringlich auf eine innere Blutung hin.

Das Erkennen einer offenen Verletzung der Bauchwand dagegen ist einfach (Wunden, sichtbare Darmschlingen, Fremdkörper steckt in der Bauchwand).

Relativ häufig bestehen, bedingt durch den Unfallhergang, bei Verletzungen des Bauchraums noch zusätzliche Verletzungen, wie Schädel-Hirn-Verletzungen oder Knochenbrüche, so daß durch eine Überlagerung von Symptomen eine Erkennung der inneren Verletzungen erschwert wird.

10.2. Maßnahmen

Gefahren

Die Hauptgefahren sind die Blutung aus einem verletzten Organ mit dem sich ausbildenden Schock und die Infektion mit einer Entzündung des Bauchfells.

Der Ersthelfer steht vor der schwierigen Situation, zwar eine starke Blutung zu vermuten, aber nicht eingreifen zu können, weil er nicht an die Blutungsquelle herankommt.

Sein Augenmerk muß sich vor allem auf die Bekämpfung des Schocks, auf die möglichst rasche Verständigung des Rettungsdienstes und das Lindern der Schmerzen durch richtige Lagerung richten.

Schockbekämpfung

Zur Schockbekämpfung wird die Schocklage erstellt. Die Beine des Verletzten werden etwa 30 – 40 cm über das Kopfniveau angehoben. Der Notfallpatient ist vor Wärmeverlust zu schützen und muß ständig überwacht werden (Pulskontrolle in kurzen Abständen).

Knierolle

Zur Linderung der Schmerzen kann eine sogenannte Knierolle erstellt werden. Dazu fertigt man aus ein oder zwei Decken eine Rolle (etwa 30 cm Durchmesser) und legt diese unter die angewinkelten Knie des Verletzten. Dadurch wird die Bauchdecke entspannt, was eine Schmerzerleichterung bewirkt. Bei bestehendem Schock läßt sich die Schocklage mit der Knierolle kombinieren.

Eß-, Trink-, Rauchverbot

Der Verletzte darf keinesfalls essen, trinken oder rauchen. Bei einer Verletzung im Bauchraum muß eventuell eine dringende Notoperation durchgeführt werden. Bei der dabei notwendigen Narkose kann es sonst zu schwerwiegenden Komplikationen (z.B. Erbrechen in der Narkose) kommen.

Eine offene Verletzung der Bauchwand muß vom Ersthelfer mit geeignetem Verbandmaterial (Brandwundenverbandpäckchen, Brandwundenverbandtuch) steril abgedeckt werden.

Hervorgetretene Darmschlingen dürfen nicht zurückgedrängt werden; sie sind steril und druckfrei abzudecken.

10.2. Maßnahmen

Fremdkörper (Messer etc.) dürfen nicht entfernt werden, die Wundränder sind steril abzudecken. Das Herausziehen eines größeren Fremdkörpers aus der Wunde kann unter Umständen eine bedrohliche Blutung auslösen.

Fremdkörper belassen

Der Rettungsdienst transportiert alle Bauchverletzten, bei denen der Verdacht auf innere Blutungen besteht, unter intensiven Maßnahmen der Schockbekämpfung (Infusion) unverzüglich, aber schonend ins Krankenhaus. Dort wird, wenn notwendig, im Operationssaal unter sterilen Bedingungen die Bauchhöhle eröffnet, die Blutungsquelle aufgesucht und die Blutung gestillt.

Operative Versorgung notwendig

Bei einer Zerreißung der Milz kann diese total entfernt werden. Die Milz ist kein lebensnotwendiges Organ. Man bemüht sich jedoch heute, sie zumindest teilweise zu erhalten, weil nach totaler Entfernung der Milz vor allem bei Kindern vereinzelt Störungen in der Abwehr von Infektionen beobachtet wurden.

Auch eine verletzte Niere kann eventuell entfernt werden, da die Funktion einer intakten Niere normalerweise ausreicht.

11. Erkrankungen im Brust- und Bauchraum

11.1. Bauchorgane

Bauchhöhle

Als Bauchraum (Abb. 42) bezeichnet man den Raum, der durch das Becken nach unten, die Wirbelsäule und die Lendenmuskulatur nach hinten, die Bauchmuskulatur nach vorne und das Zwerchfell nach oben begrenzt wird. Den Raum, in dem die inneren Organe liegen, bezeichnet man als Bauchhöhle. Sie wird, ebenso wie die Oberfläche der Bauchorgane, vom Bauchfell ausgekleidet. Da das Zwerchfell relativ hoch im knöchernen Brustkorb steht, werden die oberen Organe des Bauchraums, nämlich Leber, Milz und Magen, noch teilweise durch die unteren Rippen geschützt. Der Dünndarm, der nahezu rahmenförmig vom Dickdarm umgeben wird, liegt in der Mitte des Bauchraums. Dahinter finden sich die Bauchspeicheldrüse, die Nieren und die Nebennieren. Die Harnblase, die unteren Teile des Darms und, bei Frauen, die Gebärmutter liegen, durch das Becken geschützt, im unteren Teil des Bauchraums.

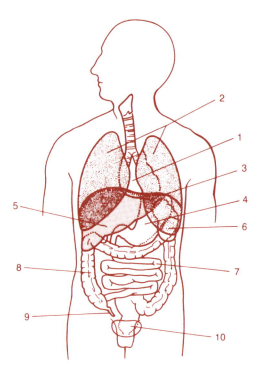

Abb. 42: Die Organe des Brust- und Bauchraums 1 = Herz; 2 = Lunge; 3 = Zwerchfell; 4 = Magen; 5 = Leber; 6 = Milz; 7 = Dünndarm; 8 = Dickdarm; 9 = Wurmfortsatz; 10 = Harnblase

11. Erkrankungen im Brust- und Bauchraum

Die Leber befindet sich im rechten Oberbauch, direkt unterhalb des Zwerchfells. Sie reicht mit dem kleineren linken Lappen jedoch bis über die Körpermitte nach links. In ihrer hinteren, nach innen gewölbten Seite, also von vorne nicht sichtbar, liegt die Gallenblase. Das Gallensekret wird hauptsächlich zur Fettverdauung benötigt. *Leber*

In etwa gleicher Höhe wie die Leber, jedoch etwas weiter hinten und im linken Oberbauch liegt die etwa handtellergroße Milz, deren Aufgaben in der Bildung von weißen Blutkörperchen und im Abbau überalterter Blutzellen liegen. Zudem dient sie als Blutspeicher. *Milz*

Im linken Oberbauch, hinter dem Magen, befindet sich auch die Bauchspeicheldrüse. Ihr Sekret, von dem sie pro Tag etwa einen Liter produziert und in den Dünndarm abgibt, dient zur Neutralisierung des sauren Magensaftes und zum Aufspalten der verschiedenen Nahrungsbestandteile in Einzelkomponenten, die nach dem Verdauungsvorgang vom Darm resorbiert werden können. Daneben sondert die Bauchspeicheldrüse noch das Hormon Insulin, das zur Regulation des Blutzuckerspiegels dient, direkt in das Blut ab. *Bauchspeicheldrüse*

Beiderseits der Wirbelsäule, zum Teil noch unter dem Rippenbogenrand, liegen die beiden Nieren. Sie sind bohnenförmig und etwa 12 bis 15 cm lang. Ihre Aufgabe besteht in der Reinigung des Bluts von Stoffwechselendprodukten und Abbauprodukten anderer Art, die im Körper nicht weiterverwendet werden können, zum Beispiel von Medikamenten. Auch der Wasser- und Salzhaushalt des Körpers wird hauptsächlich über die Nieren geregelt. Die normale Zusammensetzung des Blutes wird also durch die Funktion der Nieren aufrechterhalten. Da ihre Ausscheidungsfunktion von einem ausreichenden Blutdruck abhängt, weil, wie bei einem Filter, der Harn aus dem Blut abgepreßt wird, droht bei einem Blutdruckabfall (Schock, Kreislaufstillstand) ein Versagen der Nierenfunktion und damit eine Überschwemmung des Körpers mit giftigen Stoffwechselendprodukten. Von den Nieren wird der Harn über die beiden Harnleiter in die Harnblase und von dort über die Harnröhre nach außen abgegeben. Die Nebennieren sind wichtige Hormondrüsen des Körpers und sitzen den Nieren jeweils haubenförmig auf. Sie produzieren Adrenalin und Kortisol. *Nieren*

Der Magen liegt, wenn man den Bauchraum von vorne betrachtet, zwischen Leber und Milz. Allerdings ändern sich seine Form und Lage je nach seinem Füllungszustand. Ein Verschlußmechanismus am Mageneingang gestattet die Mischung von Magensäften und Salzsäure mit dem Nahrungsbrei durch Bewegungen der Magenmuskulatur, ohne daß Mageninhalt in die Speiseröhre zurückfließt. Die Magenwand ist durch ihre Schleimhautauskleidung gegen eine Selbstverdauung geschützt. *Magen*

Der Speisebrei verläßt den Magen nach unterschiedlicher Zeit, je nach der Zusammensetzung der Nahrung, und gelangt dann in den Zwölffingerdarm, den obersten Teil des Dünndarms. Hier münden

Darm

auch die Ausführungsgänge von Gallenblase und Bauchspeicheldrüse.
Nach Vermischung mit diesen Verdauungssäften gelangt der Speisebrei weiter in den mittleren und unteren Dünndarm. Hier finden die eigentlichen Resorptionsvorgänge, das heißt der Übertritt von Nährstoffen ins Blut, statt. Der Dünndarm ist etwa fünf Meter lang.
Im Dickdarm findet schließlich die Eindickung der Nahrungsreste durch eine ausgeprägte Wasserresorption statt. Der Dickdarm beginnt im rechten Unterbauch mit dem Blinddarm, dem ein etwa kleinfingergroßer Wurmfortsatz anhängt. Er wird vom Dünndarm durch einen klappenähnlichen Verschlußmechanismus getrennt. Die Gesamtlänge des Dickdarms beträgt etwa 1,5 Meter. Unverdaute Anteile der Nahrung werden als Stuhl ausgeschieden.

11.2. Plötzlich auftretende Erkrankungen

Schmerzen

Treten im Brust- oder Bauchraum plötzlich Schmerzen auf, so sind diese immer als Zeichen einer akut auftretenden Erkrankung oder als Verschlimmerung bereits bestehender Krankheiten zu werten. Eine Verschleppung der Arztbehandlung kann, durch nicht rechtzeitig einsetzende sachgerechte Hilfe, zur Verschlimmerung des Krankheitszustandes führen. Die heftigen Schmerzen bedingen in vielen Fällen einen ausgeprägten Schock.
Heftige Schmerzen führen häufig zu Schonhaltungen, die krampfhaft beibehalten werden, da sie über eine Entspannung bestimmter Körperregionen eine Schmerzlinderung bewirken.

Schock

Neben den Schmerzen kommt es durch Störungen, die das Kreislaufsystem betreffen (z.B. Herzinfarkt, Lungenembolie), oft zu auffallender Blässe, Atemnot, einem Angst- beziehungsweise Vernichtungsgefühl und zu anderen Schocksymptomen.

Übelkeit

Übelkeit und Erbrechen können als Auswirkungen der Erkrankung auf den Magen-Darm-Kanal betrachtet werden. Ist bei Baucherkrankungen das Bauchfell mitbetroffen, so resultiert eine Abwehrspannung der Bauchmuskeln (bretthart Bauchdecke bei der Untersuchung). Schmerzen, aber auch andere Krankheitszeichen, und die Unsicherheit des Patienten über die vorhandenen Störungen und ihre Auswirkungen lassen ein starkes Angstgefühl aufkommen. Die Schmerzen lassen für den Laien keinesfalls den Schluß auf ein bestimmtes erkranktes Organ zu, da sie oft an anderen Stellen auftreten.
Zur Verdeutlichung von Erkrankungsmöglichkeiten und den daraus resultierenden Gefahren sollen im folgenden einige spezielle Krankheitsbilder dargestellt werden.

11.2. Plötzlich auftretende Erkrankungen

Die Blinddarmentzündung (Appendizitis)

Genaugenommen ist nicht der Blinddarm selbst, sondern sein Wurmfortsatz betroffen. Die besondere Gefahr besteht darin, daß entzündete Wandanteile des Wurmfortsatzes einreißen und Eiter sowie Darminhalt in die freie Bauchhöhle gelangen und dort eine Entzündung des Bauchfells im gesamten Bauchraum bewirken können. Diese Komplikation ist lebensgefährlich.
Typische Anzeichen einer Blinddarmentzündung sind Schmerzen im rechten Unterbauch. Sie können jedoch auch in der Nabelgegend oder darunter am stärksten ausgeprägt sein. Erbrechen und Fieber können auftreten. Die Behandlungsmethode der Wahl ist die operative Entfernung des entzündeten Wurmfortsatzes. Ein plötzlich mit Schmerzen im Bauchraum Erkrankter darf nichts mehr essen, nichts trinken und nicht rauchen. Da die Ärzte bei ihren Überlegungen, um welche Erkrankung es sich handelt, auf eine genaue Schilderung von Ort und Charakter der Schmerzen angewiesen sind, dürfen auch keine Schmerzmittel, gleich welcher Art, gegeben werden.

Wurmfortsatz

Rechter Unterbauch

Der Magendurchbruch (Magenperforation)

Der Magendurchbruch ist eine typische Komplikation eines Magengeschwürs. Dabei handelt es sich um einen umschriebenen Defekt der Magenschleimhaut, die normalerweise die schützende Schicht der Magenwand gegenüber Salzsäure und Verdauungssäften darstellt. Diese können nun auf die ungeschützte Magenwand einwirken, es kann zu Blutungen oder zum Durchbrechen der Magenwand kommen.
Durch den Austritt von Mageninhalt in die freie Bauchhöhle besteht die Möglichkeit einer Bauchfellentzündung und damit Lebensgefahr. Der Magendurchbruch ist ein sehr schmerzhaftes Geschehen. Er setzt mit heftigen, stechenden Schmerzen in der Magengegend ein, die in eine der Schultern ausstrahlen können. Tritt Mageninhalt in die freie Bauchhöhle aus, so kommt es zu einer bretthart gespannten Bauchdecke. Die Schmerzen können sich dann über den gesamten Bauchraum erstrecken.
Gerade beim Magendurchbruch wird leicht verständlich, daß bei plötzlichen Erkrankungen im Bauchraum ein unbedingtes Verbot von Essen und Trinken eingehalten werden muß, wenn der Patient nicht zusätzlich gefährdet werden soll.

Magengeschwür

Bauchfellentzündung

Die Gallenkolik

Aus verschiedenen Ursachen können sich in der Gallenblase durch Ausfällen der in der Gallenflüssigkeit gelösten Salze Steine verschiedener Art und Größe bilden. Diese Steine können nun mit dem

Gallensteine

Kolikartige Schmerzen

Gallenfluß in die engen, abführenden Gallenwege gelangen und dort eingeklemmt werden.
Durch rhythmisches Zusammenziehen versucht die muskuläre Wand der Gallengänge, die Steine in den Dünndarm auszupressen. Dies gelingt in der Regel auch, jedoch verursachen die Zusammenziehungen heftige, krampfartige Schmerzen im rechten Oberbauch (unter dem rechten Rippenbogen). Der Schmerz, der nur zeitweise auftritt, strahlt oft zwischen die Schulterblätter aus. Brechreiz kann auftreten. Wesentlich ist der Schmerzcharakter der Koliken, bei denen sich Anfälle stärkster Schmerzintensität mit schmerzarmen oder schmerzfreien Phasen abwechseln.

Die Nierenkolik

Nierensteine

Veränderungen der normalen Zusammensetzung des Urins können bewirken, daß bestimmte Stoffe besonders konzentriert enthalten sind. Ein Ausfällen dieser Stoffe, das durch eine Abflußbehinderung in den ableitenden Harnwegen begünstigt wird, führt zur Entstehung kleiner Steine im Nierenbecken oder an anderen Stellen des harnableitenden Systems. Diese Steinchen können mit dem Urin in den Harnleiter gelangen und dort festsitzen. Der Harnleiter versucht nun, sie durch rhythmische Kontraktionen seiner Wandmuskulatur auszutreiben. Diese Muskelbewegungen äußern sich als krampfartige Schmerzen in der Flanke, die von schmerzfreien Intervallen unterbrochen werden. Eine Schmerzausstrahlung in die Leiste oder in die Blasengegend ist häufig. Wenn später kleine Steine mit dem Harn abgehen, spricht dies sehr dafür, daß eine Nierenkolik vorgelegen hat. Kolikschmerzen gehören zu den stärksten Schmerzerscheinungen. Nicht selten resultieren daraus schockähnliche Bilder.

Die Bauchspeicheldrüsenentzündung

Die Entzündung der Bauchspeicheldrüse birgt eine Reihe von besonderen Gefahren. Die Bauchspeicheldrüse produziert Verdauungsenzyme, die Eiweiße, Kohlenhydrate und Fette spalten. Wird durch den Entzündungsprozeß die Wand eines Gangs geschädigt, der Verdauungsenzyme führt, so können diese im ungeschützten Gewebe Verdauungsvorgänge bewirken.

Selbstverdauung

Außer der Selbstverdauung der Bauchspeicheldrüse droht ein »Andauen« der benachbarten Organe. Die Gewebezerstörung ruft stärkste Schmerzen hervor, die zumeist gürtelförmig, etwa in Höhe des Rippenbogenrandes ausstrahlen. Durch die Einschwemmung von geschädigtem Gewebe in den Kreislauf kommt es zum Bild des Schocks. Bei einer Beteiligung des Bauchfells ist eine Abwehrspannung über dem gesamten Bauch, eine bretthartem Bauchdecke,

Schock

tastbar. Die Bauchspeicheldrüsenentzündung ist lebensgefährlich und erfordert rasche ärztliche Hilfe.

Der Darmverschluß (Ileus)

Durch Störungen der Blutversorgung des Darms, durch Einklemmung von Kotsteinen, durch Tumoren und Darmlähmungen kann es zu Passagebehinderungen des Darminhalts, zum sogenannten Darmverschluß, kommen. Er droht auch bei eingeklemmten Eingeweidebrüchen. Da Darminhalt und Gase nicht mehr weitertransportiert werden, erscheint der Darm aufgetrieben, wobei die Darmwand unter Spannung steht. Stärkste Schmerzen und eine brettharte Bauchdecke, oft auch Schockzeichen, sind die Folge. Der Darmverschluß ist ein lebensbedrohliches Krankheitsbild, da der betroffene Darmabschnitt absterben und zerreißen kann. Auf diese Weise gelangt Darminhalt in die freie Bauchhöhle.

Brettharte Bauchdecke

11.3. Brustraum

Die Organe des Brustraums wurden einschließlich ihrer Lagebeziehungen in den Kapiteln Atmung und Kreislauf besprochen.

Der Herzanfall (Angina pectoris)

Als Angina pectoris, deutsch »Brustenge«, bezeichnet man Schmerzzustände, die bei Erkrankungen der Blutgefäße, die den Herzmuskel mit Blut versorgen, auftreten. Krankhafte Veränderungen führen zur stellenweisen Verengung dieser sogenannten »Herzkranzgefäße« und damit zu einer gestörten Durchblutung derjenigen Herzmuskelabschnitte, die von den betroffenen Gefäßen versorgt werden. Vor allem in Situationen, die einen erhöhten Sauerstoffbedarf der Muskeln bedingen, wie körperliche Anstrengung oder Aufregung, genügt die gestörte Durchblutung nicht mehr den Anforderungen; der Sauerstoffmangel in den Herzmuskelzellen führt zu heftigen Schmerzen unter dem Brustbein, die in Hals, Schultern oder Arme ausstrahlen können (Abb. 43).
In besonders schweren Fällen können die Anfälle auch schon bei körperlicher Ruhe auftreten.
Die Schmerzattacken sind oft von einem starken Angstgefühl begleitet.
Meist verschwinden die Beschwerden innerhalb von Minuten, wenn der Kranke die körperliche Belastung einstellt und sich ruhig hinsetzt oder hinlegt. Diese Patienten tragen auch oft Medikamente (meist sog. Nitropräparate) mit sich, die die Schmerzen rasch lindern oder

Ausstrahlende Schmerzen

11. Erkrankungen im Brust- und Bauchraum

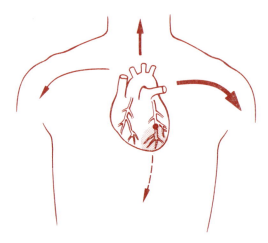

Abb. 43: Typische Schmerzausstrahlung bei Angina pectoris und Herzinfarkt

beseitigen. Der Ersthelfer soll in diesem Fall dem Kranken bei der Einnahme der Medikamente behilflich sein.
Die rechtzeitige Einnahme dieser Arzneimittel hilft oft, einen weiteren Schaden am Herzmuskelgewebe zu verhüten.

Der Herzinfarkt

Durchblutungsstörungen

Beim Herzinfarkt besteht grundsätzlich das gleiche Grundleiden wie bei der Angina pectoris. Hier wird allerdings ein Herzmuskelabschnitt wenig, bei einem kompletten Verschluß der Herzkranzgefäße sogar überhaupt nicht durchblutet, so daß er schweren Schaden nimmt. Dieser Anteil des Herzmuskels stellt seine Funktion ein und stirbt später ab. Je nach Art und Größe des verschlossenen Blutgefäßes kommt es zu unterschiedlich ausgedehnten Herzmuskelschäden und damit, je nach Lage des betroffenen Bezirks, zu einer mehr oder minder schweren Kreislaufstörung oder sogar zum sofortigen Tod.

Schmerz beim Infarkt stark und anhaltend

Der Herzinfarkt beginnt oft wie ein Herzanfall (siehe oben), der Schmerz ist jedoch meist noch intensiver und dauert länger an. Auch starkes Angstgefühl, das bis zur Vernichtungsangst reichen kann, und Schock können auftreten. Der Puls kann unter Umständen extrem schnell oder sehr langsam sein. Auch diese Kranken haben in der Regel Medikamente (Nitropräparate) für Herzanfälle bei sich. Auch hier sollte der Ersthelfer bei der Einnahme behilflich sein.

Bei bestimmten Patienten, z. B. bei Zuckerkranken, kann der Herzinfarkt auch nahezu oder völlig schmerzlos ablaufen, so daß das Ereignis vom Kranken kaum zur Kenntnis genommen und in seinen Auswirkungen unterschätzt wird.

Maßnahmen

Die obengenannten Beispiele sollen ohne Anspruch auf Vollständigkeit die Gefährlichkeit vieler plötzlich auftretender Erkrankungen verdeutlichen. Alle diese dramatischen Ereignisse erfordern rasche ärztliche Hilfe, da der Laie die gefährlichen nicht von den ebenfalls häufig vorkommenden banalen und ungefährlichen Krankheiten unterscheiden kann.

Damit die ärztliche Untersuchung erfolgversprechende Ergebnisse erwarten lassen kann, muß der Ersthelfer dafür sorgen, daß der Patient vor dem Eintreffen des Arztes keine Schmerzmittel einnimmt. Die Symptomatik wird sonst leicht verwischt und die Diagnosestellung erschwert. Keine Schmerzmittel

Der Ersthelfer hat hier die zumeist nicht leichte Aufgabe, den Erkrankten bis zum Eintreffen von Arzt oder Rettungsdienst zu betreuen. Zunächst muß dabei für Ruhe um den Erkrankten gesorgt werden. Für Ruhe sorgen

Da oft Operationen zur weiteren Versorgung notwendig werden und wegen der Gefahr einer Verbindung zwischen dem Magen-Darm-Kanal und der freien Bauchhöhle darf der Erkrankte niemals essen, trinken oder rauchen. Auch die Einnahme von Arzneimitteln ist ihm nicht gestattet, es sei denn, es handelt sich um für den speziellen Fall verordnete Medikamente, die der Betroffene in Erwartung des entsprechenden Notfalls mit sich führt. In Abweichung von den Grundregeln der Ersten Hilfe wird bei den genannten Erkrankungen auch bei ausgeprägter Schocksymptomatik keine Schocklagerung durchgeführt.

Bei der Lagerung orientiert man sich am Vorliegen von Bauchschmerzen und Atemnot. Bei Bauchschmerzen erreicht man oft durch Unterschieben einer gerollten Wolldecke, die etwa 15–20 cm hoch sein soll, unter die Knie des flach liegenden Betroffenen ein Entspannen der Bauchdecke und dadurch eine Schmerzlinderung. Knierolle

Ein Patient mit Atemnot wird halbsitzend gelagert, da er so die Atemhilfsmuskulatur vermehrt zur Atemunterstützung heranziehen kann. Dem Patienten darf aber keine spezielle Lagerungsart aufgezwungen werden, wenn er glaubt, in einer selbstgewählten Stellung am wenigsten Schmerzen zu verspüren. Halbsitzende Lagerung

Die weitere Versorgung von plötzlich Erkrankten, die zumeist im Krankenhaus stattfindet, hat zunächst, unter Hinzuziehung von labortechnischen und anderen apparativen Hilfsmethoden, die Aufgabe, eine exakte Diagnose zu erstellen. Danach wird, je nach Art der Erkrankung, eine konservative Behandlung mit Medikamenten (z. B. beim Herzinfarkt) oder eine operative Beseitigung des krankheitsauslösenden Grundprozesses (z. B. bei der Blinddarmentzündung) angestrebt.

12. Die Bewußtlosigkeit

Bewußtsein

Das Bewußtsein ist die Gesamtheit der Vorgänge, die zu einer gerichteten Wahrnehmung, Aufmerksamkeit und Vergegenwärtigung von Ereignissen aller Art führen.

Nicht erweckbar

Bei Bewußtlosigkeit ist die Wahrnehmung, ähnlich wie im Schlaf, aufgehoben; der Unterschied besteht aber darin, daß der Schlafende jederzeit erweckbar, der Bewußtlose hingegen auch durch starke Reize (optisch, akustisch, Schmerz) nicht oder nur unvollständig erweckbar ist.

Der Bewußtlosigkeit liegt eine Schädigung (zum Beispiel Sauerstoffmangel, Druck auf Nervenbahnen, Stoffwechselstörungen) derjenigen Gehirnabschnitte, in denen das »Bewußtsein« lokalisiert ist, zugrunde.

Der Schaden kann durchaus reversibel sein, so daß das Bewußtsein nach einer gewissen Zeit, oft schon nach wenigen Minuten, manchmal erst nach mehreren Wochen wieder zurückkehrt. Ein Zustand tiefster Bewußtlosigkeit wird auch als »Koma« bezeichnet. Dabei sind alle Reaktionen – auch auf Schmerzreize – aufgehoben.

Schutzreflexe fehlen

Beim Bewußtlosen sind einige beim Gesunden vorhandene sogenannte »Schutzreflexe« erloschen, zum Beispiel der Husten und der Schluckreflex. Die Schutzreflexe sorgen beim wachen Patienten unter anderem dafür, daß keine Fremdkörper wie Speisereste, Blut und Schleim in die Luftwege geraten. Sobald eine Substanz in die Gegend des Kehlkopfeingangs gelangt, wird die Rachenhinterwand gereizt, und der Fremdkörper wird geschluckt oder durch kräftige Hustenstöße ausgeworfen.

Beim Ausfallen der Schutzreflexe unterbleibt der Hustenreiz, die Fremdstoffe können in die Atemwege gelangen und angeatmet werden. Das Eindringen und Anatmen von Fremdkörpern in die unteren Luftwege bezeichnet man als Aspiration.

Besonders gefährlich ist das Aspirieren von Erbrochenem. Die Lungenbläschen können schwer geschädigt werden, wenn Mageninhalt – und damit saurer Magensaft – in die Lunge gelangt.

Ebenso fatal ist das Anatmen von größeren Fremdkörpern, weil dadurch die Atemwege verlegt werden und damit ein Gaswechsel unmöglich ist.

Daneben ist in den meisten Fällen von Bewußtlosigkeit die Muskelspannung (Muskeltonus) allgemein vermindert (in Ausnahmefällen bestehen Krampfanfälle, dann ist der Muskeltonus selbstverständlich erhöht). Das kann dazu führen, daß der Zungengrund beim auf dem Rücken liegenden Bewußtlosen zurücksinkt und den Luftröhreneingang verlegt. Ein Gasaustausch wird dadurch unmöglich gemacht, und der Bewußtlose erstickt an seiner eigenen Zunge.

Zurückfallen des Zungengrundes

12. Die Bewußtlosigkeit

Beim Gesunden werden der im Schlaf zurücksinkende Zungengrund sofort reflektorisch angehoben und dadurch stets freie Atemwege geschaffen.

Ein Bewußtseinsverlust kann verursacht sein durch:

1. Gewalteinwirkung auf den Kopf
   (Direkte Schädigung des Hirngewebes durch Schlag oder Stoß, Druckanstieg in der Schädelkapsel infolge einer Blutung oder Hirnschwellung [Hirndruck])
2. Sauerstoffmangel im Gehirn
   (z. B. bei zu geringem Sauerstoffgehalt der Atemluft, bei einer Verlegung der Atemwege, Störungen des Sauerstofftransports im Blut und sonstigen Atemstörungen)
3. Stoffwechselstörung
   (z. B. zu hoher oder zu niedriger Blutzuckergehalt, Störungen der Leber und Nierenfunktion)
4. Vergiftung
   (durch Dämpfung des Bewußtseinszentrums im Gehirn oder im Gefolge einer durch das Gift herbeigeführten Atem- oder Stoffwechselstörung)
5. Hirnbedingte Krampfanfälle
   (Epileptische Anfälle, Fieberkrämpfe)
6. Einwirkung von elektrischem Strom
7. Schlaganfall
   (Plötzliches, spontanes Platzen eines Blutgefäßes im Gehirn führt zur Blutung und damit zum Druck auf das Hirngewebe; die Verlegung eines Blutgefäßes im Gehirn, z. B. durch ein losgelöstes Blutgerinnsel [Embolie], bewirkt Sauerstoffmangel des Hirngewebes.)
8. Unterkühlung
   (Sinkt die Körpertemperatur unter 30°C, dann geht das Bewußtsein verloren.)
9. Hitzeeinwirkung
   (Hitzschlag, Sonnenstich und Hitzeerschöpfung).

Ursachen

Zum Feststellen der Bewußtlosigkeit führen folgende Beobachtungen.

Erkennen

1. Der Bewußtlose reagiert nicht, wenn er angesprochen wird, und antwortet nicht auf lautes Anrufen. Dies hat zur Bezeichnung »nicht ansprechbar« geführt.
2. Auch auf mechanische Reize, z. B. Zwicken in die Haut, reagiert der Bewußtlose nicht normal.
3. Die Muskulatur ist zumeist auffallend schlaff. Der vom Helfer erhobene Arm des Betroffenen wird z. B. nicht selbständig gehalten, sondern sinkt kraftlos zu Boden.

Keine oder verminderte Reaktion auf Reize jeder Art

Schlaffe Muskulatur

12. Die Bewußtlosigkeit

Gefahren

Wie schon erwähnt, besteht in Ausnahmefällen ein Krampfzustand, bei dem die Muskelspannung erhöht ist, z. B. bei hirnbedingten Krampfanfällen und schweren Schädel-Hirn-Verletzungen.

Die Bewußtlosigkeit ist ein lebensbedrohlicher Zustand. Besonders gefährdet ist die Atmung des Patienten. In Rückenlage kann durch Zurückfallen des Zungengrunds und durch Fremdkörper der Gasaustausch durch Verlegung der Luftwege behindert werden. Besonders gefährlich ist ein Erbrechen wegen der dabei möglichen Aspiration von Mageninhalt. Auch durch die ursächliche Erkrankung oder Verletzung ist die Atemfunktion häufig beeinträchtigt.

Lebensgefahr

Daneben besteht eine Reihe von zusätzlichen, durch den Bewußtseinsverlust bedingten Gefahren. Der Bewußtlose kann sich nicht selbständig aus einer Gefahrensituation befreien (auf die Staße geschleuderter Verletzter; Vergifteter in einem gasverseuchten Raum usw.).

12.1. Maßnahmen bei Bewußtlosigkeit

Maßnahmen

Die Maßnahmen des Ersthelfers richten sich – neben dem Retten des Verunglückten aus dem Gefahrenbereich und dem Schützen vor weiteren schädlichen Einflüssen – auf die Aufrechterhaltung und gegebenenfalls Wiederherstellung der Atmung des Bewußtlosen. Zuerst wird überprüft, ob der Verletzte ausreichend atmet.

12.1.1. Feststellen der Atmung

Das Feststellen der Atmung erfolgt

1. durch Hören oder Fühlen einer Luftströmung an Mund oder Nase des Bewußtlosen;
2. durch Beobachten von Atembewegungen an Brustkorb und Oberbauch;
3. durch das Fühlen von Atembewegungen (Abb. 44).

Feststellen der Atmung

Zur Atemkontrolle legt der Helfer eine Hand flach auf die Seite des Brustkorbs, etwa in Höhe des unteren Rippenrandes, die andere Hand auf den Oberbauch (Magengrube). Bei ausreichender Atmung des Bewußtlosen fühlt der Ersthelfer deutlich das Heben bzw. Senken des Brustkorbs und/oder der Bauchdecke.

Eine unzureichende Atmung äußert sich in einer bläulichen Verfärbung der Haut, insbesondere der Lippen, des Nagelbetts, der Ohrläppchen und der Gesichtshaut (Zyanose).

Atmet der Bewußtlose ausreichend, dann wird er unverzüglich in die stabile Seitenlage gebracht.

12.1. Maßnahmen bei Bewußtlosigkeit

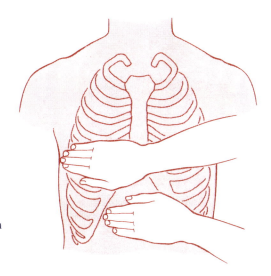

Abb. 44: Feststellen der Atmung durch Auflegen der Hände auf Rippenbogen und Oberbauch

Durch die Seitenlage wird zum einen durch das Überstrecken des Halses eine Verlegung der Atemwege durch den Zungengrund verhindert. Zum anderen vermindert sich deutlich die Gefahr der Aspiration. Da der Mund sehr tief liegt, kann beim Erbrechen der Mageninhalt über die Speiseröhre und den geöffneten Mund auslaufen. Es kann aber keine Flüssigkeit in die Luftröhre »hinauffließen« und damit in die Lungen gelangen (Trachealgefälle).
Trotzdem muß die Atmung des in Seitenlage liegenden Bewußtlosen überwacht werden, damit eine Atemstörung sofort erkannt und entsprechende Maßnahmen eingeleitet werden können.
Bei Bedarf läßt sich die Seitenlage mit der Schocklage kombinieren.
Kann der Ersthelfer bei der Atemkontrolle keine ausreichende Eigenatmung feststellen, dann überstreckt er sofort den Hals durch Zurückbeugen des Kopfes in den Nacken (Abb. 45). Dazu faßt eine Hand die Stirn des Verletzten an der Haargrenze, die andere Hand zieht am Kinn den Unterkiefer nach vorne. Daraufhin setzt häufig die Eigenatmung wieder ein. Bei regelrechter Atmung wird der Bewußtlose in die Seitenlage gebracht.
Setzt die Atmung nicht ein, so muß unverzüglich mit der Atemspende (siehe dort) begonnen werden (Tab. 5).

Stabile Seitenlage

Ständige Überwachung

Kopf überstrecken

12.1.2. Durchführung der Seitenlagerung

Da die Seitenlage beim Bewußtlosen bei vorhandener Atmung freie Atemwege sicherstellen soll, ist das Herstellen einer exakten Seitenlage für das Überleben des Notfallpatienten von entscheidender

12. Die Bewußtlosigkeit

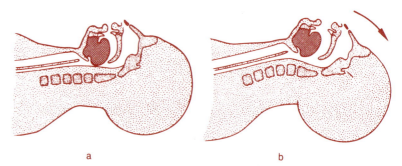

Abb. 45a: Verlegung der Atemwege durch Zurückfallen der Zunge

Abb. 45b: Durch das Überstrecken des Kopfes in den Nacken wird der Zungengrund angehoben; die Atemwege sind frei.

Bedeutung. Man sollte deshalb immer nach dem gleichen Schema vorgehen. Zudem sind die Griffe bei der Durchführung der Seitenlagerung so gewählt, daß auch körperlich nicht besonders kräftige Helfer den Bewußtlosen in die gewünschte Position bringen können.

Tab. 5: Schematischer Überblick über das Vorgehen bei Bewußtlosigkeit.

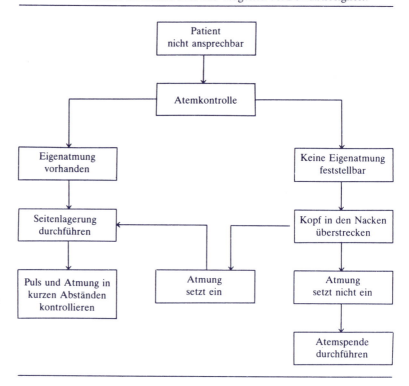

12.1. Maßnahmen bei Bewußtlosigkeit

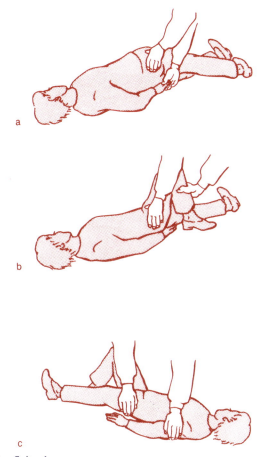

Abb. 46: Durchführung der Seitenlage
a. Hüfte anheben und Arm gestreckt unter das Gesäß schieben; b. Das Bein an der Seite des Helfers abwinkeln; c. Verletzten an Schulter und Hüfte fassen;

Die Ausgangsposition ist der auf dem Rücken liegende Patient. Befindet sich der Betroffene in einer anderen Lage, so ist er vor der Durchführung der Seitenlagerung in die Rückenlage zu bringen.
Der Helfer tritt seitlich an den auf dem Boden liegenden Bewußtlosen heran. Er hebt den Notfallpatienten an der ihm zugewandten Seite in Hüfthöhe an (Abb. 46) und schiebt dessen nahen Arm so weit wie möglich unter das Gesäß. Es ist darauf zu achten, daß dieser Arm im Ellenbogengelenk gestreckt ist, denn im weiteren Verlauf wird der Bewußtlose über diesen Arm gerollt. Das Bein der gleichen Seite wird nun gebeugt und der Fuß an das Gesäß gestellt. Danach wird der Bewußtlose an der Schulter und an der Hüfte der fernen Seite gefaßt und behutsam zum Helfer herübergedreht. Bei richtiger

12. Die Bewußtlosigkeit

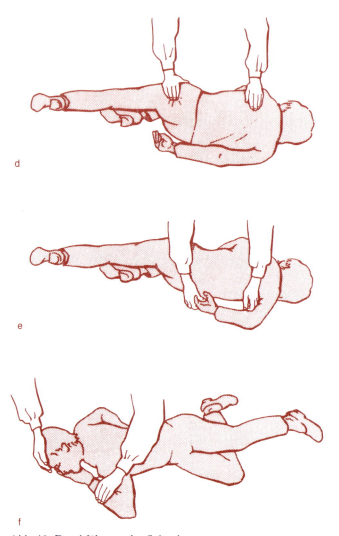

Abb. 46: Durchführung der Seitenlage
d. Bewußtlosen vorsichtig zum Helfer hindrehen; e. Den Arm am Ellenbogengelenk vorsichtig herausziehen und abwinkeln; f. Kopf in den Nacken überstrecken und Hand flach neben das Kinn legen.

Durchführung der Seitenlagerung bis zu diesem Punkt stützt das dem Kopf zugewandte Bein den Körper in dieser Lage und verhindert, daß er in Bauchlage gerät. Der Helfer zieht den unter dem Körper des Bewußtlosen liegenden Arm vorsichtig am Ellenbogen etwas nach hinten und erreicht hiermit eine zusätzliche Stabilisierung der Lage. Jetzt wird der Kopf in den Nacken überstreckt und das Gesicht erdwärts gedreht, so daß der Mund den tiefsten Punkt des Kopfes bildet. Damit ist die stabile Seitenlage hergestellt (Abb. 47).

12.2. Die Ohnmacht 111

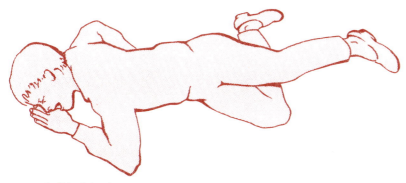

Abb. 47: Die Seitenlage
Der Bewußtlose muß weiterhin sorgfältig überwacht werden.

Prinzipiell ist es nicht von Bedeutung, auf welche Seite der Bewußtlose gedreht wird, wenn nicht offene Schädel-Hirn-Verletzungen vorliegen. In diesem Fall ist der Verletzte so zu lagern, daß die unverletzte Kopfseite auf dem Boden zu liegen kommt. Wenn möglich, soll auch bei schon am Unfallort erkennbaren Armbrüchen der gesunde Arm gestreckt und unter das Gesäß geschoben werden, da auf diesem Arm kurzzeitig ein Großteil des Körpergewichtes zu liegen kommt.

12.2. Die Ohnmacht

Der Ohnmachtsanfall äußert sich in einer kurzdauernden Bewußtlosigkeit, die durch einen plötzlichen Sauerstoffmangel im Gehirn bedingt ist. Charakteristisch für den Vorfall ist die Umgebungssituation:
Bei größeren Menschenansammlungen, wenn Personen bei schlechter Luft längere Zeit stehen müssen (Kirche, Fahnenweihe), kommt es gehäuft zu Ohnmachtsanfällen. Eine witterungsbedingte Abhängigkeit (Tiefdruck, Schwüle) ist dabei erkennbar.
Durch das Stehen und den dadurch ausgelösten Druck auf die Gefäßwände in den Beinen kommt es zu einer Verteilungsstörung des Blutes im Gefäßsystem. Das Blut sackt plötzlich in die Blutgefäße der Beine ab, sammelt sich vor allem in den Beinvenen und führt so zu einer Minderdurchblutung des Gehirns. Damit wird das Gehirn ungenügend mit Sauerstoff versorgt, Bewußtlosigkeit tritt

12. Die Bewußtlosigkeit

Bewußtseins-verlust

ein. Oft geht dem Bewußtseinsverlust ein Schwindelgefühl, Unwohlsein oder Schwarzwerden vor den Augen voraus.
Der Ohnmächtige stürzt beim Verlust des Bewußtseins plötzlich zu Boden. Er ist blaß und nicht ansprechbar. Wenn der Ohnmächtige aber liegt, befinden sich Gehirn, Herz und alle anderen Organe etwa auf dem gleichen Höhenniveau, wodurch die Durchblutungsstörung im Gehirn rasch behoben wird. Durch Anheben der Beine kann dieser Vorgang vom Ersthelfer unterstützt werden. Mit der besseren Durchblutung des Gehirns und der Normalisierung der Sauerstoffversorgung in den Hirnzellen ist die Funktionsstörung rasch behoben, der Ohnmächtige kommt wieder zu sich.

Beine anheben

Die Gefahr beim Ohnmachtsanfall besteht in der Möglichkeit einer Verletzung durch den Sturz (Schädel-Hirn-Verletzungen, Knochenbrüche). An sich ist die Ohnmacht ein harmloser Vorfall, jedoch kann es sein, daß kurz nach dem Aufwachen ein erneuter Bewußtseinsverlust eintritt. Daher soll der Ohnmächtige, wenn er das Bewußtsein wiedererlangt hat, noch einige Zeit möglichst an der frischen Luft liegenbleiben. Auch danach soll er sich schonen und nicht belasten.

Bei anhaltender Bewußtlosigkeit Seitenlage

Kommt der »Ohnmächtige« nach dem Hinfallen nicht bald wieder zu sich (nach etwa einer Minute), so handelt es sich vermutlich nicht nur um eine Ohnmacht, sondern um eine schwerwiegendere Störung. Der Betroffene wird in diesen Fällen wie ein Bewußtloser behandelt.

13. Schädel-Hirn-Verletzungen

13.1. Aufbau des Zentralnervensystems

Das Nervensystem des Meschen besteht aus besonderen Zellen, den Nervenzellen. Diese sind relativ groß und weisen eine Vielzahl von Fortsätzen auf.
Bezeichnend für das Nervengewebe ist seine Empfindlichkeit gegenüber Druck und Sauerstoffmangel.
Gehirn und Rückenmark bilden die übergeordnete Befehls- und Steuerzentrale im Nervensystem und werden als zentrales Nervensystem (ZNS) bezeichnet. Sie sind gegen mechanische Einflüsse durch den knöchernen Schädel und die Wirbelsäule ausgezeichnet geschützt. Gehirn und Rückenmark sind außerdem von drei Hirnhäuten umgeben: Die harte Hirnhaut ist mit der Innenseite des Schädelknochens verwachsen. In der Mitte liegt die zarte Spinngewebshaut, die mit feinen Bindegewebsbrücken mit der weichen Hirnhaut, welche die Oberfläche des Gehirns überzieht, verbunden ist. Der Raum zwischen Spinngewebshaut und weicher Hirnhaut ist vom Liquor, der Gehirn-Rückenmarks-Flüssigkeit ausgefüllt, der in den Plexus der Hirnkammern gebildet wird. Diese Flüssigkeit dient zum Schutz vor Stoß und Wärmeeinwirkung, hat aber auch ernährende Funktion. An der Oberfläche des Gehirns verläuft ein Großteil der das Gehirn versorgenden Blutgefäße.
Man teilt das Gehirn in fünf Abschnitte ein, die für die Steuerung der Körperfunktionen unterschiedliche Aufgaben haben: Großhirn, Kleinhirn, Zwischenhirn, Mittelhirn und verlängertes Rückenmark.
Das Großhirn ist in erster Linie ein Informationsspeicher und eine Steuerzentrale, die allen Körperreaktionen vorgeschaltet ist. In seiner Rinde liegen die Zellen für geistige und seelische Leistungen, für Bewegungsvorgänge und für Sinnesempfindungen jeder Art.
Im Zwischenhirn liegen die wichtigsten Schaltstationen. Dort werden Fasern von den Sinnesorganen der Haut und aus dem Körperinneren auf Bahnen zum Großhirn umgeschaltet. Im Hypothalamus liegen die Zentren für die Regulation des inneren Milieus des Körpers, also für die Wasser- und Nahrungsaufnahme, die Ausscheidung und auch für die Körpertemperatur.
Das Mittelhirn hat vor allem Bedeutung für die Informationsleitung und für die Regelung des Sehvorgangs.
Die Aufgabe des Kleinhirns besteht in der Steuerung des Gleichgewichts und im aufeinander Abstimmen der einzelnen Bewegungen.
Das verlängerte Mark ist der an das Rückenmark anschließende Hirnabschnitt. Hier sitzen die Zentren vieler wichtiger Reflexe, besonders der Schutzreflexe (Husten, Niesen, Lidschluß usw.). Im

Atemzentrum verlängerten Mark ist auch das Atemzentrum lokalisiert, das die Atembewegung steuert.

Das Zwischenhirn, das Mittelhirn und das verlängerte Mark faßt man auch unter dem Begriff Hirnstamm zusammen.

13.2. Schädel-Hirn-Verletzungen

In der Bundesrepublik Deutschland ereignen sich nach statistischen Untersuchungen jährlich etwa 150000–200000, davon 40000 schwere Schädel-Hirn-Verletzungen. Man rechnet mit etwa 10000 durch Gewalteinwirkung auf den Kopf entstandenen Hirnblutungen. Schä**Häufigste** del-Hirn-Verletzungen sind mit Abstand die häufigste Todesursache **Todesursache** bei Unfällen. Zwischen 70 und 75% der schweren Kopfverletzungen entstehen bei Verkehrsunfällen. 70% der Verkehrsunfalltoten sind ihren Schädel-Hirn-Verletzungen oder deren Folgen erlegen.

Eine Schädel-Hirn-Verletzung entsteht durch kurzdauernde mechanische Gewalteinwirkung auf den Schädel. Je nach der Querschnittsfläche der Druckeinwirkung kann stumpfe und scharfe Gewalt unterschieden und damit auch das Auftreten einer offenen (mit einer Wunde) oder gedeckten Schädel-Hirn-Verletzung erklärt werden.

Alle der im folgenden aufgeführten Verletzungsmuster des Gehirns, die durch Gewalteinwirkung auf den Kopf entstehen, also Gehirnerschütterung, offene Schädel-Hirn-Verletzung und Schädelbasisbruch, können sowohl einzeln als auch in beliebigen Kombinationen auftreten, wobei sich die Erkennungsmerkmale der einzelnen Verletzungsarten überlappen und die dem Verletzten drohenden Gefahren addieren (Tab. 6).

13.2.1. Die gedeckte Schädel-Hirn-Verletzung

Stumpfe In der überwiegenden Mehrzahl der Fälle besteht nach einer **Gewalt** Gewalteinwirkung auf den Kopf keine direkte Verbindung zwischen Außenwelt und Hirnsubstanz. Es handelt sich um eine gedeckte oder geschlossene Schädel-Hirn-Verletzung. Die äußere Gewalteinwirkung führt aber – über die Weichteile und den Schädelknochen als Druckwelle auf den Schädelinhalt übertragen – zu Scherkräften und Druckwirkungen innerhalb des Gehirns. Dieser Sachverhalt wird durch den Begriff Gehirnerschütterung beschrieben.

Gehirn- Die bei der Gehirnerschütterung auftretende Funktionsstörung von **erschütterung** Nervenzellen führt zur Bewußtlosigkeit, deren Dauer und Tiefe vom Ausmaß der Gehirnschädigung abhängt. Das geschädigte Hirngewebe entwickelt eine Schwellneigung, die dann zusätzliche Störungen der Gehirnfunktion hervorrufen kann. Diese Funktionsstörungen sind bei der überwiegenden Mehrzahl der Fälle völlig reversibel,

13.2. Schädel-Hirn-Verletzungen

Tab. 6: Übersichtstabelle: Schädel-Hirn-Verletzungen.

	Gehirnerschütterung	Gehirnquetschung	Gehirnblutung	Schädelbasisbruch	Offene Schädel-Hirn-Verletzungen
Ursache	stumpfe oder spitze Gewalteinwirkung auf den Schädel				
Erkennen	kurze Bewußtlosigkeit; danach: Übelkeit Erbrechen Erinnerungslücke Schwindel Kopfschmerzen	längere Bewußtlosigkeit Atemstörungen Krämpfe Lähmungen	Bewußtseinstrübung ungleiche Pupillenweite Atemstörungen Krämpfe Lähmungen Bewußtlosigkeit	Bewußtlosigkeit evtl. Atemstörungen Blutergüsse um die Augen Sickerblutungen aus Mund, Nase, Ohren	Wunde im Bereich des behaarten Kopfes evtl. Blutung Bewußtlosigkeit
Gefahren	Hirnblutung und erneute Bewußtlosigkeit	Hirnblutung und erneute Bewußtlosigkeit		aufsteigende Infektion	Infektion der Hirnhäute und des Gehirns
	Bewußtlosigkeit, Aspiration, Atemstörungen, Atemstillstand				
Maßnahmen	Überprüfen der Bewußtseinslage, Atemkontrolle bei Bewußtlosigkeit und erhaltener Eigenatmung: Seitenlage bewußtseinsklare Patienten mit erhöhtem Oberkörper lagern bei Atemstillstand Atemspende, evtl. Herz-Lungen-Wiederbelebung vitale Funktionen ständig kontrollieren baldmöglichst Notruf durchführen zum Liegenbleiben veranlassen			Blutungen nicht abdecken oder abwischen	steriler und druckfreier Wundverband

13. Schädel-Hirn-Verletzungen

die Erste Hilfe bei den Schädel-Hirn-Verletzungen muß deshalb vor allem darauf ausgerichtet sein, daß dem Unfallopfer keine zusätzlichen Schäden entstehen. So ist das durch den Unfall mechanisch geschädigte Gehirn des Bewußtlosen gegenüber Sauerstoffmangel besonders empfindlich.

Erkennen

Gehirnerschütterung

Kurze Bewußtlosigkeit

Nach ausreichend starker Einwirkung stumpfer Gewalt auf den Kopf tritt zunächst völliger Bewußtseinsverlust ein, der das entscheidende Kennzeichen der Gehirnerschütterung bildet. Es kommt zum Verlust der Muskelspannung, zum Erlöschen von Schutzreflexen und Reaktionen auf äußere Reize. Der Verletzte ist zunächst nicht ansprechbar. Später hellt sich die Bewußtlosigkeit über ein Stadium der Bewußtseinstrübung auf.

Kopfschmerzen

Übelkeit

Kopfschmerzen, Schwindel, Übelkeit und eventuell Erbrechen treten auf. Diese Symptome sind bereits Ausdruck einer Hirnschwellung, die eine Reaktion der Hirnsubstanz auf die Gewalteinwirkung darstellt.

Erinnerungslücke

Kennzeichnend für eine Gehirnerschütterung ist auch das Vorliegen einer Erinnerungslücke, die sich auf Ereignisse bezieht, die unmittelbar vor dem Unfall stattfanden. War der Verletzte nur kurz bewußtlos oder wurde der Bewußtseinsschwund nicht bemerkt, so ist beim Vorliegen eines der obengenannten Kennzeichen immer eine Gehirnerschütterung anzunehmen, wenn eine Gewalteinwirkung auf den Kopf vorausging. Ein eventuell bestehender Schock muß als Zeichen einer zusätzlichen Verletzung (zum Beispiel einer Blutung in die Bauchhöhle) gewertet werden.

Gefahren

Nach jeder Gehirnerschütterung oder Gehirnquetschung drohen dem Verletzten vier Gefahren:

Hirnblutung

Die Gewalteinwirkung auf den Kopf kann auch Blutgefäße schädigen. Zumeist werden dabei zwischen Hirnoberfläche und Schädelknochen verlaufende Gefäße verletzt. Da das Gehirn vom Schädel wie von einer knöchernen Kapsel allseitig umschlossen ist, wird es vom austretenden Blut, das ja keine Abflußmöglichkeit hat, in zunehmendem Maße verdrängt.

Gefäßverletzung

Hirndruck

In Abhängigkeit von der Stärke der Blutung ins Schädelinnere wird die weiche Hirnmasse immer stärkerem Druck ausgesetzt. Diese Drucksteigerung im Schädelinneren wird auch als »Hirndruck« bezeichnet (Abb. 48).
Eine Hirndrucksymptomatik kann auch noch längere Zeit nach einer Verletzung entstehen. In diesem Fall ist der Verletzte nach einer anfänglichen, kurzen Bewußtlosigkeit wieder erwacht (freies Inter-

13.2. Schädel-Hirn-Verletzungen 117

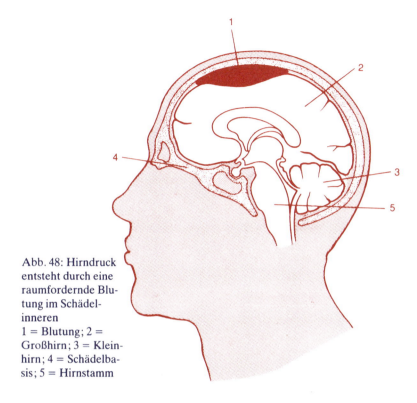

Abb. 48: Hirndruck entsteht durch eine raumfordernde Blutung im Schädelinneren
1 = Blutung; 2 = Großhirn; 3 = Kleinhirn; 4 = Schädelbasis; 5 = Hirnstamm

vall), verliert aber erneut das Bewußtsein, wenn es durch eine leichte, aber stetige Blutung zu einer allmählichen Hirndrucksteigerung kommt.

Bewußtlosigkeit

Bei einer Hirndrucksteigerung kommt es durch Druck auf gewisse Hirnzentren und durch Verschiebung der Nervenfasern, die die Hirnareale miteinander verbinden, zur Bewußtseinseintrübung und schließlich zur Bewußtlosigkeit.

Aspiration

Da beim Bewußtlosen die Schutzreflexe erlöschen und der Muskeltonus nachläßt, können Fremdkörper oder der zurückfallende Zungengrund zu einer Verlegung der Luftwege führen. Auch sind Verletzungen des Schädels und des Gehirns sehr oft mit Verletzungen des Gesichtsschädels und Blutungen im Gesicht oder im Mund-Rachen-Raum verbunden, wobei das Blut bei ungünstig liegenden, bewußtlosen Verletzten in die Atemwege rinnen und diese verschließen kann.

Verlegung der Atemwege

13. Schädel-Hirn-Verletzungen

Atemstillstand

Der Atemstillstand ist einerseits Folge von Aspiration und fehlenden Schutzreflexen, wobei Fremdkörper in den Luftwegen nicht mehr ausgehustet werden. Weil sich die Ursache hier in den Atemwegen abspielt, spricht man vom peripher bedingten Atemstillstand.

Die andere Ursache eines Atemstillstands ist die Zunahme des Hirndrucks. Steigt dieser über einen gewissen Wert, so treten innerhalb des gesamten Gehirns Verschiebungen von Hirnteilen gegeneinander auf. Diese Massenverschiebung führt schließlich dazu, daß die unteren Teile des Kleinhirns in das große Hinterhauptsloch gepreßt werden und dort auf das Rückenmark drücken. Gerade an dieser Übergangsstelle Gehirn – Rückenmark befindet sich aber das Atemzentrum. Weil hier die Ursache des Atemstillstands in einer Störung des Zentralorgans Gehirn liegt, spricht man von einem zentralen Atemstillstand.

Maßnahmen des Ersthelfers

Das erste und wichtigste Ziel der Ersten Hilfe bei Schädel-Hirn-Verletzten ist die Verhütung von Schäden, die dem Gehirn nach dem Unfall durch Sauerstoffmangel und Hirndruck entstehen können.

Bei bewußtlosen Schädel-Hirn-Verletzten ist immer eine Atemstörung anzunehmen. Also muß zuerst eine Atemkontrolle durchgeführt werden.

Ist die Spontanatmung in ausreichendem Maß vorhanden, so wird die Seitenlagerung durchgeführt, damit die Atemwege freigehalten werden.

Wird die Atmung des Verletzten von Rasseln, Schnarchen oder ähnlichen Nebengeräuschen begleitet, so ist dies immer ein Hinweis auf eine mechanische Atembehinderung, die vom Ersthelfer durch Überstrecken des Kopfes in den Nacken oder Säubern der Mundhöhle beseitigt werden muß.

Eine wiederholte Kontrolle der Atmung und des Pulses in Abständen von wenigen Minuten ist notwendig, da auch bei zunächst vorhandener Spontanatmung noch am Unfallort ein Atemstillstand auftreten oder sich ein Schock entwickeln kann.

Atemstillstand erfordert die Atemspende. Der Rettungsdienst ist durch einen Notruf zu alarmieren. Auch wenn das Bewußtsein wiederkehrt und der Verletzte sich relativ wohl fühlt, soll er liegenbleiben und sich möglichst wenig bewegen. Auch jetzt drohen ihm noch die vier Gefahren: Hirndruck, Bewußtlosigkeit, Aspiration und Atemstillstand. Der Betroffene darf erst aufstehen, wenn ein Arzt dies erlaubt. Er soll in leichter Oberkörperhochlage (etwa 30°) gelagert werden. Schwankt die Bewußtseinslage oder klagt der

13.2. Schädel-Hirn-Verletzungen

Patient über starke Übelkeit oder Brechreiz, so ist die Seitenlage vorzuziehen.

Die Frage, ob bei einem verunglückten Motorradfahrer der Helm abgenommen oder auf dem Kopf belassen werden soll, läßt sich nicht pauschal beantworten. Sie muß im Einzelfall entschieden werden.

Ist der Verletzte bewußtlos, dann muß der Helm in jedem Fall entfernt werden.

Bei der Seitenlage soll der Mund den tiefsten Punkt des Körpers bilden, damit Erbrochenes, Blut oder Sekret ungehindert ablaufen können. Mit auf dem Kopf belassenem Helm läßt sich diese Forde-

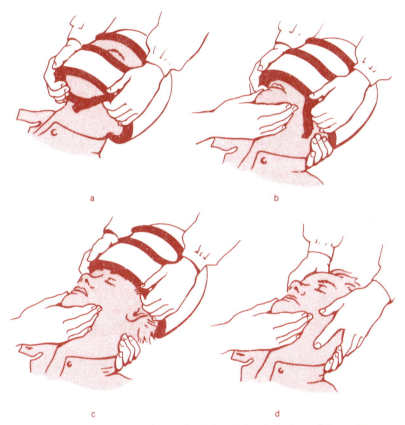

Abb. 49: Vorsichtiges Abnehmen des Schutzhelms beim bewußtlosen Motorradfahrer
a. Der Helm wird von einem Helfer unter Zug gehalten, während ein zweiter den Kinnriemen löst. b. Anschließend übernimmt der zweite Helfer den Zug. Er faßt den Verunglückten unter dem Nacken und am Unterkiefer. c. Während der Helmabnahme wird der Zug aufrechterhalten. d. Nach Abnahme des Helms umfaßt der erste Helfer den Kopf fest über beiden Ohren.

rung nicht erfüllen. Treten Störungen der Atmung oder gar ein Atemstillstand auf, so muß die Gesichtspartie des Verletzten frei zugänglich sein, damit unverzüglich mit der Atemspende begonnen und die Atemwege freigemacht werden können. Gerade die modernen Integralhelme behindern den Zugang zu Mund und Nase aber erheblich.

Das Abnehmen des Helms muß äußerst vorsichtig geschehen (Abb. 49). Der Kopf des Verunglückten soll möglichst wenig bewegt werden. Am besten geschieht dies durch zwei Helfer. Während ein Helfer den Kopf im Nacken und unter dem Kinn fixiert und leichten Zug in Richtung der Halswirbelsäule vom Körper weg ausübt, zieht der andere Helfer den Helm vorsichtig vom Kopf ab.

Danach kann der Verletzte vorsichtig in die Seitenlage gebracht bzw. die Atemspende angewendet werden.

Schädel-Hirn-Verletzte sollen grundsätzlich möglichst wenig und wenn, dann vorsichtig bewegt werden, weil in etwa 15% der Fälle zusätzliche Verletzungen der Halswirbelsäule vorliegen. Dies darf den Ersthelfer aber keineswegs dazu verleiten, aus Angst vor einer Schädigung des Rückenmarks lebenswichtige Sofortmaßnahmen (Seitenlagerung, Kopf überstrecken, Atemspende) zu unterlassen.

Es gehört zu den Grundsätzen der weiteren Versorgung von Kopfverletzten, daß diese, wenn am Unfallort Zeichen einer Gehirnerschütterung vorliegen, wegen der vier drohenden Gefahren auch bei anscheinendem Wohlbefinden in jedem Fall einer ärztlichen Untersuchung zugeführt werden müssen.

Krankenhausbehandlung notwendig

Sie werden in der Regel für mindestens 24 Stunden stationär in ein Krankenhaus aufgenommen, damit durch eine genaue Überwachung Komplikationen frühzeitig erkannt und Spätschäden vermieden werden können. Wenn Hirndruckzeichen infolge einer Hirnblutung vorliegen, kann der Verletzte durch eine rasch durchgeführte Operation gerettet werden, wobei der Druck im Schädelinneren durch Ausräumung des Blutergußes entlastet wird.

13.2.2. Die offene Schädel-Hirn-Verletzung

Wunde im Kopfbereich

Ist bei einer Gewalteinwirkung auf den Kopf die Kraft auf eine relativ geringe Fläche verteilt, so kommt es zur Verletzung von Kopfschwarte, Schädelknochen und Gehirn. Da in diesem Fall die Hirnoberfläche eine direkte Verbindung zur Außenwelt hat, nennt man diese Art der Kopfverletzung offene Schädel-Hirn-Verletzung.

Erkennen

Bei den offenen Schädel-Hirn-Verletzungen findet man immer eine Wunde, eventuell mit Blutung im Bereich der Stirn oder des behaarten Kopfes.

Bewußtlosigkeit

Durch die Schädigung der Hirnoberfläche, die bei offenen Schädel-Hirn-Verletzungen meist besteht, kann es zu einer Schwellung des Gehirns und damit zur Bewußtlosigkeit kommen. Eventuell können durch örtlich begrenzte Zerstörung bestimmter Hirnrindenfelder

13.2. Schädel-Hirn-Verletzungen

auch Krämpfe auftreten. Nach direkter Verletzung kann die Schwellung des Gehirns bei ausreichend großem Knochendefekt zum Austritt von meist blutig verschmierter Hirnmasse führen.

Prinzipiell kann sich hinter jeder Wunde im Kopfbereich, die augenscheinlich nicht nur oberflächlich ist, eine offene Schädel-Hirn-Verletzung mit all ihren Gefahren verbergen.

Die Gefahren der offenen Schädel-Hirn-Verletzungen entsprechen beim Vorliegen von Bewußtlosigkeit denen der gedeckten Schädel-Hirn-Verletzung. — *Gefahren*

Das Fehlen der Schutzreflexe oder Einklemmung im Hinterhauptsloch können Aspiration beziehungsweise Atemstillstand hervorrufen. — *Aspiration*

Zusätzlich besteht eine Infektionsgefahr des Gehirns. — *Infektionsgefahr*

Die Wiederherstellung und Aufrechterhaltung einer ausreichenden Atmung ist die wichtigste Maßnahme auch bei der Erstversorgung von offenen Schädel-Hirn-Verletzungen. — *Maßnahmen*

Deshalb muß bei Bewußtlosen zunächst festgestellt werden, ob noch eine Eigenatmung vorliegt. — *Wiederherstellung der Atmung vorrangig*

Bei vorhandener Atmung wird der Verletzte in die stabile Seitenlage gebracht. Es ist hierbei darauf zu achten, daß der Kopf auf der unverletzten Seite liegt.

Liegt ein Atemstillstand vor, ist unverzüglich mit der Atemspende zu beginnen. Die Kopfwunde soll locker und druckfrei mit trockenem, sterilem Material abgedeckt werden, z. B. mit einem Brandwundenverbandpäckchen. Im Schädel steckende Fremdkörper werden vom Ersthelfer belassen und nicht berührt. Puls und Atmung müssen laufend kontrolliert werden. Der Rettungsdienst ist durch einen Notruf zu verständigen. — *Steril abdecken*

Beim Anlegen des sterilen Verbands ist streng darauf zu achten, daß kein Druck auf die instabile Schädeldecke oder das Hirngewebe ausgeübt wird. Hervortretende Hirnmasse darf auf keinen Fall berührt und niemals zurückgedrängt werden. — *Keinen Druck ausüben*

Das Prinzip der weiteren Versorgung von offenen Schädel-Hirn-Verletzungen, die fast ausschließlich Domäne neurochirurgischer Fachkliniken ist, richtet sich nach dem Leitspruch, jede offene in eine gedeckte Schädel-Hirn-Verletzung zu überführen. Dazu wird nach der Wiederherstellung und Stabilisierung der vitalen Funktionen abgestorbenes Hirngewebe entfernt, die Kopfwunde schichtweise verschlossen und durch Antibiotikatherapie einer Infektion vorgebeugt.

Der Schädelbasisbruch

Der Schädelbasisbruch ist eine häufige Folge äußerer Gewalteinwirkung auf den Kopf. Er entsteht durch Überschreitung der Elastizitätsgrenze der Schädelbasis bei großflächigen Druckbelastungen. Es

13. Schädel-Hirn-Verletzungen

kommt zu Berstungsbrüchen an bestimmten, durch die Anatomie der Schädelbasis vorgegebenen Schwachstellen.

Ein typischer Unfallhergang ist das Aufprallen des Kopfes auf die Windschutzscheibe bei nicht angeschnallten Kraftfahrzeuginsassen im Verlauf eines Frontalzusammenstoßes. Die Bruchlinien verlaufen oft so, daß auch Blutgefäße und Nerven mitverletzt werden. Auch der Schädelbasis aufliegende Hirnanteile sind in manchen Fällen mitbetroffen.

Erkennen

Sickerblutungen aus Nase, Mund und Ohren

Beim Schädelbasisbruch kommt es oft zu Sickerblutungen aus Nase, Mund und Ohren. Das hier austretende Blut kann auch mit Gehirn-Rückenmarks-Flüssigkeit vermischt sein.

Bei entsprechendem Verlauf der Bruchlinien zeigen ein- oder beidseitige Blutungen ins Unterhautfettgewebe der Ober- und Unterlider Mitverletzungen von kleinen Blutgefäßen an. Man spricht bei einseitig »blauem Auge« von einem Monokelhämatom, bei beidseitigem Auftreten von einem Brillenhämatom. Mit dem Auftreten dieses Kennzeichens ist aber frühestens etwa eine Stunde nach dem Unfall zu rechnen.

Brillenhämatom

Bewußtlosigkeit kann, muß aber nicht auftreten.

Gefahren

Atemstörungen

Ist das Gehirn bei einem Schädelbasisbruch mitbetroffen, kann eine auftretende Bewußtseinstrübung Störungen der Atmung verursachen. Zentrale Atemstörungen und bei Blutungen in den Mundraum besonders die Aspiration können zum Atemstillstand führen.

Aufsteigende Infektion

Zudem besteht hier, ähnlich wie bei den offenen Schädel-Hirn-Verletzungen, eine Infektionsgefahr für das Gehirn. Dies ist dann der Fall, wenn durch den Bruchspalt eine direkte Verbindung vom Nasen-Rachen-Raum oder vom Ohr zum Schädelinneren geschaffen wird. Durch diese Öffnung kann Blut und Gehirn-Rückenmarks-Flüssigkeit abfließen. In umgekehrter Richtung gelangen aber auch Krankheitskeime ins Schädelinnere.

Maßnahmen

Da die Möglichkeit einer Atemstörung auch beim Schädelbasisbruch besteht, wird der Ersthelfer nach dem Feststellen der Bewußtseinslage zuerst eine Atemkontrolle durchführen. Diese Atemkontrolle ist in Abständen von einigen Minuten zu wiederholen. Bei vorhandener Atmung wird der Bewußtlose in die Seitenlage gebracht. Auf ein exaktes Freihalten der Atemwege ist wegen der hier besonders erhöhten Aspirationsgefahr zu achten.

Fehlt die Eigenatmung, ist unverzüglich mit der Atemspende zu beginnen. Durch einen Notruf wird der Rettungsdienst alarmiert.

Sickerblutungen nicht abwischen

Auf keinen Fall sollen die Sickerblutungen aus Nase und Ohren wie andere Wunden abgedeckt oder durch einen Verband versorgt werden. Man weicht bewußt von den Grundregeln der Ersten Hilfe ab. Hier soll die Aufstauung von Blut oder Sekret verhindert werden, die das Eindringen von Krankheitskeimen ins Schädelinnere eher begünstigen würde. Blut und Sekret werden auch nicht abgewischt, da sie manchmal die einzigen Zeichen eines Schädelbasisbruches darstellen und für den Arzt zur Diagnosestellung wichtig sind.

Die klinisch-medizinische Bedeutung des Schädelbasisbruchs ist in der Regel weitaus geringer, als dies der Laienmeinung entspricht, und erschöpft sich in vielen Fällen darin, daß sie eine erhebliche Gewalteinwirkung anzeigt. Die Grundsätze bei der Behandlung entsprechen in etwa denen der Versorgung offener Schädel-Hirn-Verletzungen.

13.3. Epilepsie (Zerebrale Krampfanfälle)

Die Epilepsie oder »Fallsucht« ist eine anfallsartig auftretende Erkrankung des Gehirns. Es gibt mehrere Arten und verschiedene Ausprägungsgrade der Epilepsie, die sich durch die Anfallsart, die Schwere und den zeitlichen Abstand der Anfälle unterscheiden.

Die epileptischen Anfälle treten spontan auf und sind meist mit einem Bewußtseinsverlust verbunden. Die Skala der Anfallsstärke reicht von kurzzeitigen Bewußtseinsverlusten (Absencen) bis zu stundenlangen Krampfanfällen mit Muskelzuckungen, die den gesamten Körper erfassen. Epileptische Anfälle sind mit unkontrollierten elektrischen Entladungen im Gehirn verbunden, deren Ursache letztlich noch nicht vollständig geklärt ist. Sie treten gehäuft nach Hirnverletzungen, bei Hirntumoren und Mißbildungen auf, kommen aber auch ohne das Vorliegen einer dieser Störungen vor.

Schwere epileptische Anfälle (Grand Mal) äußern sich im plötzlichen Zusammenbrechen des Erkrankten, oft verbunden mit einem Aufschrei. Typisch ist ein initialer Atemstillstand mit Zyanose. Die nachfolgende Krampfphase mit zunächst starren, dann aber schüttelnden, unkontrollierten Krämpfen dauert Sekunden bis Minuten, manchmal auch länger. »Schaum vor dem Mund«, Einnässen, weite Pupillen und Nichtansprechbarkeit während des Anfalls sind weitere Symptome. Die Krampfphase wird abgelöst von einem Tiefschlaf, aus dem der Kranke nur schwer erweckbar ist. *Krämpfe*

Neben der Aspirationsgefahr drohen vor allem Begleitverletzungen, die etwa durch plötzliches Hinfallen auf den Boden oder durch Umherschlagen im Krampfanfall entstehen können. Es kommt auch vor, daß der Kranke sich im Anfall in die Zunge oder in die Lippen beißt. *Zusatzverletzungen*

Aufgabe der Erste-Hilfe-Maßnahmen ist es in erster Linie, diese Begleitverletzungen zu vermeiden. Man versucht, Gegenstände, an denen der Epileptiker anschlagen könnte, aus seiner Nähe zu entfernen (Stühle, Tische), abzupolstern oder ihn selbst von den Gefahrenstellen wegzuziehen. Man kann versuchen, als Schutz vor Bißverletzungen ein gerolltes Stofftaschentuch oder eine Mullbinde zwischen die Zahnreihen zu schieben. Sobald wie möglich werden bewußtlose Epileptiker nach erfolgter Atemkontrolle in die Seitenlage gebracht. Der Notarzt muß alarmiert werden, denn er kann

Nicht festhalten längerdauernde Krampfanfälle medikamentös unterbrechen. Auf keinen Fall sollen krampfende Gliedmaßen festgehalten oder anders fixiert werden, da hierbei Verletzungsgefahr für den Kranken und den Helfer besteht.

Zwar besteht kein direkter Zusammenhang zwischen der epileptischen Anfallserkrankung und der Intelligenz des Betroffenen, doch nivelliert sich mit der Zahl der Anfälle die Leistung des Gehirns, was letztlich zu einer intellektuellen Einbuße führt. Es gibt Medikamente, die zur Verminderung der Anfallswahrscheinlichkeit führen und eine Wiedereingliederung im beruflichen und gesellschaftlichen Bereich ermöglichen. Tätigkeiten, bei denen sie selbst oder andere durch mögliche Anfälle gefährdet wären (Autofahren, Klettern u. ä.), dürfen Epileptiker nicht ausführen. An den Anfall selbst können sich die Kranken nicht erinnern. Tritt erstmals ein zerebraler Krampfanfall auf, ohne daß ein Anfallsleiden bekannt ist, muß eine ausführliche Diagnostik zum Ausschluß einer Gehirnerkrankung durchgeführt werden.

14. Hitzeschäden

14.1. Wärmeregulation unter Hitzebedingungen

Die Grundlagen der Temperaturregulation im menschlichen Körper werden in den Kapiteln Wunden und Kälteschäden ausführlich erläutert. An dieser Stelle soll noch einmal darauf hingewiesen werden, daß Verbrennungsvorgänge im Körper Wärme erzeugen und dadurch im Normalfall die Körpertemperatur über der Außentemperatur halten. Die Körpertemperatur bleibt gleich, wenn die Wärmeabgabe an die Umgebung der Wärmeproduktion entspricht. Sie steigt aber an, wenn die Wärmeproduktion die Wärmeabgabe übersteigt. Man bezeichnet das Ansteigen der Körpertemperatur über 38°C als Fieber. Bei höheren Temperaturen laufen auch die Stoffwechselvorgänge schneller ab. Steigt die Körpertemperatur infolge mangelnder Wärmeabgabe an, dann wird also über eine Stoffwechselsteigerung die Wärmeproduktion zusätzlich erhöht. Man kann diesen Kreisprozeß nur durch eine Normalisierung der Wärmeabgabe unterbrechen.

Die Hauptmechanismen zur Senkung der Körpertemperatur sind die Steigerung des Wärmeaustausches mit der Umgebung durch eine vermehrte Durchblutung der Haut und die Erzeugung von Verdunstungskälte durch die Produktion von Schweiß. Unter Hitzebedingungen ist die Wärmeabgabe durch Verdunstung das wichtigste Mittel zur Senkung der Körpertemperatur. Generell ist es nicht nur von der Lufttemperatur, sondern auch von der Luftfeuchtigkeit abhängig, wie belastend hohe Umgebungstemperaturen für den menschlichen Organismus sind. Die Schweißverdunstung hört ganz auf, wenn die Luft bei 100%iger Wasserdampfsättigung keine weitere Feuchtigkeit mehr aufnehmen kann. Diese Bedingungen liegen beispielsweise in überhitzten Duschräumen und in tropischen Urwäldern vor.

Verdunstungskälte

Hohe Luftfeuchtigkeit

Hitzeschäden treten bevorzugt dann auf, wenn hohe Außentemperaturen und eine hohe Luftfeuchtigkeit, also ungünstige Umweltbedingungen, mit einer gesteigerten Wärmeproduktion durch schwere körperliche Anstrengung zusammentreffen. Eine zusammenfassende Übersicht gibt Tabelle 7.

14.2. Die Hitzeerschöpfung

Die Hitzeerschöpfung tritt auf, wenn der Körper infolge großer Belastung bei starker Hitze und Verhinderung einer ausreichenden Verdunstung von Schweiß einen starken Flüssigkeitsverlust erleidet. Die Betroffenen sind oft unverhältnismäßig dick bekleidet, wodurch

Körperliche Anstrengung

14. Hitzeschäden

Tab. 7: Übersichtstabelle: Hitzeschäden.

	Hitzeerschöpfung	Hitzschlag	Sonnenstich
Kennzeichen	Haut auffallend blaß	Gesicht hochrot	Gesicht hochrot
	kalte Haut mit Schweiß	heiße, trockene Haut	Haut am Körper normal
	regelrechte Temperatur	hohes Fieber	regelrechte Temperatur
	Frösteln	taumelnder Gang	Übelkeit, Erbrechen, Nackensteifigkeit
	Schneller, schwacher Puls	evtl. Bewußtlosigkeit	evtl. Bewußtlosigkeit
Maßnahmen	Lagerung im Schatten	Lagerung im Schatten	Lagerung im Schatten
	Schocklage	Kopf erhöht lagern	Kopf erhöht lagern
	vor Wärmeverlust schützen	bei Bewußtlosigkeit Seitenlagerung	bei Bewußtlosigkeit Seitenlagerung
	salziges Wasser trinken lassen	mit Wasser besprengen Luft fächeln	Kopf durch Auflegen feuchter Tücher kühlen
	keine körperliche Anstrengung	Ruhelage einhalten	
	Notruf	Notruf	Notruf

Flüssigkeitsverlust

Salzverlust

eine ausreichende Wärmeabgabe nach außen verhindert wird. Bei dicker Kleidung wird dabei auch der Luftmantel zwischen Haut und Außenbekleidung mit Wasserdampf angereichert. Dieser behindert die Schweißverdunstung. Das Schwitzen bedingt einen beträchtlichen Wasser- und Salzverlust, der schon unter Ruhebedingungen bei großer Hitze etwa 0,5 Liter in der Stunde betragen und bei körperlicher Anstrengung dieses Maß sogar noch übersteigen kann.

Der Flüssigkeitsverlust durch das Schwitzen kann zu einer Kreislaufstörung führen, da alle Flüssigkeitsräume (Kompartimente) miteinander in Verbindung stehen. Es kommt zu einem schockähnlichen Bild. Die Hitzeerschöpfung kann tödlich verlaufen, wenn die Hitzebelastung nicht beim Auftreten der ersten Symptome unterbrochen wird.

Erkennen

Vorboten einer Hitzeerschöpfung sind eine gerötete und schweißbedeckte Haut, körperliche Schwäche, Durst sowie Schwindel und Flimmern vor den Augen. Ist die Störung schon weiter fortgeschritten, so finden sich die Zeichen eines Schocks.

Schockzeichen

Auffallende Blässe und Kühle der Haut, verbunden mit einer Neigung zum Frösteln und Frieren, sind die Zeichen einer verminderten Hautdurchblutung infolge der Zentralisation des Kreislaufs. Kalter Schweiß klebt auf der Haut, ein schneller und schwacher Puls vervollständigt die Schocksymptomatik. Auf die hochgradige Schwäche geht die Bezeichnung Hitzeerschöpfung zurück.

Die Maßnahmen der Ersten Hilfe haben zunächst die Aufgabe, eine weitere Hitzeeinwirkung und damit eine Verschlimmerung der Störung zu verhindern. Also wird man den Betroffenen zunächst aus dem Bereich der Hitzeeinwirkung entfernen und an einen kühlen Ort, zum Beispiel in den Schatten, bringen. Da eine Kreislaufstörung besteht, ist eine Flachlagerung angebracht. Die subjektiv störenden Erscheinungen von Frösteln und Frieren versucht man, wie bei der Schockbekämpfung, durch Zudecken zu beseitigen. Da beim starken Schwitzen auch Salze verlorengegangen sind, soll man bei diesem Krankheitsbild sowohl Flüssigkeit als auch Kochsalz ersetzen. Der Betroffene soll eine leicht gesalzene Lösung (ein Teelöffel Kochsalz pro Liter Wasser) oder eine der geschmacklich gefälligeren, in Sportgeschäften erhältlichen Mineralersatzlösungen (z. B. diverse »Mineraldrinks«) trinken, vorausgesetzt, daß er völlig bewußtseinsklar ist.

Bei Störungen des Bewußtseins muß zunächst die Atemfunktion überprüft werden. Abhängig davon, ob die Spontanatmung erhalten ist oder fehlt, müssen Seitenlagerung beziehungsweise Atemspende durchgeführt werden. Da nach jeder Hitzeerschöpfung bei körperlicher Belastung oder erneuter Belastung die Gefahr eines eventuell sogar lebensbedrohlichen Rückfalls droht, ist für längere Zeit strenge Körperruhe einzuhalten. Keinesfalls darf der Patient schon nach kurzer Zeit wieder belastet werden. Im Bedarfsfall ist der Rettungsdienst durch einen Notruf zu alarmieren.

Maßnahmen

In den Schatten bringen

Rückfall möglich

14.3. Der Hitzschlag

Als Hitzschlag bezeichnet man eine Wärmestauung im Körper, die entsteht, wenn bei starker Wärmezufuhr von außen die Wärmeabgabe eingestellt wird. Dies ist beispielsweise der Fall, wenn die Schweißabgabe bei feuchtschwüler oder heißer Witterung aufhört. Hohe Luftfeuchtigkeit und geringe Luftbewegung wirken begünstigend, ebenso wie körperliche Arbeit bei Hitze. Alte Personen und Alkoholiker sind besonders gefährdet.

Als Vorboten des Hitzschlags können die Zeichen der Hitzeerschöpfung auftreten. Erst das Aufhören der Schweißproduktion läßt dann die beiden Krankheitsbilder unterschiedlich verlaufen. Die Körpertemperatur steigt beim beginnenden Hitzschlag rasch an. Die Haut wird vermehrt durchblutet, um die Wärmeabgabe zu steigern, sie ist trocken, rot und heiß. Der Kopf erscheint hochrot. Durch die Hitzestauung können Körpertemperaturen von 43°C bis 44°C

Wärmestau

Erkennen

Hochrote Haut

erreicht werden. Zunehmende Desorientiertheit, ein taumelnder Gang, ein stumpfer Gesichtsausdruck und das Auftreten von Krämpfen können als Zeichen einer Schädigung des Gehirns gewertet werden, denn neben der Wärmestauung entwickelt sich eine Hirnschwellung. Bewußtlosigkeit tritt in der Regel erst dann ein, wenn die Körpertemperatur über 42°C ansteigt.

Atemstörungen — Schließlich können Störungen der Atmung auftreten, die zum Atemstillstand und über diesen zum Tod führen können. Der Hitzschlag ist immer ein lebensbedrohliches Krankheitsbild.

Maßnahmen — Wie bei der Hitzeerschöpfung ist es zunächst Aufgabe der Ersten Hilfe, eine weitere Hitzeeinwirkung zu verhindern. Der Betroffene wird an einen kühlen, schattigen Ort gebracht und mit erhöhtem Kopf und Oberkörper gelagert, wenn er bei Bewußtsein ist. Bei Bewußtlosigkeit sind, nach vorheriger Atemkontrolle, Seitenlagerung oder Atemspende durchzuführen.

Körpertemperatur senken — Die Körpertemperatur muß mit allen zur Verfügung stehenden Mitteln gesenkt werden. Man öffnet die Kleider weit und befeuchtet die Haut durch Besprengen mit Wasser oder durch das Auflegen nasser Tücher. Jetzt versucht man, durch Zufächeln von Luft eine Verdunstung dieser feuchten Schicht zu erreichen und dadurch Verdunstungskälte zu erzeugen. Der Betroffene muß dabei sorgfältig überwacht, die vitalen Funktionen müssen in kurzen Abständen kontrolliert werden.

Eine zu drastische Abkühlung, etwa in einer mit kaltem Wasser gefüllten Badewanne, sollte wegen der damit verbundenen Gefahr des Kreislaufstillstandes vermieden werden. Generell ist nach der

Körperruhe — Abkühlung eine langdauernde Körperruhe notwendig, da die Neigung zu lebensbedrohlichen Rückfällen groß ist. Der Rettungsdienst wird über den Notruf alarmiert.

14.4. Der Sonnenstich

Reizung der Hirnhäute — Beim Sonnenstich handelt es sich um eine Reizung der Hirnhäute und des Gehirns durch direkte Einwirkung ultravioletter Strahlung. Üblicherweise ist die Ursache eine Sonneneinstrahlung auf den ungeschützten Kopf oder auf den Nacken. Kahlköpfige und Kleinkinder sind besonders gefährdet. Kleine Kinder haben neben der dünnen Kopfbehaarung auch eine dünne Schädeldecke, die zudem noch nicht an allen Stellen geschlossen ist. An den sogenannten Fontanellen liegt das Hirngewebe praktisch direkt unter der Kopfschwarte, das Gehirn ist also recht wenig vor Strahlung geschützt.

Vorbeugung — Durch das Tragen eines Hütchens kann dem Auftreten eines Sonnenstichs vorgebeugt werden. Der Sonnenstich kann mit einem Hitzschlag kombiniert sein, die Zeichen dieser beiden Hitzeschäden überlagern sich dann.

14.4. Sonnenstich

Die unmittelbare Schädigung am Gehirn liegt neben der Hirnhautreizung in einer Schwellung des Hirngewebes, wobei es in schweren Fällen auch zu kleinen Blutungen und Erweichungen im Hirngewebe kommen kann.

Die große Gefahr beim Sonnenstich ist eine Beeinträchtigung des Bewußtseins. Es besteht Lebensgefahr. — **Gefahr**

Beim Sonnenstich findet sich ein hochroter und heißer Kopf, der meist in krassem Gegensatz zur kühlen und blassen Körperhaut steht. Das Verhalten des Betroffenen ist von Unruhe und Orientierungsstörungen gekennzeichnet. Er klagt über Kopfschmerzen, Nackensteifigkeit und Übelkeit, die bis zum Erbrechen führen kann. Verwirrungszustände können auftreten und in eine Bewußtlosigkeit übergehen. Bei Kleinkindern soll bereits das Auftreten von hohem Fieber, auch längere Zeit nach einem Aufenthalt in der prallen Sonne, an einen Sonnenstich denken lassen. — **Erkennen** / **Hochroter Kopf, blasser Körper**

Man entfernt den Betroffenen zunächst aus der direkten Sonneneinstrahlung und bringt ihn in den Schatten. Die Kleider werden geöffnet. Ist der Patient bei Bewußtsein, lagert man ihn mit erhöhtem Kopf und Oberkörper. Man sorgt weiters für eine Abkühlung des Kopfes mit Hilfe von nassen Tüchern. Durch Zufächeln von Luft versucht man, Verdunstungskälte zu erzeugen. Die Tücher müssen häufig gewechselt werden. — **Maßnahmen** / **Kopf abkühlen**

Bei Bewußtlosigkeit kontrolliert man zunächst die Atmung und führt entsprechend Seitenlagerung oder Atemspende durch. Der Rettungsdienst muß durch einen Notruf verständigt werden.

15. Die Atmung

Die Atmung stellt zusammen mit dem Blutkreislauf die Versorgung der einzelnen Körperzellen mit Sauerstoff sicher. Der Sauerstoff wird im Gewebe zur Gewinnung von Energie benötigt. Definitionsgemäß werden die Vorgänge des Gasaustauschs in der Lunge als äußere Atmung, die Vorgänge um die Energiegewinnung in den Zellen als innere Atmung bezeichnet. Da weder Sauerstoff noch Energie ausreichend im Körper gespeichert werden können, ist eine ununterbrochene Funktion der Atmung von lebensnotwendiger Bedeutung.

Darüber hinaus wird das bei der Verbrennung von Sauerstoff in den Zellen entstehende Kohlendioxid über die Lunge abgeatmet.

15.1. Anatomische Grundlagen

Zum Atmungssystem gehören
1. die oberen und unteren Luftwege,
2. das dem Gasaustausch dienende Lungengewebe,
3. die Muskulatur, die für die Füllung und Entleerung der Lunge mit Luft verantwortlich ist und
4. Strukturen, die der Atemregulation dienen.

Obere Luftwege

Die Atemwege gliedern sich in obere und untere Luftwege (Abb. 50). Zu den oberen Luftwegen gehören Nase, Mund und Rachenraum. In der Nase wird die Atemluft angefeuchtet und durch die Flimmerhärchen der Nasenschleimhaut grob gereinigt. In die Nasenhöhlen münden Gänge von den Nasennebenhöhlen (z. B. der

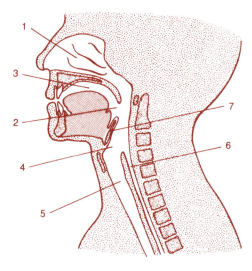

Abb. 50: Die oberen Luftwege
1 = Nasenraum; 2 = Rachenraum; 3 = Mundhöhle; 4 = Kehlkopf; 5 = Luftröhre; 6 = Speiseröhre; 7 = Kehldeckel

15.1. Anatomische Grundlagen 131

Stirnhöhle) und von den Augen (daher kann auch Tränenflüssigkeit über die Nase abfließen).

Mit dem Kehlkopf beginnen die unteren Luftwege. Von außen erkennt man die Lage des Kehlkopfs am sogenannten »Adamsapfel«. Im Rachenraum überkreuzen sich Luft- und Speisewege. Damit keine Nahrungsbestandteile in die Luftwege gelangen, verschließt beim Schluckvorgang der Kehldeckel reflektorisch den Kehlkopfeingang. Im knorpeligen Kehlkopf befindet sich der Stimmapparat mit den Stimmbändern und Muskeln, die die Spannung und Stellung der Stimmbänder zueinander verändern können. Die vorbeiströmende Luft versetzt die Stimmbänder in Schwingungen. Je nach Spannung dieser Bänder entstehen hohe oder tiefe Töne. In der Mundhöhle werden die Töne dann zur Sprache geformt.

Die sich an den Kehlkopf anschließende Luftröhre (Trachea) ist etwa 10–12 Zentimeter lang und wird durch Knorpelspangen offengehalten, damit sich bei der Einatmung nicht ihre Wände aneinanderlegen und sie verschließen können.

Die Luftröhre teilt sich in zwei Hauptbronchien (für die linke und rechte Lunge) auf, die sich in immer kleinere Bronchien und Bronchiolen verzweigen.

Die unteren Luftwege sind mit einem Flimmerepithel ausgekleidet, dessen Flimmerhärchen synchron in Richtung Rachenraum schlagen und dafür sorgen, daß Schleim und kleinere Fremdkörper, wie zum Beispiel Staubteilchen, nach außen geschafft werden.

In den Lungenbläschen (Alveolen) findet der Gasaustausch zwischen Atemluft und Blut statt. Die hauchdünne Wand aller Lungenbläschen würde aufgespannt eine Fläche von etwa 200 Quadratmetern

Untere Luftwege

Lungenbläschen

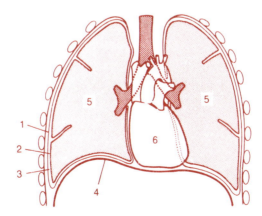

Abb. 51: Die Lage der Lungen im Brustkorb
1 = Rippenfell; 2 = Lungenfell; 3 = Pleuraspalt; 4 = Zwerchfell; 5 = Lungen; 6 = Herz

15. Die Atmung

bedecken. So ist für eine ausreichende Diffusionsfläche mit den die Alveolen umspannenden Haargefäßen (Kapillaren) gesorgt.
Die linke und rechte Lunge sind in Lungenlappen (links zwei, rechts drei) unterteilt und von schwammartiger Konsistenz. Sie füllen den Großteil des Brustraums aus (Abb. 51). Darüber hinaus sind im Brustraum enthalten: das Herz, einige große Blutgefäße, Luft- und Speiseröhre, die Thymusdrüse und Fettgewebe. Der Raum zwischen den Lungen heißt Mediastinum oder Mittelfellraum.

Brustraum
Der Brustraum wird von den Rippen, dem Brustbein und der Wirbelsäule geformt. Seine untere Begrenzung bildet das Zwerchfell, eine dünne Muskel-Sehnenplatte.
Jede der beiden Lungen ist ganz mit einer feinen Haut überzogen (Lungenfell), die auch die Innenwand des Brustkorbs auskleidet (Rippenfell). Diese beiden serösen Häute heißen auch Pleura.

Pleuraspalt
Zwischen den beiden Pleurablättern besteht ein feiner flüssigkeitsgefüllter Spalt, der Pleuraspalt. Im Pleuraspalt herrscht ein Unterdruck, der die Lungen gewissermaßen an die Innenseite des Brustkorbs ansaugt. Dieses Phänomen läßt sich mit der Kraft vergleichen, die zwei aneinanderliegende feuchte Glasplatten zusammenhält.
Dringt Luft in den Pleuraspalt ein, etwa weil das Lungengewebe einreißt oder der Brustraum von außen eröffnet wird, dann gleicht sich der Unterdruck dem Umgebungsdruck an und die betroffene Lungenhälfte wird nicht mehr an die Brustwand gesogen. Aufgrund ihrer Elastizität zieht sich die Lunge in diesem Fall in unterschiedlichem Ausmaß an der Lungenwurzel zusammen (s. a. Verletzungen des Brustkorbs – Pneumothorax, S. 85).

15.2. Atemmechanik

Vergrößert sich der Brustraum durch Abflachen des Zwerchfells (Bauchatmung) und Anheben der Rippen (Brustatmung), so vergrößert sich auch das Volumen der der Brustwand anhaftenden Lungen, und es wird von außen über die Atemwege Luft angesaugt.

Einatmung aktiv
Dieser aktive Vorgang heißt Einatmung oder Inspiration und ist immer an eine Muskeltätigkeit (Zwerchfellmuskulatur, Zwischenrippenmuskulatur) gebunden.

Ausatmung passiv
Erschlafft die Muskulatur, dann ziehen sich die in den Lungen enthaltenen elastischen Fasern zusammen, die bei der Einatmung gedehnt wurden; das Volumen der Lungen verkleinert sich, und Luft wird ausgestoßen. Die Ausatmung oder Exspiration geschieht also hauptsächlich passiv. In geringem Maß ist die Zwischenrippenmuskulatur auch aktiv beteiligt.

15.2. Atemmechanik

Atemvolumen

Beim Erwachsenen werden in Ruhe mit jedem Atemvorgang etwa 0,5 Liter Luft hin- und herbewegt (Atemzugvolumen).
Es wird also bei weitem nicht das gesamte Lungenvolumen dauernd neu belüftet.

Normales Atemzugvolumen: 0,5 l

Über eine normale Einatmung hinaus können etwa noch gut zwei Liter Luft aufgenommen werden. Dabei wirken dann Muskeln mit, die normalerweise nicht im Dienste der Atmung stehen, sondern nur bei extremer Einatmung eingesetzt werden, die sogenannte Atemhilfsmuskulatur.
Ebenso können nach einer normalen Ausatmung noch gut 1,5 Liter Luft mehr ausgeatmet werden. Dabei, aber auch bei einer forcierten Ausatmung (z. B. bei schwerer körperlicher Arbeit), wirken auch Muskeln bei der Ausatmung mit: ein Teil der Zwischenrippenmuskulatur und die Bauchmuskeln.
Auch nach einer maximalen Ausatmung bleibt noch ein gewisser Rest Luft in der Lunge (etwa ein Liter).
Diejenige Luftmenge, die nach einer maximalen Inspiration maximal ausgeatmet werden kann, heißt Vitalkapazität (Abb. 52).

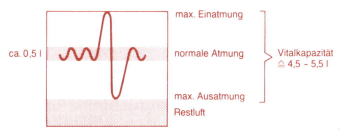

Abb. 52: Atemvolumina

Die Atemwege dienen der Luftleitung und der Erwärmung, Anfeuchtung und Säuberung der Atemluft. Da in ihnen kein Gasaustausch zwischen Luft und Blut stattfindet, heißt dieser Raum auch Totraum. Er beträgt normalerweise etwa 150 ml. Da der Totraum immer gleichbleibt, führt eine flache Atmung (geringes Atemzugvolumen) zu einer relativen Erhöhung des Totraums in bezug auf das Atemzugvolumen. Eine vertiefte Atmung verbessert dagegen die Belüftung der Lungenbläschen.
Bei Atemnot ist es also effektiver, tief durchzuatmen, als oberflächlich und schnell zu atmen.

15. Die Atmung

Atemfrequenz: 15/Minute

Atemfrequenz

In Ruhe führt der Erwachsene etwa 15 bis 18 Atemzüge pro Minute durch. Kinder atmen ihrem Alter entsprechend öfter. Säuglinge sogar über 40mal in der Minute (siehe Tab. 8). Bei körperlicher Anstrengung erhöht sich die Atemfrequenz ebenso wie die Atemtiefe. Die pro Minute ein- und ausgeatmete Luftmenge beträgt bei 18 Atemzügen und einem durchschnittlichen Atemzugvolumen von 0,5 l etwa 9 l. Bei körperlicher Arbeit kann dieser Wert auf das Zehnfache ansteigen.

Tab. 8: Altersabhängigkeit der Atemfrequenz in Ruhe.

Säugling	ca. 40 Atemzüge/min
Kleinkind	ca. 30 Atemzüge/min
Kind	ca. 25 Atemzüge/min
Jugendlicher	ca. 20 Atemzüge/min
Erwachsener	ca. 15 Atemzüge/min

Gasaustausch

Die prozentuale Zusammensetzung der Gasgemische Ein- und Ausatemluft ist in Tabelle 9 dargestellt. Die Ausatemluft entspricht nicht ganz der Zusammensetzung in den Lungenbläschen. Die ausgeatmete Luft ist eine Mischung aus Alveolarluft und Totraumluft, die ja nicht am Gasaustausch teilnimmt, also eine höhere Sauerstoffkonzentration aufweist. Die Luft in den Alveolen hat also einen geringeren Sauerstoff- und einen höheren Kohlendioxidanteil als die Ausatemluft. Aus der unterschiedlichen Gaszusammensetzung der Ein- und Ausatemluft ergibt sich, daß ein Teil des eingeatmeten Sauerstoffs verbraucht und eine entsprechende Menge Kohlendioxid gebildet wird.

Alveolarluft

Gasaustausch zwischen Alveolen und Blut

Diffusion

Der Gasaustausch von den Lungenbläschen ins Blut und umgekehrt erfolgt durch Diffusion.

Tab. 9: Gaszusammensetzung von Ein- und Ausatemluft.

Einatemluft		Ausatemluft
21%	Sauerstoff	17%
0,03%	Kohlendioxid	4%
78%	Stickstoff	78%
1%	Edelgase, Wasserdampf	1%

15.2. Atemmechanik

Die treibende Kraft für die Diffusion ist ein Druckunterschied. Wird eine Flüssigkeit von einem Gas überlagert, dann löst sich so lange Gas in der Flüssigkeit, bis der Gasdruck in der Flüssigkeit sich dem Gasdruck über ihr angeglichen hat.

Die Gasdiffusion zwischen der Luft in den Alveolen und dem Blut in den Lungenkapillaren beruht also auf den unterschiedlichen Partialdrucken der Gase im venösen Anteil der Kapillaren und in den Lungenbläschen. Der Partialdruck errechnet sich aus dem prozentualen Anteil eines Gases an einem Gasgemisch. So ist der Partialdruck des Sauerstoffs in der Einatemluft bei einem Luftdruck von 100 Kilo-Pascal: 21/100 × 100 kPa (= 760 Torr) = 21 kPa. Eine Erhöhung des prozentualen Sauerstoffanteils bewirkt also eine Erhöhung des Sauerstoffpartialdrucks.

Der Sauerstoffpartialdruck in den Alveolen ist höher als der im venösen Blut. Es diffundiert also Sauerstoff durch die dünne Wand der Lungenbläschen und Kapillaren ins Blut und löst sich dort im Blutplasma. Ein Großteil des gelösten Sauerstoffs wird dann chemisch an das Hämoglobin gebunden (Abb. 53).   Alveole → Blut

Andererseits ist der Kohlendioxiddruck in den Alveolen geringer als im venösen Kapillaranteil. Es diffundiert also Kohlendioxid vom Blutplasma in die Lungenbläschen und wird dann abgeatmet.   Blut → Alveole

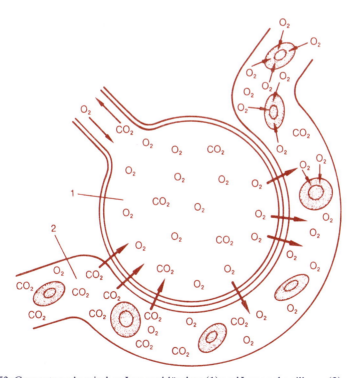

Abb. 53: Gasaustausch zwischen Lungenbläschen (1) und Lungenkapillaren (2)

Blut → Zelle

Mit dem Blut gelangt der Sauerstoff zu den einzelnen Geweben. Da in den einzelnen Zellen stets Sauerstoff verbraucht wird, ist der Sauerstoffdruck dort niedriger als im sauerstoffreichen, arteriellen Blut. Der Sauerstoff gibt also seine Bindung ans Hämoglobin auf, löst sich wieder im Plasma und diffundiert durch die Kapillarwand und Zellwände in die Zellen (Abb. 54).

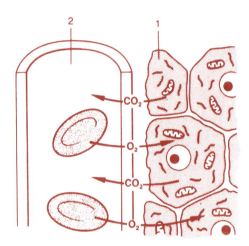

Abb. 54: Gasaustausch zwischen Kapillargefäß (2) und Zellen (1) im Gewebe

Zelle → Blut

Hier entsteht über die Vorgänge der Energiegewinnung Kohlendioxid (innere Atmung), das nun seinerseits, dem Konzentrationsgefälle folgend, ins Blut diffundiert. Dort löst sich das CO_2 im Plasma und geht dann zum überwiegenden Teil eine Bindung mit dem Plasmawasser ein, es entsteht Kohlensäure. Ein Teil des Kohlendioxids kann auch an das Hämoglobin gebunden werden. Mit dem Blut gelangt die Kohlensäure zur Lunge. Dort löst sich das Kohlendioxid wieder aus seiner Bindung und diffundiert in die Alveolen (Abb. 55).

Atemregulation

Chemorezeptoren

Die Atemtätigkeit muß immer an den wechselnden Sauerstoffbedarf in den Geweben angepaßt werden. Der wesentliche Atemantrieb ist der Kohlendioxidgehalt des Blutes. Mit speziellen Rezeptoren an der Aorta und der Halsschlagader wird ständig der Kohlendioxid- und Sauerstoffgehalt des Blutes gemessen. Steigt der Kohlendioxidpartialdruck im Blut an oder sinkt der Sauerstoffpartialdruck ab, so wird über das Atemzentrum im verlängerten Rückenmark (am Übergang vom Rückenmark zum Stammhirn gelegen) die Atemtätigkeit angeregt.

15.2. Atemmechanik 137

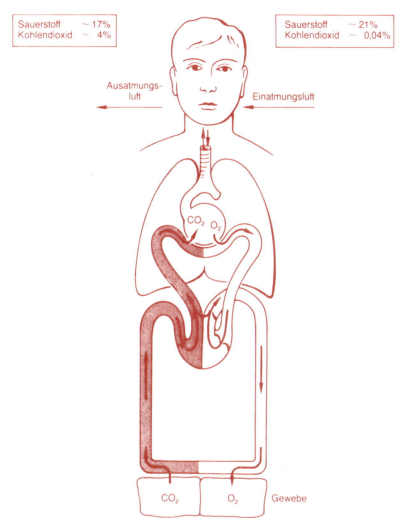

Abb. 55: Atmung und Kreislauf als gekoppelte Systeme.
Mit dem Blut gelangt Sauerstoff in die Zellen und Kohlendioxid von dort zur Lunge, wo es abgeatmet wird.

Auch im Gehirn wird der CO_2-Druck über zentrale Rezeptoren gemessen und bei einer Erhöhung des Kohlendioxidgehalts der Atemantrieb verstärkt.
Daneben haben eine Vielzahl von Faktoren Einfluß auf die Regulation der Atmung. Eine Erhöhung oder Erniedrigung der Körpertemperatur beispielsweise bedingt ein Mehr oder Weniger an Atemtätigkeit.
Außerdem kann, wie allgemein bekannt, die Atmung willentlich beeinflußt werden.

16. Lebensbedrohliche Störungen der Atmung

16.1. Atemstillstand

Eine lebensbedrohliche Störung der Atmung liegt vor, wenn die Atemfunktion nicht mehr ausreicht, um das Blut so weit mit Sauerstoff zu sättigen, daß der Sauerstoffbedarf der Organe gedeckt werden kann.

Sauerstoffmangel

Die einzelnen Organe können einen Sauerstoffmangel unterschiedlich lange verkraften, ohne eine wesentliche Schädigung zu erfahren. Am empfindlichsten auf Sauerstoffmangel reagiert das Gehirn. Schon nach drei bis fünf Minuten beginnen Gehirnzellen irreversibel abzusterben.

Da weder Sauerstoff noch Energie in nennenswertem Ausmaß gespeichert werden können, Energie aber andauernd benötigt wird, damit die Zellen nicht zugrunde gehen, ist eine kontinuierliche Sauerstoffversorgung des Gehirns unerläßlich.

Andere Organe, zum Beispiel die Muskulatur, reagieren nicht so empfindlich auf Sauerstoffmangel und können mit weniger Sauerstoff länger auskommen.

Ansäuerung der Gewebe

Daneben kommt es bei Atemstörungen zu einer ungenügenden Abatmung von Kohlendioxid. Im Blut steigt daher der Gehalt an Kohlensäure, es kommt zu einer Ansäuerung des Gewebes (Azidose), die wiederum zu Zellschädigungen führt.

Schließlich kommt es bei einem längerdauernden akuten Sauerstoffmangel (Atemstillstand) immer auch zu einem Herz-Kreislauf-Stillstand.

Ursachen

Eine Behinderung und Störung oder ein völliger Stillstand der Atmung kann viele Ursachen haben.

Verlegung der Atemwege

1. Zurücksinken des Zungengrunds beim Bewußtlosen in Rückenlage.
2. Anatmen von Erbrochenem, Blut, Schleim, Gebißteilen oder anderen Fremdkörpern und dadurch bedingte Verlegung der Luftwege (Aspiration).
3. Schwellung der Schleimhäute im Rachenraum. Sie kann beispielsweise bei einem Insektenstich im Mund-Rachen-Raum eintreten. Aber auch bei Infektionskrankheiten, wie Diphtherie (vor allem bei Kindern), können die Schleimhäute des Rachens und Kehlkopfs bedrohlich anschwellen.

4. Verschlucken von Fremdkörpern. Verschluckte größere Fremdkörper in der Speiseröhre können die Atemwege von hinten her einengen.
5. Ersticken (z. B. Verschüttung in einer Kiesgrube) und Ertrinken (s. a. Ertrinken, S. 235).
6. Erhängen oder Erwürgen.
7. Erkrankungen der Atemwege, z.B. Asthma bronchiale. Hier sind die kleinen Bronchien verengt, eine verstärkte Schleimsekretion bildet ein zusätzliches Atemhindernis.

Schädigung des Atemzentrums

1. Durch Gewalteinwirkung von außen (Schädel-Hirn-Verletzung, hohe Rückenmarksverletzung).
2. Durch Giftwirkung (vor allem Schlaf- und Betäubungsmittel).
Bei Schädigung des Atemzentrums fehlt der Atemantrieb, es kommt zu einer Frequenzverminderung, flacher Atmung oder zum Atemstillstand.

Sonstige Störungen

1. Zu geringer Sauerstoffgehalt der Atemluft
z. B. bei Erstickung mit Kohlendioxid, das sich in Silos, Schächten usw. angesammelt und den Sauerstoff aus der Luft verdrängt hat.
2. Störungen des Gasaustauschs in den Lungen.
Das Einatmen von ätzenden Gasen oder heißen Dämpfen kann die Wände der Lungenbläschen schädigen und dadurch die Gasdiffusion stören. Ein Lungenödem (Wasseransammlung in den Lungen) beeinträchtigt den Gasaustausch. Auch beim Zusammenfallen der Lungen nach Brustkorbverletzungen, wenn Luft in den Pleuraspalt eindringt (Pneumothorax), kann der Gasaustausch schwer gestört sein.
3. Einwirkung von elektrischem Strom.
Bei einem Stromschlag kann die Atemfunktion schlagartig erlöschen (s. a. Elektrounfälle, S. 200).
4. Blockade des Hämoglobins
(z. B. durch Kohlenmonoxidvergiftung).
5. Blockade der inneren Atmung
(z. B. durch Blausäurevergiftung).
6. Schädigung durch Hitze- oder Kälteeinwirkung
(Hitzschlag, Sonnenstich, Unterkühlung).

Bei Sauerstoffmangel ist das Hämoglobin im Blut nur unzureichend mit Sauerstoff gesättigt, das Blut hat deshalb (ähnlich dem venösen Blut) eine eher dunkle Farbe. Dadurch wird die Haut, zuerst an den Lippen und Fingernägeln, dann auch im Gesicht, bläulich (Zyanose).

Erkennen

Bläuliche Hautfarbe

16. Lebensbedrohliche Störungen der Atmung

Bewußt-
losigkeit

(Ausnahme: Kohlenmonoxid- oder Blausäurevergiftung; hier kann die Haut trotz Sauerstoffmangel auch rosig aussehen.)
Mit einem akuten Atemstillstand geht immer eine Bewußtlosigkeit einher.

Kennzeichen des Atemstillstands sind also:

1. Bewußtlosigkeit,
2. bläulichblasse Gesichtsfarbe, Zyanose (kann in Ausnahmefällen auch fehlen) sowie
3. kein Luftstrom über Mund und Nase spürbar, keine Atembewegungen sicht- und fühlbar.

Keine Atem-
bewegungen

Zum Fühlen der Atembewegungen wird eine Hand auf den Oberbauch, die andere auf den Rippenbogen gelegt. Sind keine Bewegungen des Brustkorbs oder der Bauchdecke spürbar, so ist dies ein sicheres Zeichen für einen Atemstillstand oder zumindest eine nicht ausreichende Eigenatmung des Betroffenen.
Andere Methoden zur Atemkontrolle sind zu wenig zuverlässig und zeitraubend und somit nicht geeignet (s. a. Atemkontrolle bei Bewußtlosigkeit, S. 106).

Gefahr

Wenn ein Atemstillstand besteht, entstehen bereits nach drei bis fünf Minuten im Gehirn des Betroffenen irreversible Schäden (Abb. 56).

Maßnahmen

Es muß also unverzüglich und ohne langes Zögern und Überlegen mit den lebensrettenden Maßnahmen der Wiederbelebung (Atemspende) begonnen werden.

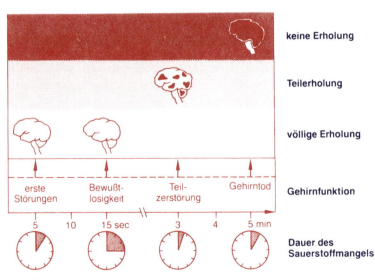

Abb. 56: Abhängigkeit der Schädigung des Gehirns von der Dauer des Sauerstoffmangels. Schon nach wenigen Minuten kommt es zu irreversiblen Schäden.

Die Chancen für eine erfolgreiche Wiederbelebung sind um so aussichtsreicher, je früher nach dem Aussetzen der Atmung mit der Atemspende begonnen wird (Abb. 57).

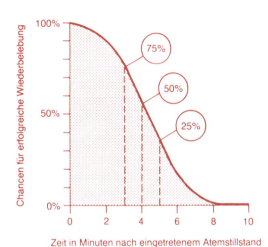

Abb. 57: Die Aussichten für eine erfolgreiche Wiederbelebung sind um so geringer, je länger der Sauerstoffmangel besteht.

Keinesfalls darf man die fatale Überlegung anstellen, man hätte ja drei Minuten Zeit, bis bleibende Schäden am Gehirn auftreten. Es kann sein, daß vor dem Atemstillstand schon eine Mangelversorgung mit Sauerstoff bestand. Außerdem vergeht immer eine gewisse Zeit, bis der Atemstillstand festgestellt wird. Die Chancen auf eine erfolgreiche Wiederbelebung schwinden, wie schon erwähnt, rapide mit der Länge der Zeit, in der bei bestehendem Atemstillstand keine Maßnahmen getroffen werden.

Möglichst bald sollte an die Alarmierung des Rettungsdienstes gedacht werden. Durch den Notruf darf aber der Beginn der Atemspende keinesfalls hinausgezögert oder die Atemspende unterbrochen werden.

Atemspende sofort beginnen

Notruf

16.2. Die Atemspende

Mit der Atemspende ersetzt der Ersthelfer die stillstehende Atmung des Verletzten. Da sich dessen Brustraum nicht mehr selbständig ausdehnt (fehlender Atemanreiz) und deshalb der Gasaustausch von den Lungenbläschen zur Umgebungsluft nicht mehr stattfindet, bläst der Helfer Atemluft in die Lungen des Verletzten.
Da die Ausatemluft des Helfers noch etwa 17% Sauerstoff enthält (s. Tab. 9, S. 134), kann damit das Blut des Betroffenen noch ausrei-

Ausatemluft enthält noch genügend Sauerstoff

chend mit Sauerstoff gesättigt werden. Die Vorgänge der Gasdiffusion von den Lungenbläschen ins Blut und umgekehrt laufen selbsttätig ab; auch die Ausatmung erfolgt selbständig aufgrund der Eigenelastizität der Lungen (s. Kapitel Atmung, S. 130).

Normalerweise erfolgt die Atemspende Mund-zu-Nase. Dies entspricht dem natürlichen Atemweg. Bei hohen Beatmungsdrucken und nicht ganz korrekter Technik gelangt nicht so leicht Luft über die Speiseröhre in den Magen wie bei der Mund-zu-Mund-Beatmung.

Wie schon erwähnt, ist es sehr wichtig, daß die Atemspende unverzüglich begonnen und keine Zeit mit langwierigen Säuberungsbemühungen des Mundraums vertan wird. Nur bei sichtbaren größeren Fremdkörpern wird die Mundhöhle grob mit den Fingern ausgeräumt.

Eventuell Taschentuch zwischenlegen

Der Ersthelfer wird einige Überwindung aufbringen müssen, um bei Verletzten mit blutverschmiertem Gesicht oder solchen, die erbrochen haben, die Atemspende zu beginnen. Um den direkten Kontakt mit der verunreinigten Haut zu vermeiden, kann man deshalb ein Stofftaschentuch (keine Papiertaschentücher; diese beginnen sich durch die Feuchtigkeit der Atemluft und der Lippen schon nach wenigen Atemstößen aufzulösen und zu fusseln) über Mund und Nase des Betroffenen breiten.

Der Helfer muß sich immer vor Augen halten, daß der Verunglückte, bei dem der Atemstillstand festgestellt wurde, innerhalb von wenigen Minuten stirbt, wenn nicht unverzüglich die Atemspende geleistet wird.

Technik der Atemspende

Der Helfer kniet seitlich etwa in Kopfhöhe des auf dem Rücken liegenden Betroffenen. Durch einen kurzen Blick in die Mundhöhle überzeugt er sich, daß nicht größere Fremdkörper (losgelöste Gebißteile o. ä.) die Atemwege versperren.

1. Kopf weit in den Nacken beugen

Hals überstrecken

Der Kopf wird weit in den Nacken gebeugt und der Hals überstreckt. Der Kopf wird mit einer Hand an der Stirn am Haaransatz, mit der anderen Hand am Kinn gefaßt und vorsichtig in den Nacken gebeugt. Dadurch wird der Zungengrund angehoben und somit freie Atemwege geschaffen (Abb. 58).

Die korrekte Kopfhaltung ist für den Erfolg der Atemspende von entscheidender Bedeutung und muß immer wieder kontrolliert werden.

16.2. Die Atemspende 143

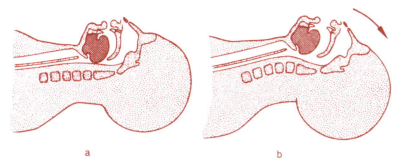

Abb. 58: Freihalten der Atemwege durch Überstrecken des Kopfes in den Nacken.

In einigen Fällen setzt allein durch diese Maßnahme die Eigenatmung des Verletzten wieder ein. Der Helfer hält nun den Kopf weiter in dieser Stellung und beobachtet den Betroffenen so lange, bis sich die Atmung stabilisiert hat. Bei ausreichender Atmung bringt man den Verunglückten dann in die Seitenlage, wo er weiterhin sehr sorgfältig überwacht wird. Atemkontrollen sind in kurzen Abständen notwendig, um einen erneuten Atemstillstand sofort zu erkennen.
Setzt durch das Überstrecken des Halses alleine die Atmung nicht ein, dann beginnt der Helfer unverzüglich mit der Mund-zu-Nase-Beatmung.

Oft setzt die Eigenatmung wieder ein

2. Mund-zu-Nase-Beatmung

Der Kopf bleibt in den Nacken gebeugt und der Hals überstreckt. Mit der am Kinn befindlichen Hand wird der Mund des Betroffenen dicht verschlossen, am besten indem der Daumen die Unterlippe gegen die Oberlippe drückt (Abb. 59).
Der Helfer öffnet seinen eigenen Mund weit und atmet ein (nicht zu tief, etwas mehr als bei einem normalem Atemzug). Den weit geöffneten Mund setzt er um die Nase herum fest auf das Gesicht des Verletzten auf und atmet aus.
Nach dem Einblasen nimmt der Ersthelfer sofort den Kopf zurück. Durch einen Blick seitwärts auf den Brustkorb des Betroffenen kann er am Zurücksinken des Brustkorbs oder der Bauchdecke den Erfolg der Beatmung überprüfen. Dabei kann er auch mit dem Ohr entweichende Luft spüren oder hören.
Auf diese Weise wird etwa 15mal in der Minute, das entspricht dem eigenen Atemrhythmus, beatmet. Diese Beatmungsfrequenz reicht aus, um das Blut des Betroffenen ausreichend mit Sauerstoff zu sättigen. Ein rascheres Beatmen ist unökonomisch und führt lediglich zu einer Überanstrengung des Ersthelfers.
Zählhilfen erleichtern das Einhalten der idealen Beatmungsfrequenz, da man sich am eigenen Atemrhythmus schlecht orientieren

Mund verschließen

Eigenen Mund weit öffnen

15 Atemstöße pro Minute

16. Lebensbedrohliche Störungen der Atmung

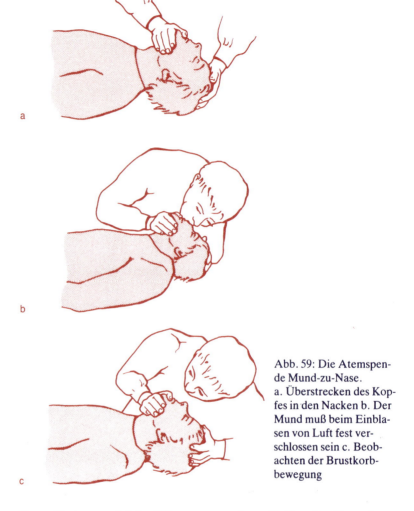

Abb. 59: Die Atemspende Mund-zu-Nase. a. Überstrecken des Kopfes in den Nacken b. Der Mund muß beim Einblasen von Luft fest verschlossen sein c. Beobachten der Brustkorbbewegung

kann. So tragen gleichmäßig ausgesprochene Zahlen der Zwanziger-Reihe (»Einundzwanzig«, »zweiundzwanzig« usw.), die etwa eine Sekunde dauern, zur exakten Einhaltung des Sekundenrhythmus bei.

Kopfhaltung korrigieren

Stößt der Helfer bei der Beatmung auf einen starken Widerstand, so ist meist die Kopflage des Betroffenen nicht ganz korrekt. Ist der Kopf jedoch optimal in den Nacken gebeugt und der Hals überstreckt, so kann der Widerstand auch von Fremdkörpern herrühren, die die Atemwege verlegen. Hat man sich davon überzeugt, daß Mund- und Rachenhöhle frei sind, so muß man annehmen, daß die Nase verlegt ist (Schleim, Blut, Fremdkörper). In diesem Fall geht der Helfer sofort über zur Mund-zu-Mund-Beatmung.

16.2. Die Atemspende   145

3. Mund-zu-Mund-Beatmung

Dabei wird bei weit in den Nacken gebeugtem Kopf die Nase des Betroffenen mit Daumen und Zeigefinger der an der Stirne liegenden Hand dicht verschlossen. Der Mund des zu Beatmenden ist leicht geöffnet (Abb. 60).

Nase verschließen

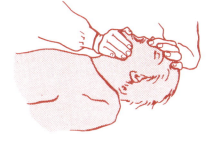

Abb. 60: Die Atemspende Mund-zu-Mund.
Hierbei ist die Nase fest zu verschließen.

Der Helfer setzt seinen weit geöffneten Mund um den Mund des Betroffenen auf. Der weitere Beatmungsvorgang entspricht dem der Mund-zu-Nase-Beatmung.
Die Mund-zu-Mund-Beatmung wird nur durchgeführt, wenn die Beatmung Mund-zu-Nase keinen Erfolg hatte. Die Gefahr, daß Luft nicht in die Luftröhre, sondern über die Speiseröhre in den Magen gelangt, ist bei der Mund-zu-Mund-Beatmung größer. Bei einer Überblähung des Magens kann es leicht zum Erbrechen kommen (Aspirationsgefahr). Außerdem ist es bei der Mund-zu-Mund-Beatmung schwieriger, die richtige Kopfhaltung beizubehalten und damit die Atemwege freizuhalten.
Man darf auf keinen Fall versuchen, versehentlich in den Magen gelangte Luft durch Druck auf den Bauch zum Entweichen zu bringen, da akute Aspirationsgefahr besteht.

Mund leicht öffnen

Durchführung der Atemspende bei Säuglingen und Kleinkindern

Bei Säuglingen und Kleinkindern ist die Beatmung etwas abgewandelt durchzuführen:
Wegen der geringen Größe der Gesichtspartie setzt der Ersthelfer seinen Mund gleichzeitig über Mund und Nase des Säuglings auf. Der Kopf wird nur mäßig in den Nacken gebeugt. Dann erfolgt die Beatmung entsprechend der natürlichen Atemfrequenz des Kindes (s. Tab. 8, S. 134) schneller als beim Erwachsenen, etwa 30mal in der Minute.
Wegen des geringen Volumens der Lunge des Säuglings darf die Beatmung nur mit ganz geringem Druck und sehr vorsichtig erfolgen. Mit einem Atemzug können mehrere Beatmungen des Kindes

Geringerer Beatmungsdruck

vorgenommen werden. Bei zu kräftigem Einblasen besteht die Gefahr, daß die Lunge des Säuglings verletzt wird.

Beenden der Atemspende

Die Beatmung muß so lange fortgesetzt werden bis
1. die Eigenatmung des Betroffenen wieder einsetzt. Dies erkennt der Helfer an eigenständigen Bewegungen am Hals, Brustkorb und Oberbauch des Verletzten, auch an Luftströmungen, denen keine Beatmung vorausgegangen ist.
Alle fünf bis zehn Minuten soll die Atmung kontrolliert werden. Werden ausreichende Atembewegungen festgestellt, so bringt man den Bewußtlosen in die Seitenlage, wo er weiterhin sehr sorgfältig überwacht werden muß. Die Atmung wird in kurzen Abständen kontrolliert.
2. der hinzukommende Arzt den Tod des Patienten feststellt. Nur der Arzt kann beurteilen, ob weitere Wiederbelebungsversuche sinnvoll sind, oder ob der Tod schon sicher eingetreten ist.
3. der eintreffende Rettungsdienst die weitere Versorgung des Verletzten übernimmt.

In den Rettungsfahrzeugen werden Geräte mitgeführt, die eine maschinelle Beatmung auch mit höheren Sauerstoffkonzentrationen der Beatmungsluft erlauben. Dadurch wird der Sauerstoffpartialdruck in den Alveolen erhöht und die Sauerstoffsättigung des Blutes erleichtert (s. Grundlagen der Atmung, S. 130).

Der Helfer muß die Atemspende unter Umständen auch über längere Zeit hinweg durchführen können.

Überanstrengung

Dabei kann es, besonders bei Aufregung, durch zu schnelle Beatmungsfrequenz und zu tiefe Atemzüge zur »Überanstrengung« kommen. Dies äußert sich in Schwindel, Schwarzwerden und Flimmern vor den Augen.

Durch die forcierte Atmung des Beatmenden wird zuviel Kohlendioxid abgeatmet. Dadurch sinkt der Kohlendioxidspiegel im Blut und im Liquor. Dies wird von Chemorezeptoren registriert und führt über eine Engerstellung der Hirngefäße zu einer Durchblutungsminderung des Gehirns. Daher kommt es zu den geschilderten Anzeichen. Sie verschwinden rasch, wenn die Atemspende kurze Zeit unterbrochen wird, der Ersthelfer inzwischen ruhig atmet und die Beatmung dann mit normaler Frequenz weiterführt.

Das Risiko der Übertragung einer Infektionskrankheit vom Patienten auf den Helfer bei der Durchführung der Atemspende ist gering. Die Durchseuchungsrate infektionsfähiger Lungentuberkulose ist in Zentraleuropa heute niedrig.

Eine Ansteckung mit der Immunschwächekrankheit AIDS erscheint prinzipiell möglich, wenn beispielsweise Blut oder Speichel eines

Virusträgers über offene Stellen im Zahnfleisch oder an den Lippen in den Blutkreislauf des Helfers gelangt.
Die Wahrscheinlichkeit einer Ansteckung darf aber als sehr gering erachtet werden, nachdem bisher trotz intensiver Nachforschungen in keinem Fall die Infektion eines Angehörigen eines Heilberufes (Ärzte, Krankenschwestern) bei derartigen Maßnahmen nachgewiesen werden konnte.
Zur Durchführung der Atemspende werden im Handel mittlerweile eine Reihe von Hilfsmitteln (Masken, Tuben) angeboten, die einen direkten Kontakt zwischen dem Mund des Helfers und dem Gesicht des Notfallpatienten verhindern. Deren sachgerechter Gebrauch muß jedoch erlernt und ausreichend geübt werden.
Ein zwischengelegtes Taschentuch alleine stellt wohl keinen absolut sicheren Schutz dar.
Bei Vergiftungen mit Pflanzenschutz- und Schädlingsbekämpfungsmitteln (Alkylphosphaten) oder Blausäurederivaten darf die Atemspende wegen der Gefahr einer Vergiftung des Helfers nicht durchgeführt werden. Hier muß eine Gerätebeatmung durch Fachpersonal erfolgen.

16.3. Der Ertrinkungsunfall

Wenn Nichtschwimmer unvermutet in tiefes Wasser geraten, aber auch bei Erschöpfungszuständen, plötzlicher Ohnmacht, einem Atem- und Kreislaufversagen durch unvermitteltes Eintauchen in kaltes Wasser (»Badetod«) oder sonstigen, plötzlich im Wasser auftretenden Erkrankungen (Herzanfall, epileptischer Anfall), kommt es zum Ertrinkungsunfall.
Mit Ertrinken bezeichnet man den Tod durch Ersticken im Wasser. Geraten die Atemwege unter Wasser und dringt dabei Luft in die oberen Luftwege ein, so kann zunächst ein sogenannter Stimmritzenkrampf das Eindringen von Flüssigkeit in die unteren Atemwege verhindern (»trockenes Ertrinken«). Es besteht dabei ein Erstickungszustand, ohne daß Wasser in die Lungen eintritt. Wenn Bewußtlosigkeit und Atemstillstand einige Zeit bestehen, so löst sich der Stimmritzenkrampf und Wasser kann in die Lungen einfließen (»feuchtes Ertrinken«).
Im Vordergrund der Bemühungen des Ersthelfers muß der möglichst frühzeitige Beginn der Atemspende stehen. Im Idealfall erfolgt diese bereits während der Rettung noch im Wasser, sobald man die Atemwege des Betroffenen über der Wasseroberfläche halten kann. Es ist sinnlos, durch Drehen des Verunglückten auf den Bauch und Anheben der Hüften zu versuchen, eingedrungenes Wasser aus den Lungen zu entfernen. Derartige Manipulationen verzögern lediglich den Beginn der Atemspende und lösen unter Umständen Erbrechen

Baldmöglichst mit der Atemspende beginnen

16. Lebensbedrohliche Störungen der Atmung

Wasser nicht aus den Lungen entfernen

aus. In die Lungen eingeflossenes Süßwasser wird sehr rasch über die Lungenkapillaren ins Blut aufgenommen.

Auch nach geglückter Wiederbelebung des Verunglückten kann es zu schweren Komplikationen kommen. Gefürchtete Folgen sind die Ansammlung von Flüssigkeit in der Lunge (Lungenödem) und eine Lungenentzündung.

Eine bei einem Ertrinkungsunfall häufig bestehende Unterkühlung verlängert oft die Zeit, in der bei bestehendem Sauerstoffmangel noch eine erfolgreiche Wiederbelebung möglich ist. Die Abkühlung senkt den gesamten Stoffwechsel und damit den Sauerstoffbedarf der Zellen und verzögert dadurch das Auftreten von Schäden. Deshalb sind bei Ertrinkungsunfällen erfolgreiche Wiederbelebungen noch mehr als eine halbe Stunde nach dem Unfall beschrieben worden.

16.4. Der Esmarchsche Handgriff zum Entfernen von größeren Fremdkörpern aus Mund und Rachen

Fremdkörper im Mund- und Rachenraum können ein Hindernis in den oberen Luftwegen darstellen und so die Luftströmung beeinträchtigen. Stößt man beim Einblasen der Atemluft bei der Atemspende auf einen Widerstand und hat man die Kopflage des Betroffenen bereits korrigiert, muß man den Mund des Bewußtlosen öffnen und eventuell vorhandene Fremdkörper entfernen. Oft ist das weite Öffnen des Mundes nicht einfach, weil die Kaumuskulatur verkrampft ist und die Kiefer fest aufeinandergepreßt werden. Zum Öffnen des Mundes bedient man sich des sog. Esmarchschen (von Esmarch-Heibergschen) Handgriffs.

Öffnen des Mundes

Mundhöhle säubern

Der Helfer begibt sich dabei an das Kopfende des Patienten. Mit beiden Händen faßt er den Unterkiefer am Kieferwinkel bei in den Nacken überstrecktem Kopf. Die beiden Daumen drücken unterhalb der Unterlippe den Unterkiefer abwärts. Den weit geöffneten Mund hält man offen, indem man mit einem Daumen die Wange des Bewußtlosen zwischen die Zahnreihen drückt. Dadurch wird verhindert, daß der Verletzte den Mund plötzlich schließt, während der Ersthelfer gerade mit seinen Fingern den Mund- und Rachenraum ausräumt. Zum Entfernen der Fremdkörper dreht man den Kopf des Bewußtlosen zur Seite und versucht, mit einem oder zwei Fingern eventuell größere Fremdkörper zu fassen und die Mundhöhle auszuräumen. Am besten wickelt man sich ein Stofftaschentuch um den Zeigefinger. Bei diesen Maßnahmen sollte möglichst wenig Zeit verlorengehen. Wenn sie beendet sind und weiterhin ein Atemstillstand besteht, ist die Atemspende unverzüglich fortzusetzen.

16.5. Insektenstiche im Mundraum

Besonders bei Kindern kommt es im Sommer immer wieder vor, daß beim Essen von Süßigkeiten oder beim Trinken von Limonade Insekten in den Mundraum gelangen. Durch Stiche von Wespen, Bienen oder Hornissen können dabei die Mundschleimhaut ebenso wie die Zunge stark anschwellen. Die oberen Atemwege können durch diese Schwellungsvorgänge im Mund- und Rachenraum verlegt, die Atmung dadurch zunächst behindert und dann unmöglich gemacht werden.   *Schwellung der Schleimhäute*

Wie stark und schnell die Schwellung einsetzt, hängt einerseits von der Art des Insekts, andererseits von der Empfindlichkeit des einzelnen Patienten ab.

Bei einer totalen Verlegung der Atemwege droht durch Sauerstoffmangel in den verschiedenen Körperzellen akut der Tod durch Ersticken.   *Verlegung der Atemwege*

Der Hergang des Vorfalls ist charakteristisch. Die Schwellung der Mundschleimhaut und der Zunge kann durch Öffnen des Mundes rasch erkannt werden, manchmal ist das ganze Gesicht aufgedunsen. Zischende oder pfeifende Atemnebengeräusche sind Hinweise auf eine teilweise Verlegung der Atemwege.

Die Maßnahmen der Ersten Hilfe haben zum Ziel, eine weitere Zunahme der Schwellung zu verhindern und die Atemfunktion zu erhalten, bis der Notarzt am Notfallort eintrifft. Dies kann erreicht werden, indem man den Betroffenen Eis lutschen läßt. Durch die lokale Kälteeinwirkung erfolgt dabei eine Engerstellung der Blutgefäße im Mundraum und eine Verzögerung des Schwellvorgangs. Für eine rasche Alarmierung des Rettungsdienstes und des Notarztes ist zu sorgen. Wenn bereits ein Atemstillstand eingetreten ist, soll versucht werden, durch die Atemspende die Atemfunktion zu ersetzen.   *Lokal kühlen*

Der Notarzt versucht, durch Injektion schwellungshemmender und abschwellender Medikamente (Adrenalin, Kortison) eine Zunahme der Schwellung zu verhindern. Sind die Atemwege schon verlegt, so werden durch das Einführen eines Gummischlauchs in die Luftröhre (Intubation) oder durch eine notfallmäßige operative Eröffnung der Luftwege (Koniotomie) die Voraussetzung für eine wirkungsvolle Beatmung geschaffen.

17. Der akute Kreislaufstillstand
Herz-Lungen-Wiederbelebung

Herz-Kreislauf-Erkrankungen stehen seit vielen Jahren an der Spitze der Todesursachen-Statistiken der Industrienationen. Regional begrenzte Versuchsprogramme in den USA und in Europa haben gezeigt, daß die Chancen für eine erfolgreiche Wiederbelebung erhöht und die Sterblichkeit an Herz-Kreislauf-Erkrankungen gesenkt werden können, wenn möglichst viele Personen in der Erkennung und Behandlung eines akuten Kreislaufstillstands unterrichtet werden und im Bedarfsfall unverzüglich mit der Herz-Lungen-Wiederbelebung beginnen.

Man muß aber beachten, daß die Herzdruckmassage eine nicht ganz ungefährliche Maßnahme ist, die bei fehlerhafter Anwendung Schäden an Lunge, Leber, Milz und am Herzen hervorrufen kann. Die Technik der Herzdruckmassage ist an sich nicht schwierig zu erlernen. Ein ausreichendes theoretisches Wissen und das Üben der praktischen Maßnahmen an einem geeigneten Phantom unter sachkundiger Anleitung sind jedoch unumgänglich.

Jeder Interessierte sollte über die Maßnahmen beim akuten Kreislaufstillstand Bescheid wissen und bei Gelegenheit auch die praktische Durchführung erlernen.

Früher wurde ein Mensch für tot erklärt, wenn er nicht mehr atmete. (Man kannte noch keine Unterscheidung von klinischem und biologischem Tod.) Einige Zeit später erfolgte die Definition des Todes als Aufhören des Herzschlages.

Heute wissen wir, daß das Leben auch nach dem Aussetzen von Atmung und Herztätigkeit weiterbestehen kann, wenn diese Funktionen von anderen Personen oder von Maschinen ersetzt werden.

Klinischer Tod
Der klinische Tod ist nicht endgültig, sondern umkehrbar, reversibel. Der Notfallpatient kann »wiederbelebt« werden. Nur wenn keine Wiederbelebungsmaßnahmen ergriffen werden oder wenn diese nicht zum Erfolg führen, geht der klinische Tod durch die Sauerstoffmangelversorgung des Gehirns und den resultierenden Gehirntod in den biologischen Tod über.

Biologischer Tod
Der biologische Tod ist nicht mehr rückgängig zu machen, also irreversibel.

Für die Versorgung der einzelnen Körperzellen mit Sauerstoff ist neben einer funktionierenden Atmung ein intakter Blutkreislauf unabdingbare Voraussetzung.

Herzstillstand
Kammerflimmern
Ein Stillstehen der Blutströmung kann durch einen völligen Ausfall der Herztätigkeit (Herzstillstand) oder aber durch eine ungeordnete Herzfunktion, bei der sich die einzelnen Herzmuskelfasern nicht rhythmisch und gleichzeitig, sondern völlig unkontrolliert und unzusammenhängend zusammenziehen (Kammerflimmern), verursacht sein.

17. Der akute Kreislaufstillstand

Das Ergebnis ist in beiden Fällen das gleiche: es wird kein (oder verschwindend wenig) Blut aus den Herzkammern in das Gefäßsystem ausgeworfen.

Mit dem Aufhören der Blutströmung wird kein Sauerstoff mehr von der Lunge zu den Geweben, insbesondere in das Gehirn, transportiert. Kreislaufstillstand

Die Funktionen von Atmung und Blutkreislauf sind miteinander gekoppelt.

Ein Atemstillstand (dem nicht durch geeignete Maßnahmen des Ersthelfers begegnet wird) hat nach wenigen Minuten ein Erlöschen der Herzaktion zur Folge. Andererseits bedingt ein Kreislaufstillstand nach kurzer Zeit einen Atemstillstand.

Ein akuter Kreislaufstillstand kann eintreten Ursachen

1. als Folge eines Atemstillstands oder einer unzureichenden Sauerstoffversorgung des Gehirns
2. bei plötzlich auftretenden Erkrankungen des Herzens oder der Lunge (z. B. Herzinfarkt, Lungenembolie)
3. nach Unfällen mit schwerem Blutverlust oder Schädel-Hirn-Verletzung
4. bei Vergiftungen
5. als Folge der Einwirkung von elektrischem Strom durch Störung des Reizbildungs- und Reizleitungssystems des Herzens
6. beim Versagen eines Herzschrittmachers
7. reflektorisch, z. B. beim plötzlichen Eintauchen in kaltes Wasser
8. nach sogenannten Überempfindlichkeitsreaktionen (Allergien).

Es handelt sich hier um ein plötzlich eintretendes, grundsätzlich reversibles Ereignis, das nicht mit dem Stillstehen des Herzens als Endstadium einer schweren, unheilbaren Krankheit zu verwechseln ist.

Die Herzdruckmassage darf nur angewendet werden, wenn mit Sicherheit ein Kreislaufstillstand besteht.

Die folgenden Anzeichen sind gleichzeitig nachzuweisen: Erkennen

1. Bewußtlosigkeit

Bei jedem Kreislaufstillstand ist der Betroffene bewußtlos. Auch bei einem primären plötzlichen Herzstillstand verliert der Notfallpatient schon nach wenigen Sekunden durch die akute Sauerstoffminderversorgung des Gehirns das Bewußtsein.

2. Atemstillstand

Das Feststellen des Atemstillstands erfolgt durch das Fehlen von sichtbaren und fühlbaren Atembewegungen und das Fehlen einer Luftströmung über Mund und Nase. Atemkontrolle

17. Der akute Kreislaufstillstand

Schnapp-atmung

Ist der Herzstillstand das ursächliche Ereignis, so kann nach dem Eintreten des Herzstillstands noch für einige Augenblicke (etwa eine Minute) eine sogenannte »Schnappatmung« bestehen. Sie ist gekennzeichnet durch oberflächliche, unregelmäßige Atembewegungen und nicht mit einer regelrechten Atmung zu vergleichen. Nach kurzer Zeit geht die Schnappatmung in einen Atemstillstand über.

3. Graublasse Hautfarbe

Durch das plötzliche Aufhören der Durchblutung nimmt die Haut eine charakteristische, fahlblasse Färbung an.
Zuerst tritt diese Veränderung an den Lippen, am Nagelbett der Fingernägel und an den Ohrläppchen auf.
Bei Frauen besteht die Möglichkeit, daß diese Symptome durch ein Make-up, Lippenstift und Nagellack verborgen bleiben und nicht sogleich erkannt werden.
Bei bestimmten Vergiftungen (Kohlenmonoxidvergiftung) kann die Veränderung der Hautfarbe auch fehlen.

4. Pulslosigkeit an den Halsschlagadern

Im Kapitel »Schock« wurde schon näher erläutert, daß im ausgeprägten Schockzustand durch die Zentralisation der Puls an den peripheren, herzfernen Schlagadern nicht oder nur sehr schwer zu tasten ist. Vermutet man einen Herzstillstand, ist es zwecklos, den peripheren Puls am Handgelenk aufzusuchen.

Puls an der Halsschlagader tasten

Man tastet vielmehr an einer großen, herznahen Arterie, der Halsschlagader, mit vier Fingern einer Hand seitlich der Luftröhre, ob ein Puls nachweisbar ist (s. a. Schock, S. 81). Das Tasten des arteriellen Pulses an der Halsschlagader schließt einen Herzstillstand aus!

5. Weite, lichtstarre Pupillen

Normalerweise reguliert die Pupille die Menge des ins Auge einfallenden Lichts. Bei Dunkelheit sind die Pupillen maximal erweitert, um möglichst viel Licht ins Auge zu lassen. Bei Helligkeit verengen sich die Pupillen reflektorisch, damit nicht zuviel Licht ins Auge dringt.
Die Reaktion der Pupillen auf Lichteinfall läßt einen Schluß auf die Sauerstoffversorgung des Gehirns zu. Bei akutem Sauerstoffmangel, z.B. beim Herzstillstand, ist die Zusammenziehung auf Lichteinfall verzögert oder fehlt, die Pupillen sind weit und reaktionslos (Abb. 61).

Pupillen-reaktion beiderseits überprüfen

Zum Überprüfen der Reaktion auf Lichteinfall werden beide Augen geschlossen. Nun öffnet man mit zwei Fingern ein Auge durch Zurückdrängen der Lider, damit Licht einfallen kann. Die Pupillen-

17. Der akute Kreislaufstillstand 153

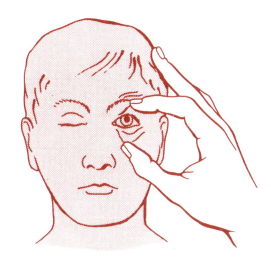

Abb. 61: Kontrolle von Pupillenweite und Reaktion auf Lichteinfall

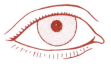

normale Pupillenweite bei Lichteinfall

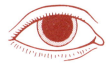

weite, lichtstarre Pupille

weite und die Reaktion auf Licht wird an beiden Augen überprüft und miteinander verglichen.

Augenprothesen, bestimmte Augenerkrankungen und Mißbildungen können das Ergebnis beim Überprüfen der Pupillenweite stark verfälschen und deren Wert als Anzeichen einschränken.

Durch das Stillstehen des Kreislaufs und der damit verbundenen Unterbrechung der Sauerstoffversorgung der einzelnen Körperzellen gehen diese – als erstes die Gehirnzellen nach etwa drei bis fünf Minuten – zugrunde.

Damit tritt der Notfallpatient von dem reversiblen Stadium des klinischen Todes in den irreversiblen biologischen Tod über, wenn nicht rechtzeitig mit den Maßnahmen der Herz-Lungen-Wiederbelebung begonnen wird.

Gefahr

Gehirntod nach wenigen Minuten

17. Der akute Kreislaufstillstand

17.1. Herzdruckmassage

Wirkungsweise der Herzdruckmassage

Maßnahmen

Das Herz liegt in der Mitte des Brustkorbs, von vorne durch den unteren Teil des Brustbeins, von hinten durch die Wirbelsäule begrenzt. Seitlich grenzen an das Herz der linke und rechte Lungenflügel, an der Unterseite das Zwerchfell.
Ziel der Herzdruckmassage ist es, durch rhythmischen Druck auf das Brustbein einen »Minimalkreislauf« aufrechtzuerhalten, der die Sauerstoffversorgung der lebenswichtigen Organe, vor allem des Gehirns und des Herzens selbst, sicherstellt. Damit sollen die Zeit des Kreislaufstillstands überbrückt und günstige Voraussetzungen für ein Wiedereinsetzen der Eigenaktion des Herzens geschaffen werden.
Die Mechanismen, die zum Zustandekommen dieses Minimalkreislaufs führen, sind letztlich noch nicht mit Sicherheit geklärt. Es spricht jedoch vieles dafür, daß weniger der direkte Druck auf das Herz, als vielmehr eine allgemeine Druckerhöhung innerhalb des Brustkorbs für das Entstehen einer Blutströmung von Bedeutung ist.
Die durch die Herzdruckmassage erzeugte Blutströmung ist zwar wesentlich geringer als der Blutfluß, den das Herz durch selbsttätige Aktionen erbringt, sie reicht aber bei richtiger Technik aus, um das Zugrundegehen der Gehirnzellen zu verhindern.
Damit über den aufrechterhaltenen Minimalkreislauf mit dem Blut Sauerstoff in die Gewebe gelangt, muß neben der Herzdruckmassage auch für eine ausreichende Beatmung der Lungen gesorgt werden.

Beatmung

Neben der reinen Transportleistung durch das Aufrechterhalten einer Blutströmung erhofft man sich von der Herzdruckmassage auch eine günstige Wirkung auf das Reizbildungssystem des Herzens.

Mechanischer Reiz

Durch den rhythmisch-mechanischen Reiz, den der Druck auf das Brustbein darstellt, soll das Herz wieder zu einer eigenständigen Tätigkeit angeregt werden.

Die Technik der Herzdruckmassage

Komplikationen

Wie schon erwähnt, ist die Herzdruckmassage eine nicht ganz ungefährliche Maßnahme. Häufigste Komplikationen sind Rippenbrüche und Brüche des Brustbeins. Die dabei entstehenden scharfen Bruchenden können dann Organe wie Leber, Milz, Lunge und Herz, aber auch andere innere Organe verletzen.

Gute Technik ist wichtig

Bei richtiger Technik und fehlerfreier Durchführung lassen sich jedoch in den meisten Fällen Nebenverletzungen vermeiden, ledig-

17.1. Herzdruckmassage

lich bei sehr alten Menschen mit stark verknöchertem, unelastischem Brustkorb können manchmal Rippenbrüche und Brüche des Brustbeins kaum verhindert werden.

Die exakte Durchführung der Herz-Lungen-Wiederbelebung läßt sich nicht »aus dem Buch« erlernen. Man muß diese Maßnahme an einem geeigneten Phantom unbedingt üben. Im Ernstfall bleibt keine Zeit zum Nachdenken und Herumprobieren. Die einzelnen Handgriffe müssen in der richtigen Reihenfolge ganz automatisch ablaufen. Phantome zum Üben der Herzdruckmassage besitzen alle Sanitätsorganisationen, die Sonderausbildungen in der Herz-Lungen-Wiederbelebung und Erste-Hilfe-Kurse durchführen.

Keinesfalls darf die Herzdruckmassage an einer »Versuchsperson« geübt werden. Diese könnte eine der oben angeführten Verletzungen erleiden. Außerdem besteht die Gefahr, daß ein regelrecht schlagendes Herz durch die Anwendung der Herzdruckmassage in seiner Funktion gestört wird.

Der Betroffene liegt bei der Herz-Lungen-Wiederbelebung auf dem Rücken oder muß gegebenenfalls auf den Rücken gedreht werden. Der Oberkörper muß sich auf einer harten, nicht federnden Unterlage befinden; u. U. muß man den Betroffenen von einer nachgebenden Matratze eines Bettes auf den Fußboden bringen. Auf einer federnden Unterlage kann kein ausreichender Druck erzielt werden. Zudem ist es schwieriger, die richtige Druckrichtung und den richtigen Druckpunkt beizubehalten. *Harte Unterlage*

Der Helfer kniet in Brusthöhe neben dem Notfallpatienten. Zunächst muß der Druckpunkt auf dem Brustbein genau bestimmt werden. Dazu ist es eventuell nötig, den Betroffenen an der Brust zu entkleiden; es darf jedoch möglichst wenig Zeit verloren werden.

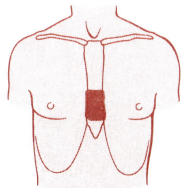

Abb. 62: Druckpunkt für die Herzdruckmassage

17. Der akute Kreislaufstillstand

Druckpunkt aufsuchen

Der richtige Druckpunkt befindet sich in der Mitte des Brustkorbs direkt auf dem Brustbein. Man tastet das untere Brustbeinende und markiert den Punkt etwa drei Querfinger oberhalb auf dem Brustbein (Abb. 62).

Das Beibehalten des richtigen Druckpunkts während der Herz-Lungen-Wiederbelebung ist von entscheidender Bedeutung.

Falscher Druckpunkt Ursache von Verletzungen

Ein falscher Druckpunkt ist fast immer Ursache von Verletzungen. Bei einem Druck seitlich des Brustbeins ist die Gefahr einer Rippenschädigung gegeben. Dadurch kann es zu einer Verletzung der Lunge (Pneumothorax, s. S. 86) oder aber der Leber und Milz kommen.

Ein zu hoch angesetzter Druckpunkt wird von der Gefahr der Brustbeinschädigung begleitet. Herz und Lunge können verletzt werden.

Erfolgt der Druck zu tief (bauchwärts), dann kann das untere Brustbeinende abbrechen. Daraus kann eine Verletzung von Bauchorganen (Leber, Milz usw.) mit der Gefahr einer lebensbedrohlichen inneren Blutung entstehen.

Zudem schränkt ein falscher Druckpunkt die Effektivität der Maßnahme ein.

Finger abspreizen

Nun setzt der Helfer einen Handballen auf den Druckpunkt auf. Die Finger dieser Hand sollen nicht am Brustkorb anliegen, sondern nach oben abgespreizt werden. Damit ist gewährleistet, daß der Druck ausschließlich auf den Druckpunkt erfolgt. Der Handballen der zweiten Hand unterstützt den Druck durch Druck auf den Handrücken über dem Handgelenk. Auch deren Finger sind nach oben abgewinkelt.

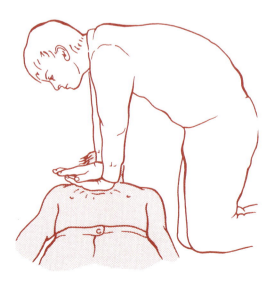

Abb. 63: Der Druck erfolgt senkrecht mit gestreckten Armen. Die Finger sind nach oben abgewinkelt.

17.1. Herzdruckmassage 157

Es ist darauf zu achten, daß die Arme senkrecht zum Brustkorb stehen (Abb. 63).
Mit durchgedrückten Ellenbogen wird nun das Brustbein etwa 3–5 cm tief in Richtung Wirbelsäule gedrückt.
Die Kraft soll nicht aus den Armen, sondern durch Verlagerung des Körpergewichtes auf den Druckpunkt erfolgen. Dies hilft bei längerdauernder Wiederbelebung Kraft zu sparen und gewährleistet noch am ehesten, daß der Druck wirklich senkrecht zum Brustbein ausgeübt wird. Eine schräge Druckrichtung führt häufig zu Rippenbrüchen. *Druck senkrecht zum Brustkorb*

Nach dem Eindrücken muß der Brustkorb vollständig entlastet werden. Die Handballen dürfen dabei aber nicht vom Druckpunkt abheben.
Der Druck darf nicht zu ruckartig erfolgen; die Druckphase soll etwa so lange dauern wie die Entlastungsphase (Verhältnis Be- zu Entlastung 1:1).
Die Frequenz der Herzdruckmassage richtet sich danach, ob zur Wiederbelebung einer oder mehrere Helfer zur Verfügung stehen.
Sind zwei Helfer anwesend, so führt der eine die Herzdruckmassage mit einer Frequenz von etwa 80 – 100 Druckstößen pro Minute durch. *Zwei Helfer 5:1*
Der andere Helfer übernimmt die Beatmung und bläst nach jeder fünften Herzdruckmassage ein (Abb. 64). Dabei wird vom ersten Helfer die Massage kurz unterbrochen, um dem zweiten Helfer eine effiziente Beatmung zu ermöglichen. *Nicht unterbrechen*

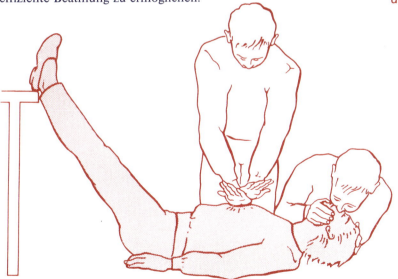

Abb. 64: Durchführung der Herz-Lungen-Wiederbelebung durch zwei Helfer. Ein Hochlagern der Beine verbessert den venösen Rückstrom zum Herzen. (Aus didaktischen Gründen werden beide Helfer von vorn gezeigt. Im Ernstfall sollten sich Erst- und Zweithelfer gegenüberstehen.)

Es empfiehlt sich, daß der drückende Helfer laut mitzählt (z. B. 21, 22, ...25), damit der Beatmende weiß, wann er einblasen muß.

Ist der Helfer alleine, so muß er abwechselnd die Beatmung und die Herzdruckmassage übernehmen.

Ein Helfer 15:2

Dabei führt er 15mal hintereinander die Herzdruckmassage aus, unterbricht diese dann kurz und beatmet zweimal. Die Frequenz der Herzdruckmassage liegt dann auch hier bei etwa 80 - 100 pro Minute.

Die zwei Beatmungen reichen aus, um das Blut genügend mit Sauerstoff zu sättigen. Es hat sich bei Untersuchungen in den letzten Jahren gezeigt, daß der Wechsel von 15 Massagen mit zweimaliger Beatmung den effektivsten Kompromiß bei der Wiederbelebung durch nur einen Helfer darstellt.

Es versteht sich von selbst, daß die Wiederbelebung durch zwei Helfer weniger anstrengend für die Helfer und auch wirkungsvoller für den Betroffenen ist.

Die Helfer können sich auch abwechseln, da die Herzdruckmassage anstrengender als die Beatmung ist. Es darf dabei aber keine Zeit verlorengehen.

Bemerkt der Helfer, der die Herzdruckmassage ausführt, daß Rippen oder das Brustbein gebrochen sind (knackendes Geräusch, Knochenreiben), dann muß die Herzdruckmassage auf jeden Fall fortgeführt werden, eventuell unter vermindertem Druck, korrigiertem Druckpunkt und verbesserter Druckrichtung.

Ein Unterlassen der Maßnahme würde bei bestehendem Kreislaufstillstand den sicheren Tod des Betroffenen bedeuten.

Die Wiederbelebung bei Säuglingen und Kleinkindern

Nicht zu stark drücken

Kinder haben einen wesentlich elastischeren Brustkorb als Erwachsene. Der Druck muß und darf daher bei ihnen nicht so stark ausgeübt werden.

Bei Kleinkindern reicht es meist aus, mit nur einer Hand oder zwei Fingern einer Hand zu drücken. So wird eine zu starke Kompression vermieden.

Der Druckpunkt ist wie beim Erwachsenen im unteren Drittel des Brustbeins anzusetzen. Bei Säuglingen kann der Brustkorb meist mit einer Hand ganz umfaßt werden.

Der Druck erfolgt in diesem Fall mit dem Daumen etwa in Brustbeinmitte, die anderen Finger bilden auf dem Rücken ein Widerlager (Abb. 65).

17.1. Herzdruckmassage 159

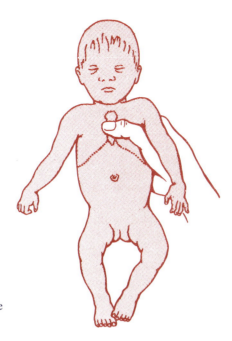

Abb. 65: Die Herzdruckmassage beim Säugling

Die Massagefrequenz ist entsprechend der natürlichen Herzfrequenz von Säuglingen und Kleinkindern erhöht, etwa 100 bis 120 Herzmassagen pro Minute.
Die Verletzungsgefahr ist wegen des elastischeren Brustkorbs bei richtiger Technik bei Kleinkindern geringer als beim Erwachsenen. Auch die Aussichten auf eine erfolgreiche Wiederbelebung sind größer einzuschätzen, da das kindliche Gewebe einen Sauerstoffmangel leichter ohne Schaden übersteht.

Höhere Frequenz

Die Wiederbelebung im Gesamtablauf (Tab. 10)

Wichtig ist, daß mit der Wiederbelebung unverzüglich begonnen wird.
In der Darstellung wird davon ausgegangen, daß mindestens zwei Helfer am Unfallort anwesend sind. Ist ein Helfer alleine, so muß er nacheinander dieselben Maßnahmen ausführen. Auf die Besonderheit bei der Wiederbelebung durch einen Helfer wurde bereits hingewiesen.
Möglichst bald ist daran zu denken, den Rettungsdienst zu verständigen. Dadurch dürfen aber die Maßnahmen der Wiederbelebung nicht unterbrochen oder deren Beginn hinausgezögert werden.
Stellt der Helfer Bewußtlosigkeit fest (Patient nicht ansprechbar,

Notruf

17. Der akute Kreislaufstillstand

Tab. 10: Schematischer Überblick über den Ablauf der Herz-Lungen-Wiederbelebung.

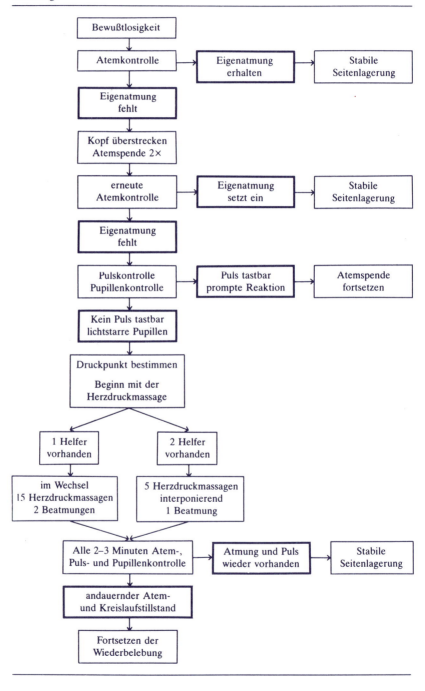

17.1. Herzdruckmassage

reagiert nicht auf Reize von außen), führt er sofort die Atemkontrolle durch.
Bei Atemstillstand sofort den Kopf in den Nacken beugen und Hals überstrecken. — **Kopf überstrecken**
Setzt die Atmung nicht von selbst ein, wird zweimal langsam beatmet.
Ein weiterer Helfer kann in der Zwischenzeit schon den Puls an der Halsschlagader an beiden Seiten des Halses nacheinander überprüfen. — **Pulskontrolle**
Der beatmende Helfer überprüft die Pupillenweite und Reaktion auf Lichteinfall beidseits. — **Pupillenkontrolle**
Nun wird der Betroffene mit dem Oberkörper auf eine harte Unterlage gebracht (Fußboden).
Sind genügend viele Helfer zur Stelle, so soll einer die Beine des Notfallpatienten hochhalten oder hochlagern, damit der venöse Rückstrom zum Herzen verbessert wird. Damit darf jedoch möglichst keine Zeit vergeudet werden. — **Beine hochlagern**
Nun muß der genaue Druckpunkt aufgesucht werden. Eventuell ist der Oberkörper notdürftig zu entkleiden.
Während der eine Helfer nun 60–80mal pro Minute die Herzdruckmassage durchführt, beatmet der andere nach jedem fünften Druckstoß einmal.
Alle zwei bis drei Minuten kontrolliert der beatmende Helfer die Pupillenweite und den Puls an der Halsschlagader. — **Puls- und Pupillenkontrolle**
Anzeichen für eine erfolgreiche Herz-Lungen-Wiederbelebung sind eine Besserung der Hautfarbe (Verschwinden der fahlen Blässe) und eine Verengung und spontane Reaktion der Pupillen auf Lichteinfall.

Beenden der Wiederbelebung

Die Herz-Lungen-Wiederbelebung muß so lange durchgeführt werden, bis:
1. Atmung und Herztätigkeit wieder einsetzen. Beginnt der Betroffene selbst zu atmen, so kann die Wiederbelebung eingestellt werden. Der Notfallpatient wird gut überwacht und bei ausreichender Eigenatmung in die Seitenlage gebracht.
   Setzt nur die Herzaktion wieder ein (Puls an der Halsschlagader tastbar), dann muß die Atemspende weitergeführt und der Puls in kurzen Abständen kontrolliert werden.
2. ein Arzt den biologischen Tod des Betroffenen feststellt.
3. der eintreffende Rettungsdienst die weitere Versorgung übernimmt.

17. Der akute Kreislaufstillstand

Der präkordiale Faustschlag

Bei einem plötzlich eintretenden, primären Herzstillstand kann in manchen Fällen der sogenannte präkordiale Faustschlag ein Wiedereinsetzen der Herztätigkeit herbeiführen. Voraussetzung ist aber, daß der Ersthelfer das Eintreten des Herzstillstands praktisch miterlebt, da diese Maßnahme nur erfolgversprechend ist, wenn sie kurz nach dem Ereignis durchgeführt wird.

Kräftiger Schlag

Der Schlag erfolgt kräftig mit der Faust aus etwa 30 bis 40 Zentimeter Höhe auf das Brustbein, etwa auf die Stelle des Druckpunkts bei der Herzdruckmassage.

Führt der Schlag nicht zum Wiedereinsetzen der Herzaktion, dann muß unverzüglich mit der Herz-Lungen-Wiederbelebung begonnen werden.

18. Vergiftungen

Als Gift bezeichnet man einen Stoff, der den menschlichen Körper schädigt. Eigentlich müßte man nach dieser Definition alle Stoffe als Gifte bezeichnen, denn jede Substanz kann schädlich wirken, wenn nur entsprechend große Mengen davon aufgenommen werden. Ob ein Stoff giftig wirkt, hängt entscheidend von der Dosis ab, die im Körper wirksam wird. Das wußte schon Paracelsus zu Beginn des 16. Jahrhunderts, als er sagte: »Allein die Dosis macht das Gift.« Manche Substanzen wirken schon in kleinsten Mengen giftig (z. B. Botulinustoxin, tödliche Dosis etwa 1/100000 Gramm. Mit einem Liter davon könnte man die ganze Menschheit töten). Andere Stoffe dagegen, wie beispielsweise Wasser, müssen in sehr großen Mengen aufgenommen werden, um schädlich zu wirken.

Dosis

Gifte können auf verschiedenen Wegen in den Körper aufgenommen werden:
1. Über den Magen-Darm-Trakt (Arzneimittel, Haushalts- und Industriechemikalien, giftige Pflanzen, Beeren und Pilze, verdorbene Nahrungsmittel u. a.).
2. Über die Atemwege (Kohlenmonoxid, Reizgase u. a.).
3. Über die Haut (Schlangenbisse, Insektenstiche u. a.).
4. Direkt über den Blutkreislauf (Rauschgift, Drogen u. a.).
5. Kombiniert über Verdauungswege, Atemwege und die Haut (Pflanzenschutz- und Schädlingsbekämpfungsmittel, Blausäure, organische Lösungsmittel u. a.).

Eine orientierende Übersicht über die Häufigkeit verschiedener Giftstoffe bei akuten Vergiftungen gibt Tabelle 11.

Die verschiedenen Giftstoffe haben ganz unterschiedliche Wirkorte im Körper. Die schädigende Wirkung kann am Gehirn, am Reizleitungssystem des Herzens, an der Muskulatur, am Kreislaufsystem

Tab. 11: Häufigkeit einzelner Giftgruppen bei akuten Vergiftungen im Erwachsenenalter. (Aus: H. P. Schuster, Notfallmedizin. Enke, Stuttgart 1977).

Medikamente		75%
Schlafmittel, Beruhigungsmittel, usw.	65%	
Sonstige Arzneimittel	10%	
Kohlenwasserstoffe		5%
Alkylphosphate		4%
Kohlenmonoxid		3%
Alkohol		3%
Säuren und Laugen		2%
Schwermetalle		1%
Andere Stoffe		7%

18. Vergiftungen

Giftaufnahme

oder an anderen Organen angreifen. Dabei entfaltet das Gift verständlicherweise erst dann seine schädigende Wirkung, wenn es an seinen Wirkort gelangt ist.

Solange sich beispielsweise ein Schlafmittel, nachdem es geschluckt wurde, im Magen befindet, wirkt es nicht. Erst wenn das Gift im Darm resorbiert wird, ins Blut übertritt und mit dem Blut zum Gehirn gelangt, setzt seine Wirkung ein. Je länger sich der Giftstoff also in den Verdauungswegen befindet, desto mehr wird in den Körper aufgenommen; die Wirkstoffkonzentration steigt.

Entfernt man das Gift frühzeitig (Erbrechen, Magenspülung), dann wird nur wenig vom Körper aufgenommen.

Über die Atemwege aufgenommene Gifte gelangen viel schneller ins Blut und damit an ihren eigentlichen Wirkort im Körper; dasselbe gilt für Gifte, die über die Schleimhäute aufgenommen werden können.

Einwirkungsdauer

Wichtig ist die Feststellung, daß es prinzipiell um so gefährlicher ist, je länger ein Giftstoff auf den Körper einwirken kann. Die verschiedenen Gifte benötigen unterschiedlich lange Zeit, bis sie ihre volle Wirkung entfalten. Manche wirken schon nach wenigen Sekunden, andere erst nach einigen Stunden.

Ursachen

Die Ursachen für eine Vergiftung können sein:

1. Verwechslung

Oft werden leichtsinnigerweise Giftstoffe in ungeeigneten, unzureichend gekennzeichneten Behältnissen aufbewahrt. Leider werden zum Beispiel Pflanzenschutz- und Insektenvernichtungsmittel in manchen Haushalten in alten Limonaden- oder Weinflaschen aufbewahrt. Hier kann der erste, irrtümlich genommene Schluck schon tödlich sein.

Deshalb müssen Behältnisse, die einen Giftstoff enthalten, unbedingt auffallend gekennzeichnet werden.

2. Unwissenheit

Kinder können oft die Aufschrift auf einem Etikett nicht lesen. Aus Neugierde essen sie unbekannte Dinge und trinken aus Flaschen, deren Inhalt sie nicht kennen (Geschirrspülmittel, Putzmittel usw.).

3. Leichtsinn

Hierunter fällt das Laufenlassen eines Fahrzeugmotors in einer geschlossenen Garage. Der Gefahr der Entwicklung und Ansammlung von Auspuffgasen, vor allem Kohlenmonoxid, wird nicht genügend Beachtung geschenkt.

4. Mißbrauch

Durch Überdosierung von Drogen und übermäßigen Genuß von Alkohol können lebensgefährliche Vergiftungen entstehen.

5. Selbstmordversuch

Eine häufige Vergiftungsursache sind Selbstmord-(Suizid-)Versuche (Tab. 11). »Bevorzugt« eingenommen werden dabei Schlaf- und Beruhigungstabletten sowie Schmerzmittel, gelegentlich auch Pflanzen- und Insektengifte und kreislaufwirksame Medikamente.

Nur ganz wenige Gifte bewirken spezifische Anzeichen, an denen man alleine schon eine bestimmte Vergiftung erkennen könnte. Die meisten Gifte lösen unspezifische Symptome aus, die bei vielen Vergiftungen und auch anderen Schädigungen und Erkrankungen auftreten können, wie:

Erkennen

Meist keine spezifischen Anzeichen

1. Übelkeit, Erbrechen, Durchfall, Bauchschmerzen,
2. Kopfschmerzen, Bewußtseinsstörungen,
3. Atemstörungen, Schockzeichen, Pulsfrequenzveränderungen,
4. psychische Veränderungen.

Häufig ist man zur Identifizierung des Giftstoffes auf Äußerungen des Vergifteten und auf Hinweise aus der Umgebung angewiesen. Findet man beispielsweise eine bewußtlose Person in einem Fahrzeug bei laufendem Motor in einer geschlossenen Garage vor, liegt es nahe, eine Vergiftung mit Autoabgasen anzunehmen. Herumliegende Tablettenröhrchen und Arzneimittelpackungen deuten auf eine Arzneimittelvergiftung hin. Oft können auch Augenzeugen brauchbare Hinweise über den Hergang der Vergiftung geben.
Schwierige Situationen können entstehen, wenn zum Beispiel ein Bewußtloser ohne erkennbare Vergiftungsquelle aufgefunden wird. Ein Giftnachweis ist hier oftmals nur unter chemischen Analysen des Blutes und der Ausscheidungen des Vergifteten möglich.
Die Gefahren bei Vergiftungen lassen sich schon aus den oben angeführten Anzeichen ableiten. Elementar gefährden das Leben des Vergifteten:

Umgebungssituation beachten

Gefahren

1. die Bewußtlosigkeit mit ihren Folgegefahren (Aspiration, Ersticken),
2. der Atem- und Kreislaufstillstand und
3. der Schock.

Daneben können bei vielen Giften auch Spätschäden auftreten, die vor allem Leber, Gehirn und Nieren betreffen.

18. Vergiftungen

18.1. Allgemeine Maßnahmen bei Vergifteten

1. Verhindern weiterer Gifteinwirkung

Dies kann durch Retten eines Vergifteten aus einem gasverseuchten Raum, durch Abdrehen des Gashahns, Abstellen des Fahrzeugmotors und andere Maßnahmen geschehen.

Eventuell absichern

Hierzu gehört auch das Warnen anderer gefährdeter Personen vor der Vergiftungsquelle (etwa bei einem Verkehrsunfall, bei dem giftige Gase oder Flüssigkeiten aus einem Tankwagen entweichen). Wichtig ist bei diesen Maßnahmen, auch an den Selbstschutz zu denken.

2. Elementarhilfe

Atmung

Möglichst sofort müssen lebensbedrohende Störungen angegangen werden. Zuerst ist die Atmung zu überprüfen. Bewußtlose Vergiftete mit vorhandener Eigenatmung bringt man in die Seitenlage. Bei Atemstillstand sofortige Atemspende (außer bei Kontaktgiften,

Schock

siehe dort). Auch eine Schockbekämpfung muß baldmöglichst eingeleitet werden. Vergifteten mit Atemnot hilft man, eine atemerleichternde Sitzhaltung einzunehmen.

Möglichst bald ist daran zu denken, den Rettungsdienst zu verständi-

Notruf Vergiftung

gen (Notruf). Dabei ist unbedingt darauf hinzuweisen, daß es sich um eine Vergiftung handelt.

Zusätzlich kann man sich über weitere Maßnahmen, die bei einer bestimmten Vergiftung zu treffen sind, bei der nächsten Giftnotrufzentrale telefonisch informieren. In Tabelle 12 sind die Adressen der

Giftinformationszentralen

Giftnotrufzentralen für die Bundesrepublik Deutschland zusammengefaßt. Um eine hilfreiche Auskunft geben zu können, benötigt die Vergiftungszentrale genaue Auskünfte über:
1. das Alter des Betroffenen,
2. die Art des Giftes und seine Konzentration,
3. die Menge, die eingenommen wurde,
4. die Zeitspanne, die seit der Giftaufnahme vergangen ist,
5. Anzeichen der Vergiftung und Zustand des Vergifteten, z. B. Bewußtlosigkeit,
6. eventuell bereits getroffene Maßnahmen.

Die Anweisungen der Giftzentrale sind möglichst bald auszuführen. Es darf darüber aber nicht vergessen werden, den Rettungsdienst zu alarmieren.

Sorgfältig überwachen

Der Vergiftete muß vom Ersthelfer andauernd sorgfältig überwacht werden (Atem und Pulskontrolle), da sich sein Zustand innerhalb kürzester Frist erheblich verschlechtern kann (plötzliche Bewußtlosigkeit, Erbrechen, Atemstillstand).

18.1. Allgemeine Maßnahmen bei Vergifteten

Tab. 12: Informationszentralen für Vergiftungsfälle

Berlin	Reanimationszentrum der FU im Klinikum Charlottenburg, Spandauer Damm 130, D-14050 Berlin Tel.: (0 30) Durchwahl 30 35-4 66, 22 15-4 36 Beratungsstelle für Vergiftungserscheinungen, Universität KAVH, Pulsstr. 3-7, D-14059 Berlin Tel.: (0 30) Zentrale 3 02 30 22 Fax: (0 30) 34 30 70 21 Institut für Arzneimittelwesen (IFAR) – Zentraler Toxikologischer Auskunftsdienst, Große Seestr. 4, D-13086 Berlin Tel.: (0 30) Durchwahl 9 66 94 18/9 65 33 53
Bonn	Universitätskinderklinik Adenauerallee 119, D-52113 Bonn Tel.: (02 28) Durchwahl 2 87 32 11, Zentrale 2 87-0 Fax: (02 28) 2 87 33 14
Braunschweig	Medizinische Klinik des Städtischen Krankenhauses Salzdahlumer Straße 90, D-38126 Braunschweig Tel.: (05 31) Durchwahl 6 22 90
Bremen	Kliniken der Freien Hansestadt Bremen, Zentralkrankenhaus St.-Jürgens-Straße, D-28205 Bremen Tel.: (04 21) 4 97 52 68, Zentrale 49 70
Erfurt	Giftnotruf Erfurt. Gemeinsames Giftinformationszentrum der Länder Mecklenburg-Vorpommern, Sachsen, Sachsen-Anhalt und Thüringen, Nordhäuser Str. 74, D-99089 Erfurt Tel.: (03 61) Durchwahl 73 07 30, Zentrale 7 30 73 11 Fax: (03 61) 7 30 73 17
Freiburg	Universitäts-Kinderklinik, Mathildenstr. 1, D-79106 Freiburg Tel.: (07 61) Durchw. 2 70 43 61, Zentrale 27 01, Pforte 2 70 43 01 Fax: (07 61) 2 70 44 57
Göttingen	Universitäts-Kinderklinik und -Poliklinik, Zentrum 12, Robert-Koch-Str. 40, D-37075 Göttingen Tel.: (05 51) Durchwahl 39-69 89/39-62 19, Zentrale 3 90 Fax: (05 51) 39 62 52
Hamburg	Giftinformationszentrale Hamburg, I. Med. Abteilung, Allgemeines Krankenhaus Barmbek, Rübenkamp 148, D-22291 Hamburg Tel.: (0 40) Durchwahl 63 85-33 45/33 46, Zentrale 63 85-1 Fax: (0 40) 63 85-21 73
Homburg/Saar	Universitätskinderklinik im Landeskrankenhaus D-66421 Homburg/Saar Tel.: (0 68 41) Durchwahl 16 22 57 oder 16 28 46
Kiel	Zentralstelle zur Beratung bei Vergiftungsfällen an der 1. Medizinischen Universitätsklinik Kiel Schittenhelmstr. 12, D-24105 Kiel Tel.: (04 31) Durchwahl 5 97 42 68, Zentrale 59 70 Fax: (04 31) 5 97 13 02
Koblenz	Städtisches Krankenhaus Kemperhof, Medizinische Klinik, Entgiftungszentrale, D-56065 Koblenz Tel.: (02 61) Durchwahl Erwachsene 4 99 21 11, Kinder 4 99 26 45
Leipzig	Toxikologischer Auskunftsdienst, Härtelstr. 16-18, D-04107 Leipzig Tel.: (03 41) Durchwahl 31 19 16

18. Vergiftungen

Tab. 12: Fortsetzung

Ludwigshafen	Städtische Krankenanstalten, Entgiftungszentrale Bremserstraße 79, D-67063 Ludwigshafen/Rh. Tel.: (06 21) Durchwahl 50 34 31, Zentrale 50 31
Mainz	Zentrum für Entgiftung und Giftinformation, 2. Medizinische Klinik und Poliklinik der Universität Langenbeckstr. 1, D-55101 Mainz Tel.: (0 61 31) Durchwahl 23 24 66
München	Klinikum rechts der Isar der TU München, Ismaningerstr. 22, D-81675 München Tel.: (0 89) Zentrale 41 40-1 Giftnotruf München 41 40-22 11, Toxikologische Abt. 41 40-22 40 Fax: (0 89) 41 40-24 67
Münster	Medizinische Universitätsklinik, Westring 3, D-48149 Münster Tel.: (02 51) Durchwahl 83 62 45/83 61 88, Zentrale 8 31, Pforte 83 62 02
Nürnberg	Medizinische Klinik der Städtischen Krankenanstalten Flurstr. 17, D-90419 Nürnberg Tel.: (09 11) Durchwahl 3 98 24 51, Zentrale 39 80 Fax: (09 11) 3 98 24 51
Papenburg	Marienhospital-Kinderklinik, D-26871 Papenburg/Ems Tel.: (0 49 61) Zentrale 8 30
Österreich Wien	Universitätsklinik, Spitalgasse 23, A-1090 Wien Tel.: (02 22) 43 43 43
Schweiz Zürich	Toxikologisches Info-Zentr., Klosbachstr. 107, CH-8030 Zürich Tel.: (01) 2 51 51 51

3. Giftentfernung

Wie eingangs schon erwähnt, ist es um so gefährlicher, je länger das Gift auf den Körper einwirken kann.

Gifte, die über die Haut aufgenommen werden, sollen deshalb mit viel Wasser möglichst rasch abgespült werden. Giftgetränkte Kleider müssen entfernt werden.

Gifte, die über die Verdauungswege aufgenommen werden, können aus dem Körper entfernt werden, solange sie noch im Magen liegen. Voraussetzung hierfür ist jedoch, daß

1. der Vergiftete bei vollem Bewußtsein, auch nicht benommen oder bewußtseinsgetrübt ist und
2. die aufgenommene Substanz nicht ätzend ist.

Unter diesen Bedingungen gibt man dem Vergifteten lauwarmes Salzwasser (ein Eßlöffel Salz auf ein Trinkglas) zu trinken. Bei kleineren Kindern kann man auch Himbeersaft verwenden.

Erbrechen Danach soll sich der Vergiftete selbst mit einem Löffelstiel oder dem Finger die Rachenhinterwand reizen, um Erbrechen auszulösen.

Der Arzt führt im Krankenhaus die Giftentfernung aus dem Magen durch die Magenspülung herbei. Dazu wird dem Vergifteten ein Gummischlauch über die Speiseröhre in den Magen eingelegt. Über diesen Schlauch wird dann der gesamte Mageninhalt entleert und der Magen mit viel Wasser gespült.

4. *Sicherstellen von Materialien, die zur Erkennung des Giftes führen können (Asservierung)*

Leere Tablettenpackungen, Behältnisse, Essensreste, Erbrochenes, evtl. Stuhl und Urin müssen sichergestellt und dem Rettungsdienst mitgegeben werden. Oft können nur daran Art und Menge des aufgenommenen Schadstoffes ermittelt werden.

Giftreste sicherstellen

Auf keinen Fall soll dem Vergifteten Milch oder Ähnliches zu trinken gegeben werden. Dadurch kann bei einigen Giften die Aufnahme des Schadstoffes in den Körper beschleunigt werden.
Der Ersthelfer muß immer – besonders bei Vergiftungsunfällen – auf seine eigene Sicherheit bedacht sein. Es ist sinnlos, sich selbst in Gefahr zu begeben, dabei selbst vergiftet und ebenfalls hilfsbedürftig zu werden.
Bei Selbstmordversuchen kann für den Ersthelfer die Schwierigkeit bestehen, daß sich der Vergiftete gegen die Hilfe sträubt. Er muß versuchen, den Betreffenden von der Sinnlosigkeit seiner Tat zu überzeugen und sein Vertrauen zu gewinnen. Daneben muß verhindert werden, daß sich der Selbstmörder weiteren Schaden zufügt.
Nachfolgend werden einige spezielle Vergiftungen näher besprochen. Die dabei erforderlich werdenden Maßnahmen und deren Reihenfolge sind in Tabelle 13 zusammengefaßt.

Selbstmordversuch

18.2. Giftaufnahme über den Magen-Darm-Trakt

Über den Mund und die Speiseröhre gelangt das Gift in den Magen. Bei manchen Giftarten wird schon ein Teil des Giftes über die Mundschleimhaut in den Körper aufgenommen.
Der Magen dient als Vorratsbehälter und gibt die aufgenommenen Stoffe nach und nach an den Zwölffingerdarm ab. Im Magen beginnt auch die Zersetzung der Nahrung in kleinste Bestandteile. Ein geringer Teil des Giftes kann schon hier ins Blut übertreten. Der Hauptanteil der Stoffe wird im Zwölffingerdarm und in den anschließenden Dünndarmteilen ins Blut aufgenommen. Bis das Gift ins Blut überzutreten beginnt, vergehen 10 bis 30 Minuten.

18. Vergiftungen

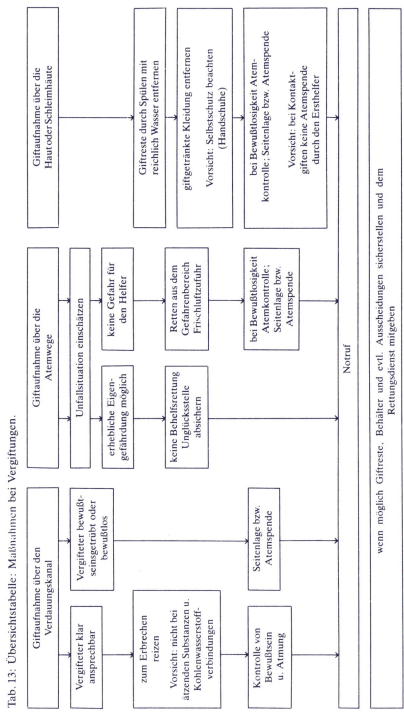

Tab. 13: Übersichtstabelle: Maßnahmen bei Vergiftungen.

18.2. Giftaufnahme über den Magen-Darm-Trakt

18.2.1. Arzneimittelvergiftungen

Am häufigsten sind Vergiftungen mit Schlaf- und Beruhigungsmitteln. Sie werden oft in suizidaler Absicht eingenommen. Bei diesen Mitteln gibt es verschieden stark wirksame Präparate. Alleine die Anzahl der aufgenommenen Tabletten läßt noch keinen Schluß auf die Schwere der Vergiftung zu.
Auch die Resorptionsdauer ist bei den einzelnen Giften sehr verschieden.
Häufig werden diese Giftmittel mit Alkohol zusammen eingenommen. Der Alkohol verstärkt die Wirkung der Medikamente. Es besteht hierbei auch die Gefahr, daß der Zustand des Vergifteten nicht ernst genug genommen wird, weil der Ersthelfer aufgrund der nach Alkohol riechenden Ausatemluft des Vergifteten lediglich einen Alkoholrausch annimmt.

Alkohol

Schlafmittel wirken in hoher Dosierung narkotisch, in erster Linie sind also Störungen des Bewußtseins (Benommenheit, Bewußtlosigkeit) zu erwarten.
Daneben haben die Gifte eine dämpfende Wirkung auf die Atem- und Kreislauffunktion. Neben dem Versuch der Giftentfernung durch Erbrechen beim nicht bewußtlosen Patienten stehen die sorgfältige Überwachung des Bewußtseins, von Atmung und Kreislauf im Vordergrund.

Giftentfernung durch Erbrechen

18.2.2. Alkoholvergiftung (Äthylalkohol)

Die allgemeinen Auswirkungen eines übermäßigen Alkoholgenusses sind hinlänglich bekannt: Konzentrationsfähigkeit und Geschicklichkeit sind herabgesetzt; manche Menschen reagieren mit gesteigerter Fröhlichkeit, Redseligkeit, andere werden eher müde und gedämpft.

Alkoholwirkung

Kinder sind durch Alkohol besonders gefährdet. Frauen »vertragen« im allgemeinen weniger als Männer. Die Gefahren sind wie bei der Schlafmittelvergiftung in der Bewußtlosigkeit sowie den Atem- und Kreislaufstörungen zu sehen. Ein Alkoholvergifteter muß gut überwacht werden (Bewußtsein, Atmung, Puls), bei Bewußtlosigkeit soll die Seitenlagerung durchgeführt werden.

Gefahr

Der Alkoholrausch bringt jedoch auch über die Vergiftungswirkung hinaus zusätzliche Gefahren mit sich. Betrunkene sind in ihrer Handlungsfähigkeit, aber auch in ihrer Fähigkeit, Gefahren zu erkennen, stark eingeschränkt.

Betrunkene sind bei niedriger Außentemperatur verstärkt der Gefahr der Unterkühlung ausgesetzt. Das Gefühl für die Kälte ist herabgesetzt, und die durch den Alkohol bedingte Weitstellung der Hautgefäße begünstigt eine Auskühlung.

Unterkühlungsgefahr

18. Vergiftungen

Findet man einen stark Betrunkenen hilflos auf, so ist es ratsam, den Rettungsdienst zu verständigen. Damit wird man seiner Fürsorgepflicht gerecht und kann nicht belangt werden, wenn dem Betrunkenen im Rausch etwas zustößt.

Begleitverletzungen

Der Alkoholvergiftete kann Begleitverletzungen aufweisen, die er sich, beispielsweise bei einem Sturz, zugezogen hat. Oftmals ist es nicht einfach, solche Verletzungen zu erkennen, weil wichtige Anzeichen durch die Wirkung des Alkohols überlagert werden oder ähnlich sind (z. B. bei Schädelverletzungen mit Gehirnbeteiligung).

18.2.3. Nahrungsmittelvergiftung

1. Durch verdorbene Speisen

Viele Nahrungsmittel (Mayonnaise, Milch, Sahne, Kartoffelsalat, Fisch, Fleisch, bes. Hackfleisch) sind gute Nährböden für Bakterien und andere Mikroorganismen. Diese Bakterien bilden Gifte, die auch durch längeres Kochen nicht vernichtet werden und dann zu schweren Vergiftungserscheinungen führen. Nach einer Latenzzeit (Zeit zwischen der Nahrungsaufnahme und dem Auftreten der ersten Vergiftungserscheinungen) von ca. drei Stunden kommt es zu massiven Durchfällen und gleichzeitigem Erbrechen.

Bei schweren Vergiftungen kann es durch den Flüssigkeitsverlust (Brechdurchfall) zum Schock kommen.

Aufgetaute Tiefkühlkost nicht mehr einfrieren

Fehler werden oft bei der Verwendung von Tiefkühlkost begangen. Einmal aufgetautes Tiefkühlgut darf nicht mehr eingefroren werden.

2. Botulismus

Die »echte Lebensmittelvergiftung« wird durch eine bestimmte Bakterienart hervorgerufen. Diese Bakterien bilden eines der am stärksten wirksamen Gifte, das Botulinustoxin (tödliche Dosis etwa 1/100 mg).

Nervengift

Nach einer Latenzzeit von etwa einem Tag verursacht dieses Nervengift Schwindel, Sehstörungen, Schluckbeschwerden, extremen Speichelfluß oder aber Mundtrockenheit. Später kommen Atemstörungen bis zur Atemlähmung hinzu. Das Bewußtsein ist nicht beeinträchtigt. Die Botulinusbakterien überleben nur unter Abschluß von Sauerstoff, z. B. in Konservendosen. Sie entwickeln ein Gas, das Boden oder Deckel von Konservendosen nach außen wölben kann. Derartig verformte Konserven sind botulinusverdächtig und sollen grundsätzlich nicht mehr verwendet werden.

18.2. Giftaufnahme über den Magen-Darm-Trakt

3. Pilzvergiftungen

Zu Pilzvergiftungen kommt es aus Unkenntnis der Sammler und aufgrund von Verwechslungen.
Neben Anzeichen, die denen bei einer Vergiftung mit verdorbenen Speisen ähnlich sind, kann es je nach Pilzart zu den unterschiedlichsten Reaktionen kommen, wie Gesichtsrötung, Speichelfluß, übermäßige Erregung, Krämpfe, Rauschzustände, Verwirrtheit. Besonders gefährlich ist die Vergiftung mit dem Knollenblätterpilz. Nach einer typisch langen Latenzzeit von über 24 Stunden treten starkes Erbrechen, Bauchschmerzen und Durchfälle auf. Nach vorübergehender Besserung kommt es dann zum Versagen der Leber- und Nierenfunktion. Unkenntnis

Bei allen Pilzvergiftungen ist unbedingt ein Arzt zuzuziehen. Essensreste, Abfälle vom Putzen der Pilze sollen ebenso wie Erbrochenes oder Stuhl sichergestellt werden, da sie zur Identifizierung der Art des Giftes wichtig werden können. Essensreste sicherstellen

Vor Pilzvergiftungen kann man sich schützen, wenn man nur solche Pilze sammelt und ißt, die man wirklich genau kennt.

Auf keinen Fall darf ein Pilzgericht aufgewärmt werden. Nur frisch zubereitete Pilze sollen gegessen werden.

Treten bei einem Teilnehmer an einer Pilzmahlzeit Vergiftungszeichen auf, so müssen grundsätzlich auch alle anderen Beteiligten, auch wenn sie noch keine Symptome zeigen, den Arzt aufsuchen. Wenn erst nach einer mehrstündigen Latenzzeit Vergiftungserscheinungen auftreten, hat es keinen Sinn, noch eine Giftentfernung durch Erbrechen zu versuchen, da das Gift nach dieser Zeit längst in den Kreislauf übergetreten ist.

18.2.4. Vergiftung durch pflanzliche Gifte

Vergiftungsfälle mit Pflanzen und Beeren betreffen vor allem Kinder. Meistens handelt es sich bei den Vergiftungsquellen um Gewächse aus der Atropingruppe (Tollkirsche, Stechapfel, Bilsenkraut). Meist Kinder betroffen

Das Nervengift Atropin bewirkt ein typisches Bild: rotes Gesicht, trockene Schleimhäute (Mundtrockenheit), Pulsbeschleunigung, Pupillenerweiterung und psychische Veränderungen, wie Verwirrtheit und Unruhe.

Neben dem Versuch der Giftentfernung durch frühzeitiges Erbrechen steht die sorgfältige Überwachung des Vergifteten bis zum Eintreffen des Rettungsdienstes im Vordergrund.

18.2.5. Vergiftungen mit Wasch-, Spül- und Reinigungsmitteln

Auch diese Vergiftungen kommen häufig bei Kindern vor. Die Gefahr der Vergiftung steht bei diesen Mitteln eher im Hintergrund, da die Substanzen im allgemeinen relativ ungiftig sind. Es kann höchstens zu einer Reizung und Rötung der Schleimhäute kommen.

Schaumbildung

Gefährlicher ist die Neigung dieser Mittel zur Schaumbildung. Beim Erbrechen kann der Schaum in die Atemwege gelangen und zum Ersticken führen.

Keinesfalls Erbrechen auslösen

Es darf daher auf keinen Fall Erbrechen ausgelöst werden!
Durch sogenannte Entschäumer kann die Schaumbildung verhindert werden. Entschäumer sind in jeder Apotheke erhältlich.
Manche Putzmittel enthalten ätzende Substanzen. In diesem Fall steht die Gefahr der Verätzung der Mundhöhle und Speiseröhre im Vordergrund. Der Magen ist gegen ätzende Substanzen durch seine Schleimschicht relativ gut geschützt.
Auch hier muß ein Erbrechen möglichst verhindert werden, da sonst die Speisewege erneut der ätzenden Substanz ausgesetzt sind (siehe Verätzungen, S. 181).
Durch Trinken von Wasser kann die ätzende Substanz etwas verdünnt werden.

18.3. Vergiftungen über die Atemwege

18.3.1. Kohlenmonoxidvergiftung

Unvollständige Verbrennung

Explosivität

Das farb- und geruchlose Gas entsteht bei unvollständiger Verbrennung, zum Beispiel bei schlecht ziehenden Öfen. Auch in den Autoabgasen ist Kohlenmonoxid (chemische Formel CO) enthalten. Kohlenmonoxid ist leichter als Luft und im Gemisch mit Luft hochexplosiv. Die Giftwirkung des Gases besteht darin, daß es sich an Stelle von Sauerstoff mit dem Hämoglobin (Sauerstoffträger im Blut) verbindet. Dazu kommt, daß sich das Hämoglobin viel leichter mit dem Gift verbindet als mit Sauerstoff und außerdem die Bindung wesentlich stärker ist: die Affinität zu Kohlenmonoxid ist etwa 200- bis 300mal höher als zu Sauerstoff.
Daher genügen schon relativ geringe Konzentrationen vom Kohlenmonoxid in der Luft, um fast alle Hämoglobinmoleküle zu besetzen. Es kommt aufgrund der Transportstörung zu einem Sauerstoffmangel im Gewebe, auch wenn noch genügend Sauerstoff in der Einatemluft vorhanden ist.
Bei beginnender Vergiftung treten Kopfschmerzen, Schwindel, Ohrensausen, Sehstörungen und psychische Veränderungen auf. Es stellt sich ein Gefühl von Berauschtheit ein.

18.3. Vergiftungen über die Atemwege

Bei anhaltender Vergiftung kommt es zur Bewußtlosigkeit, zu Krämpfen und schließlich zum Atemstillstand.   **Bewußtlosigkeit, Atemstillstand**

Dabei ist die Hautfarbe des Vergifteten trotz des akuten Sauerstoffmangels im Gewebe manchmal nicht bläulich, sondern eher rosig, weil Hämoglobin in der Verbindung mit Kohlenmonoxid eine hellrote Farbe annimmt.

Neben der Gefahr des Sauerstoffmangels im Gewebe bestehen Gefahren für den Vergifteten und den Ersthelfer durch die Explosivität des Gases.

1. Retten aus dem Gefahrenbereich   **Maßnahmen**
   In einem geschlossenen Raum mit kohlenmonoxidverseuchter Luft kann schon ein Funke, zum Beispiel durch das Läuten des Telefons oder einer Klingel verursacht, eine Explosion hervorrufen. Deshalb: keine elektrischen Einrichtungen benützen und kein Feuer entzünden.
   Wenn möglich die Türe weit öffnen, mit angehaltenem Atem ein Fenster aufmachen, so daß Frischluft ins Zimmer gelangt und das Gas entweicht. Nur durch einen zweiten Helfer gesichert den vergasten Raum betreten. Gasmasken, vor den Mund und die Nase gepreßte Tücher usw. schützen nicht vor einer Vergiftung. Wenn eine Lüftung nicht möglich ist, muß die Rettung unter Verwendung von schwerem Atemschutz (Feuerwehr) erfolgen.   **Frischluftzufuhr**

2. Ist der Vergiftete an die frische Luft gebracht, so überprüft man sofort die Atemfunktion. Bei Atemstillstand muß unverzüglich mit der Atemspende begonnen werden. Bewußtlose bringt man in die Seitenlage (Aspirationsgefahr).   **Atemspende**

Durch möglichst bald einsetzende Beatmung mit hoher Sauerstoffkonzentration der Beatmungsluft mit Sauerstoffbeatmungsgeräten wird das ans Hämoglobin gebundene Kohlenmonoxid durch den Sauerstoff langsam verdrängt.

18.3.2. Erstickung mit Kohlendioxid

Kohlendioxid (chemische Formel CO_2) ist ein farb- und geruchloses Gas. Es ist ungiftig, man spricht deshalb besser von einer Erstickung mit Kohlendioxid als von einer Vergiftung.   **Erstickung**

Das Gas ist schwerer als Luft und sammelt sich in Silos, Gärkellern, Brunnenschächten, Klärgruben usw. an. Am Boden eines solchen Raumes bildet sich ein Kohlendioxidsee, in dem der Luftsauerstoff durch das Kohlendioxid verdrängt ist.   **Kohlendioxidsee**

Taucht ein Mensch in diesen See ein, so wird er bei geringer Kohlendioxidkonzentration zunächst benommen; ihm wird schwindelig, die Atmung vertieft sich. Bei hohen CO_2-Konzentrationen kann infolge des akuten Sauerstoffmangels schlagartig Bewußtlosigkeit eintreten. Liegt der Betroffene völlig im Gassee, so tritt nach etwa drei bis fünf Minuten der Tod durch Ersticken ein.

18. Vergiftungen

Selbstschutz beachten

Bei der Rettung eines Verunglückten aus dem gasverseuchten Raum muß unbedingt an den Selbstschutz des Helfers gedacht werden. Atemanhalten nützt nichts, da man, vor allem bei körperlicher Anstrengung (Rettung), nur für ganz kurze Zeit ausreichend Sauerstoffvorrat hat.

Eine Rettung mit einer sogenannten Silo-Rettungshaube (über den Kopf gestülpte, große, mit Luft gefüllte Plastiktüte) ist prinzipiell möglich, aber mit zahlreichen Gefahren verbunden. Das geringe Volumen dieser Rettungsmittel läßt nur einen sehr geringen, zeitlichen Spielraum zu. Eine zuverlässige Sicherung durch weitere Helfer ist unerläßlich. Ansonsten ist die Rettung durch Fachpersonal mit schwerem Atemschutz erforderlich.

Man kann mit einer Kerze prüfen, ob ein gefährlicher Gehalt an Kohlendioxid vorliegt: sie erlischt bei einer zu niedrigen Sauerstoffkonzentration.

Natürlich darf man diese Probe nur anwenden, wenn man sicher ist, daß es sich bei dem Gas nicht um Kohlenmonoxid handelt (Explosionsgefahr).

Atemspende

Nach erfolgter Rettung muß eine sofortige Atemkontrolle und eventuell Atemspende erfolgen.

18.3.3. Vergiftung mit Reizgasen

Schleimhautreizung

Chlor- und Nitrosegase, aber auch Dämpfe von Lacken und Lösungsmitteln reizen besonders die Schleimhäute der Atemwege und Augen. Neben den unangenehmen Reizerscheinungen schädigen sie auch direkt die Wand der Lungenbläschen.

Die Vergifteten haben direkt nach dem Kontakt mit dem Gift einen Reizhusten, eventuell Schmerzen in den Augen, möglicherweise leichte Atemnot, eine Augenbindehautentzündung mit Schmerzen und Tränenfluß und auch Kopfschmerzen.

Oft lange Latenzzeit

Bisweilen kann es nach einer Latenzzeit von bis zu einem Tag zu starker Atemnot und akutem Sauerstoffmangel kommen.

Nach der Rettung aus dem Gefahrenbereich in frische Luft soll der Vergiftete jegliche körperliche Anstrengung vermeiden. Es kann sich ein Lungenödem entwickeln. Deshalb soll er absolute Ruhe einhalten. Er muß in ein Krankenhaus gebracht werden (Notruf) und dort, wegen der Gefahr einer erst später auftretenden Atemstörung, etwa einen Tag lang überwacht werden.

Gegen die Augenreizung spült man die Augen möglichst lange unter fließendem Wasser.

Oft viele Vergiftete

Mitunter sind bei Vergiftungsunfällen mit Reizgasen eine größere Anzahl von Verletzten zu versorgen. Dies muß unbedingt in der Unfallmeldung zum Ausdruck kommen.

18.4. Giftaufnahme direkt über die Haut

18.4.1. Schlangenbiß

Im deutschen Sprachraum gibt es an Giftschlangen nur die Kreuzotter und einige andere Vipernarten. Ein Schlangenbiß gehört in Europa zu den eher seltenen Situationen, mit denen der Ersthelfer konfrontiert wird.

Das Gift der Kreuzotter wirkt vor allem auf das Kreislaufsystem. Neben zwei kleinen, etwa einen Zentimeter voneinander entfernt liegenden, stecknadelkopfgroßen Wunden besteht meist ein starker Schmerz im Wundbereich sowie eine Rötung und Schwellung der angrenzenden Hautpartie. — **Typische Wunden**

Später kommt es zu Kopfschmerzen, Brechreiz, Durchfällen und zu einem Schock.

Beim gesunden Erwachsenen ist der Biß einer Kreuzotter nicht tödlich. Bei geschwächten Personen, Kreislaufkranken und Kindern kann aber auch ein Kreuzotterbiß lebensgefährlich werden.

Zuerst wird am liegenden Verletzten bei einem Biß in Arm oder Bein eine Stauung am Oberarm oder Oberschenkel angelegt (Abb. 66). Einzelheiten s. S. 25 — **Maßnahmen**

Die Zugstärke ist richtig gewählt, wenn sich die Extremität rötlichblau verfärbt und die oberflächlich gelegenen Venen stärker hervortreten. Der Puls muß jedoch noch tastbar sein. — **Stauung**

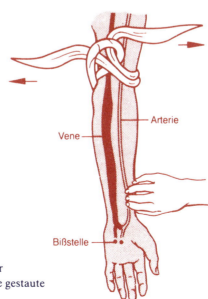

Abb. 66: Bei der Stauung muß der arterielle Puls tastbar bleiben. Die gestaute Extremität färbt sich bläulichrot.

Puls muß tastbar bleiben
Die Stauung verhindert den Blutrückstrom über die Venen, während der Blutzufluß über die Arterien bestehen bleibt. Da in den Venen ein geringerer Druck herrscht und zudem ihre Wand dünner ist als die der Arterien, können sie schon durch einen geringeren Zug an der Dreiecktuchkrawatte abgeschnürt werden. Durch den verhinderten Blutabfluß aus der Extremität entsteht eine Blutfülle, die eine Blutung aus der Bißwunde und damit ein Ausschwemmen des Giftes aus dem Körper begünstigt. Darüber hinaus wird eine Einschwemmung des Giftes in den übrigen Körper verhindert.
Eine bei einem Schlangenbiß angelegte Stauung darf vom Ersthelfer nicht mehr geöffnet werden.

Ruhigstellung
Die betroffene Extremität muß ruhiggestellt werden. Die Ruhigstellung vermindert die Durchblutung und damit die Giftaufnahme in den übrigen Körper.

Anstrengung vermeiden
Der Vergiftete soll sich nicht bewegen, auf keinen Fall körperlich anstrengen, damit der Kreislauf nicht belastet wird.
Er muß gut beobachtet werden, bis der Rettungsdienst eintrifft (Puls- und Atemkontrolle). Ein Ausschneiden oder Ausbrennen der Bißwunde muß unterbleiben. Das Aussaugen der Bißwunde hat keine Aussicht auf Erfolg. Es birgt lediglich die Gefahr in sich, daß durch kleine Wunden im Mundbereich auch der Helfer Gift aufnimmt.

18.4.2. Insektenstich

Die Empfindlichkeit einzelner Menschen gegen Insektengifte ist sehr unterschiedlich.
Normalerweise ist ein einzelner Stich einer Biene, Wespe oder Hornisse nicht gefährlich. Bei einer Überempfindlichkeit (Allergie) des Gestochenen gegen diese Gifte oder bei vielen gleichzeitig erfolgenden Stichen kann sich jedoch ein tödlicher Vergiftungsschock entwickeln.
Bei Insektenstichen im Mund- und Rachenraum sowie im Halsbereich können durch Schwellung der Schleimhäute die Atemwege verlegt werden. (S. a. Insektenstiche im Mundraum, S. 149)

Kühlung
Eine Kühlung der Stichstelle mit Eis und kaltem Wasser verzögert das Anschwellen und vermindert zudem den Schmerz.
Steckt bei Bienenstichen ein Stachel noch in der Haut, so kann er vorsichtig, möglichst mit einer Pinzette, entfernt werden. Allerdings darf dabei die Giftblase nicht ausgedrückt werden.
Wespen und Hornissen können übrigens mehrere Male stechen, Bienen nur einmal.

18.5. Giftaufnahme über Verdauungswege, Atemwege und Haut

Viele Gifte können sowohl über den Verdauungstrakt als auch über die Atemwege und die Haut in den Körper aufgenommen werden.

18.5.1. Pflanzenschutz- und Schädlingsbekämpfungsmittel
z. B. E 605 (Alkylphosphate, Phosphorsäureester)

Zur Vergiftung kann es durch Verwechslung (Aufbewahrung des Giftes in unzureichend gekennzeichneten Behältnissen), in Selbstmordabsicht oder auch durch Unachtsamkeit (Verschütten des Giftes auf der Haut, Vernachlässigung der Sicherheitsvorkehrungen im Umgang mit dem Gift) kommen. Auch durch das Einatmen von Dämpfen kann eine Vergiftung erfolgen.

Die Vergiftung mit Alkylphosphaten bietet typische Anzeichen: ungewöhnlich enge Pupillen, Schweißausbruch, vermehrte Speichel- und Tränensekretion, Erbrechen, Bauchkrämpfe, Krämpfe an der gesamten Muskulatur und schließlich eine Atemlähmung. — *Anzeichen*

Viele Gifte sind mit einem Farbstoff versetzt, der den Speichel des Vergifteten und seine Ausscheidungen anfärbt.

Bei Giftaufnahme über die Haut wird eine möglichst rasche Giftentfernung angestrebt. Giftgetränkte Kleidung muß entfernt werden, die betroffene Hautpartie wird mit Wasser und Seife gewaschen und gründlich gespült. Das Spülwasser soll möglichst auf direktem Weg und nicht über unvergiftete Haut abfließen. — *Giftentfernung*

Bei diesen Maßnahmen muß der Helfer darauf achten, daß er nicht mit seiner ungeschützten Haut mit dem Gift in Berührung gerät, da er sich sonst selbst vergiftet.

Aus demselben Grund muß der Ersthelfer davon Abstand nehmen, bei einem Atemstillstand die Atemspende Mund-zu-Nase oder Mund-zu-Mund durchzuführen. Bei der direkten Berührung mit dem Mund kann Gift über die Mundschleimhaut des Helfers aufgenommen werden und zur Vergiftung führen (Kontaktgift). Vorgelegte Taschentücher oder ähnliches schützen nicht zuverlässig vor einer Vergiftung. Die Beatmung muß vom Rettungsdienstpersonal mit Beatmungsgeräten erfolgen. Auf die frühzeitige Alarmierung des Rettungsdienstes ist deshalb großer Wert zu legen. — *Keine Atemspende / Kontaktgift / Notruf*

18.5.2. Blausäure (Zyankali, Zyanwasserstoff)

Blausäure wird in der Industrie, z.B. bei der Herstellung verschiedener Kunststoffe, verwendet, ist in verschiedenen Ungeziefervertilgungsmitteln enthalten und kommt auch in der Natur, beispielsweise in bitteren Mandeln und Steinobstkernen, vor.

Zellatmung blockiert

Blausäure blockiert die Zellatmung, also die Umwandlung von Sauerstoff in Energie, in den einzelnen Körperzellen.

Bei Aufnahme größerer Mengen (z. B. in Selbstmordabsicht) kann der Vergiftete schlagartig zusammenbrechen, weil schon die über die Mundschleimhaut resorbierte Dosis ausreicht, um eine schwere Vergiftung auszulösen. Der Mundgeruch erinnert an Bittermandeln. Trotz der Blockierung der inneren Atmung wird der Vergiftete nicht zyanotisch. Bei Kindern kann schon die Aufnahme einiger Bittermandelkerne eine gefährliche Vergiftung auslösen.

Notruf

Keine Atemspende

Die Maßnahmen bei der Blausäurevergiftung entsprechen denen bei der Vergiftung mit Alkylphosphaten: sofortiger Notruf, eventuell Giftentfernung durch Abspülen von der Haut. Eine Atemspende darf hier nicht durchgeführt werden, da es sich um ein Kontaktgift handelt. Da bei Verbrennungsvorgängen in manchen Kunststoffen Zyanwasserstoffverbindungen freigesetzt werden, muß vor dem Betreten brennender Wohnungen dringend gewarnt werden. Hier ist schwerer Atemschutz notwendig.

18.5.3. Kohlenwasserstoffe, organische Lösungsmittel
(Benzin, Heizöl, Benzol, Toluol, Chloroform, Tetrachlorkohlenstoff, Trichloräthylen)

Eine Vergiftung mit diesen, beispielsweise in Lösungsmitteln für Farben, Lacke, Klebstoffe und auch in Reinigungsmitteln vorkommenden Giften erfolgt meist durch Aufnahme über die Verdauungswege oder durch das Einatmen der giftigen Dämpfe.

Spätschäden möglich

Es kommt zu Kopfschmerzen, Verwirrtheit, Schwindel, Übelkeit, Benommenheit und Bewußtlosigkeit. Zudem können Spätschäden an Leber und Nieren sowie der Lunge aufteten.

Bei einer Giftaufnahme über die Atemwege befindet sich der Vergiftete oft noch in einem Gefahrenbereich, aus dem er gerettet werden muß (Selbstschutz beachten, für Frischluftzufuhr sorgen).

Nicht zum Erbrechen führen

Bei einer Giftaufnahme über den Verdauungstrakt darf nicht zum Erbrechen gereizt werden. Es besteht sonst die Gefahr, daß Giftstoffe in die Atemwege gelangen (Aspiration). Dies wäre wesentlich gefährlicher als ein Verbleiben dieser Giftstoffe im Magen-Darm-Trakt.

Bei einer Giftaufnahme über die Haut muß eine langdauernde Spülung der mit dem Giftstoff in Kontakt gekommenen Bereiche erfolgen.

19. Verätzungen

Verätzungen können durch Säuren und Laugen verursacht werden. Das Ausmaß der dabei entstehenden Schädigung hängt von der Art und der Konzentration der einwirkenden ätzenden Substanz, ihrer Menge und von der Einwirkungsdauer ab.
Die ätzenden Stoffe zerstören die Haut und die Schleimhäute sowie das darunterliegende Gewebe. Vor allem bei Aufnahme über den Verdauungstrakt können zusätzliche Vergiftungen entstehen.
Bei Säureverätzungen bilden sich auf der betroffenen Haut und besonders deutlich auf der Schleimhaut fest haftende Schorfe von charakteristischer Farbe (Salzsäure: weiß, Salpetersäure: gelb, Schwefelsäure: schwarz). Laugenverätzungen verursachen glasige Verquellungen. Alle Verätzungen sind sehr schmerzhaft. Durch die Zerstörung der Haut entstehen zudem infektionsgefährdete Wunden.

19.1. Verätzungen der Speiseröhre und des Verdauungstrakts

Die Verätzung verursacht sofort sehr starke, brennende Schmerzen im Bereich von Mund, Rachen und Speiseröhre.
An den Lippen und Schleimhäuten finden sich Schorfe oder glasig-schmierige Aufquellungen. Die Schleimhäute sind oft gerötet, auch Blutungen kommen vor.
Meist entstehen augenblicklich auch Schluckbeschwerden, der Speichelfluß kann vermehrt sein.
Es besteht die Gefahr, daß die Speiseröhren- und Magenwand durch die Verätzung zerstört werden und ein Durchbruch in die angrenzenden Gewebe erfolgt. Dabei kann es zu tödlichen Blutungen und schwerwiegenden Verletzungen lebenswichtiger Organe kommen. Der starke Schmerz begünstigt die Ausbildung eines Schocks.
Keinesfalls darf Erbrechen ausgelöst werden. Durch das Erbrechen würde die ätzende Substanz erneut Speiseröhre und Mundhöhle passieren und diese wären erneut der Ätzwirkung ausgesetzt. Die Magenwand selbst ist gegen Säureeinwirkung durch eine Schleimhautschicht relativ besser geschützt. Schließlich ist sie schon physiologischerweise wegen der zur Verdauung gebildeten Salzsäure ständig einem sauren Milieu ausgesetzt. Zudem wird Säure durch körpereigene Eiweißstoffe neutralisiert. Der Schutz gegenüber Laugen ist hier also erheblich schlechter und dementsprechend sind die Auswirkungen einer derartigen Verätzung im allgemeinen noch gefährlicher als bei Säureverätzungen.

Erkennen

Starke Schmerzen

Gefahr Durchbrechen der Speiseröhrenwand

Maßnahmen

Kein Erbrechen auslösen

Mit Flüssigkeit verdünnen

Der Betroffene soll neutrale Flüssigkeit (Wasser, Tee o. ä., aber keine kohlensäurehaltigen oder alkoholischen Getränke) schluckweise zu sich nehmen. Dadurch wird die ätzende Substanz verdünnt. Möglichst bald sollte der Transport ins Krankenhaus erfolgen (Notruf).

Giftreste sicherstellen

Im Hinblick auf die Weiterbehandlung ist es für den Arzt wichtig, die Art der aufgenommenen ätzenden Substanz zu kennen. Reste davon, Behältnisse oder Verpackungen, eventuell auch Erbrochenes, sind daher sicherzustellen und dem Rettungsdienst mitzugeben.

Prinzipiell wäre es naheliegend, eine aufgenommene Säure mit einer schwachen Lauge oder Eiweißstoffen (Milch, rohe Eier), eine Lauge entsprechend mit einer schwachen Säure (Essig, Zitronenwasser) zu neutralisieren. Häufig ist aber nicht mit letzter Sicherheit feststellbar, welcher Art die geschluckte Substanz war. Zudem kann die Menge der zur Neutralisation nötigen Flüssigkeit leider nur schwer abgeschätzt werden, weshalb sich der Ersthelfer auf das Verdünnen mit neutraler Flüssigkeit beschränkt.

19.2. Augenverätzungen

Erkennen

Augenverätzungen erfolgen häufig beim Umgang mit ätzenden Stoffen, zum Beispiel mit ungelöschtem Kalk. Oft sind neben dem Auge auch die umgebenden Hautpartien betroffen.

Heftige Schmerzen

Aufgrund der sofort eintretenden, äußerst heftigen Schmerzen kneift der Betroffene das verätzte Auge fest zu. Das Auge ist gerötet, die Lider können geschwollen sein. Eventuell ist die Hornhaut bereits eingetrübt. Es besteht die Gefahr der Erblindung durch eine Schädigung der vorderen Augenabschnitte.

Gefahr

Das Ziel der Ersten Hilfe muß die möglichst frühzeitige und gründliche Entfernung der ätzenden Substanz sein.

Maßnahmen

Dies geschieht durch sofortiges, langanhaltendes Spülen des verletzten Auges mit Wasser (am besten durch zwei Helfer).

Langdauernde Augenspülung

Der Kopf des liegenden Patienten wird dabei auf die Seite des verätzten Auges gedreht. Nun öffnet ein Helfer das betroffene Auge und hält es offen. Dies ist nicht ganz einfach, da der Betroffene wegen der starken Schmerzen die Lider krampfhaft zusammenkneift. Der andere Helfer gießt mit nicht zu scharfem Strahl aus etwa 10 cm Höhe möglichst lauwarmes Wasser in den inneren, d.h. nasenwärts gelegenen Augenwinkel (Abb. 67). Die Spülflüssigkeit fließt dann über den äußeren Augenwinkel ab. Der Verletzte soll das Auge während der Spülung nach allen Seiten bewegen. Es ist darauf zu achten, daß keine Spülflüssigkeit in das unverletzte Auge gelangt. Das gesunde Auge ist möglichst abzudecken.

Das Spülen des verätzten Auges ist so lange fortzuführen, bis sich der Verunglückte in augenärztlicher Behandlung befindet, mindestens aber 20–30 Minuten.

19.3. Verätzungen der Haut

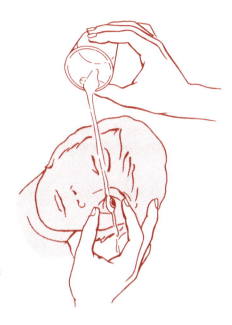

Abb. 67: Augenverätzungen werden möglichst frühzeitig und lange (20 bis 30 Minuten) mit Wasser gespült

Befinden sich größere ätzende Partikel (z. B. Kalkbröckchen) im Auge oder in der Umgebung des Auges, so sind diese mit einem Stoffende (Taschentuch) vorsichtig durch Abtupfen zu entfernen. Nach ausreichend langer Spülung wird über beide Augen ein steriler Verband angelegt. Jede Augenverätzung bedarf nach der Erste-Hilfe-Leistung unbedingt einer augenfachärztlichen Behandlung (Notruf).

Größere Partikel entfernen
Notruf

19.3. Verätzungen der Haut

Auch die Verätzung der Haut durch Säuren und Laugen ist durch heftige Schmerzen gekennzeichnet. Daneben liegt meist eine Hautrötung vor, eventuell auch eine Schorfbildung oder Aufquellung und Schwellung. Durch die Zerstörung der Haut und des darunterliegenden Gewebes entsteht unter Umständen eine tiefe Wunde, womit auch die Gefahr einer Infektion gegeben ist.

Erkennen

Da die Schädigung um so tiefreichender ist, je länger die ätzende Substanz einwirkt, muß die betroffene Haut möglichst frühzeitig und lange mit viel Wasser gespült werden. Am günstigsten hält man die betroffenen Hautstellen unter fließendes Wasser.

Maßnahmen

Dabei hat man darauf zu achten, daß die Spülflüssigkeit auf dem kürzesten Weg abfließt, möglichst ohne in Kontakt mit unverletzter Haut zu kommen. Der Spülvorgang soll so lange fortgesetzt werden, bis der Verunglückte vom Arzt weiterbehandelt wird. Kann aus irgendeinem Grund nicht gespült werden, dann muß die ätzende

Ausgiebig spülen

Substanz vorsichtig abgetupft werden. Am besten verwendet man dazu sterile Wundauflagen. Jede Wundauflage wird dabei nur einmal zum Tupfen benutzt.

Mit der Ätzsubstanz getränkte Kleidungsstücke müssen umgehend entfernt werden.

Selbst vor Gift schützen

Über seinen Bemühungen darf der Ersthelfer aber den Selbstschutz nicht vernachlässigen. Seine ungeschützte Haut darf weder mit dem Giftstoff noch mit Spülflüssigkeit in Kontakt geraten. Gegebenenfalls Gummihandschuhe anziehen. Die Unfallstelle ist abzusichern.

20. Verbrennungen

Eine detaillierte Darstellung von Struktur und Funktion der Haut wird im Kapitel Wunden gegeben.
Verbrennungen sind Gewebeschädigungen der Haut und der darunterliegenden Gewebe, die nachhaltige Auswirkungen auf den gesamten Organismus haben können. *Gewebeschädigung durch Hitzeeinwirkung*
Erfolgt die Gewebezerstörung durch die Einwirkung heißer Flüssigkeiten, so spricht man von einer Verbrühung. Das Ausmaß der bei einer Verbrennung hervorgerufenen Gewebeschädigung der Haut und der tieferliegenden Schichten ist von der Temperatur der einwirkenden heißen Stoffe, der Art dieser Stoffe und der Einwirkungszeit der Wärmeenergie abhängig. Die Schwere einer Verbrennung und damit ihre Auswirkung auf den Gesamtorganismus hängt von der Ausdehnung der Verbrennung in die Tiefe des Gewebes, also vom Verbrennungsgrad, und von der Fläche der zerstörten Haut, also von der Oberflächenausdehnung, ab. Zur Abschätzung der Tiefenausdehnung dient dabei die Einteilung in verschiedene Verbrennungsgrade.

20.1. Verbrennungsgrade

Die Flächenausdehnung der Verbrennung kann man nach der sogenannten Neuner-Regel (Abb. 68) schon am Unfallort grob beurteilen. Dabei ordnet man einem Arm und dem Kopf je 9%, den Beinen, der Rumpfvorderseite und dem Rücken je 2mal 9% der Körperoberfläche zu. Für den Hals verbleibt 1% der Körperoberfläche.
Ein lebensbedrohlicher Zustand ist anzunehmen, wenn beim Erwachsenen mehr als 18% der Körperoberfläche mindestens zweitgradig verbrannt sind. Beim Kind ist die Neuner-Regel nur in modifizierter Form anwendbar. Hier droht schwere Schockgefahr schon, wenn mehr als 8% der Körperoberfläche verbrannt sind. *Oberflächenausdehnung*
Je nachdem, wie ausgedehnt die Gewebeschädigung in die Tiefe reicht, unterscheidet man vom äußeren Aspekt her drei Verbrennungsgrade: *Erkennen*
1. Verbrennungen ersten Grades sieht man beispielsweise nach einem schweren Sonnenbrand. Es sind hier nur die oberflächlichen Hautschichten geschädigt. Die auftretende Hautrötung ist Ausdruck einer Erweiterung der Hautgefäße durch den Wärmereiz. Die Schmerzen bei den Verbrennungen ersten Grades entstehen durch die Reizung der oberflächlichen Hautnerven. *Rötung* *Schmerz*
2. Verbrennungen zweiten Grades entstehen beispielsweise beim kurzzeitigen Berühren einer heißen Herdplatte. Hier sind schon

20. Verbrennungen

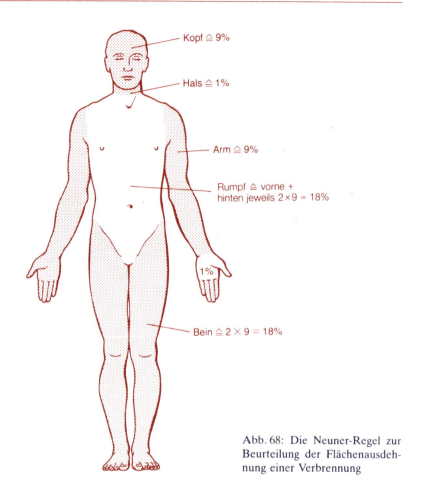

Abb. 68: Die Neuner-Regel zur Beurteilung der Flächenausdehnung einer Verbrennung

Blasenbildung

Gewebezerstörung

tiefere Hautschichten mitbetroffen. Die Hautanhangsgebilde, Haare und Talgdrüsen, sind jedoch noch erhalten. Neben Hautrötung und Schmerz kommt es hier durch Absterben der obersten Hautschichten und Schädigung der Blutgefäßwände zu einer Absonderung von Gewebeflüssigkeit in die Oberhaut und damit zur Bildung von Brandblasen.

3. Verbrennungen dritten Grades haben ihre Ursache in einer längerdauernden Einwirkung großer Hitze. Die Schädigung der Gewebe resultiert hier in einer mehr oder minder tiefen Gewebezerstörung der Haut samt ihrer Anhangsgebilde, oft mit Einschluß der darunterliegenden Muskulatur. Das verbrannte, abgestorbene Gewebe sieht teilweise schneeweiß, manchmal auch bräunlichschwarz verfärbt aus. Wegen der Zerstörung der Nervenendigungen, die hierbei erfolgt, schmerzen diese Verletzungen oft kaum. Verbrennungen dritten Grades kommen niemals isoliert vor. In

20.1. Verbrennungsgrade

den Randbezirken finden sich immer erst- oder zweitgradige Verbrennungen der angrenzenden Haut.

Durch die lokale Hitzeeinwirkung kommt es zu einer Schädigung der kleinen Blutgefäße im verbrannten Gebiet. Aus dem Kreislaufsystem gehen über die defekten Blutgefäße eiweißreiche Flüssigkeit und Salze in die Wundfläche oder ins Gewebe verloren, natürlich in Abhängigkeit von der Schwere der Verbrennung. Dieser zuweilen erhebliche Flüssigkeitsverlust ist bei den Verbrennungen zweiten Grades an der Blasenbildung besonders deutlich erkennbar, liegt aber auch bei allen anderen Verbrennungen vor. Er wird leicht unterschätzt, da oft nur wenig Flüssigkeit sichtbar ist. Die Ansammlung von eiweißreicher Flüssigkeit im Gewebe bezeichnet man als Verbrennungsödem.

Weil zelluläre Bestandteile das Kreislaufsystem nicht so leicht verlassen, kommt es zur Eindickung des Blutes und damit zur Verschlechterung der Fließeigenschaften mit negativen Auswirkungen auf die Durchblutung, vor allem der Kapillargefäße.

Die resultierende Sauerstoffminderversorgung der Zellen und auch die lokale Verbrennungsschädigung können schließlich zu einer den ganzen Organismus bedrohenden Schocksituation führen.

Da der Stoffwechsel in den Zellen auch ohne Sauerstoff noch eine gewisse Zeit weiterläuft, entstehen saure Stoffwechselendprodukte in den Geweben, die ihrerseits eine Übersäuerung des Bluts und eine Verschlechterung der Kreislaufsituation bedingen. Der Flüssigkeitsverlust bei Verbrennungen führt also, ähnlich wie der Blutverlust bei Blutungen, zum bedrohlichen Schock. Die lokale Hitzeeinwirkung auf die Haut führt außerdem zur Entstehung von Eiweißzerfallsprodukten (denaturierten Eiweißen) aus Baustoffen der Haut, die in den Kreislauf eingeschwemmt werden. Man nennt sie Verbrennungstoxine. Noch nach Tagen können dadurch schwere Nierenschädigungen entstehen.

Am Unfallort stehen zunächst die Verbrennungswunde und der Verbrennungsschock im Vordergrund. Die verschlechterte Kreislaufsituation, die Übersäuerung des Blutes und der Anfall giftiger Eiweißstoffe führen dann gemeinsam zur Entstehung der Verbrennungskrankheit, einer alle Organe und Organsysteme betreffenden Regulationsstörung.

Verbrannte Haut bietet vor dem Eindringen von Keimen keinen Schutz mehr. Die Infektionsgefahr ist im Vergleich zu anderen Wunden relativ groß, da es sich bei Verbrennungen meist um großflächige Gewebezerstörungen handelt und gefährliche Erreger im toten und abwehrgeschwächten Gewebe sehr günstige Wachstumsbedingungen vorfinden.

Bei der Erstversorgung von Verbrennungsverletzten unterscheidet man Maßnahmen zur lokalen Versorgung der Wunde und Maßnahmen, die die Störungen des Gesamtorganismus bekämpfen.

Marginalien: Gefahren — Großer Flüssigkeitsverlust — Schock — Infektion — Maßnahmen

20. Verbrennungen

Kleiderbrände löschen

Zunächst muß eine weitere Hitzeeinwirkung in jedem Fall vermieden werden.

Zum Löschen von Kleiderbränden kann man die betreffenden Personen mit Wasser übergießen. Ist kein Wasser zur Stelle, muß man versuchen, die Flammen mit Hilfe von Tüchern oder Wolldecken zu ersticken (keinesfalls synthetisches Material verwenden!). Unter Umständen kann die brennende Person auch durch Wälzen auf dem Boden den Kleiderbrand ersticken.

Werden Feuerlöscher verwendet, ist darauf zu achten, daß sie gezielt eingesetzt werden. Das Löschpulver soll nicht ins Gesicht gesprüht werden, um Schädigungen der Augen und der Schleimhäute zu vermeiden. Mit heißer Flüssigkeit getränkte Kleidungsstücke sind zur Vermeidung weiterer Wärmeeinwirkung sofort zu entfernen.

Da es auch Feuerlöscher gibt, die nicht zum Ablöschen brennender Personen verwendet werden dürfen, sollte man sich vor Verwendung des Löschers über dessen Anwendungsgebiete informieren. Auf den Feuerlöschern sind entsprechende Hinweise vorhanden.

Kaltwasseranwendung

Zur Schmerzbekämpfung und zur Abkühlung der Verbrennungswunde führt man bei Verbrennungen an den Extremitäten eine sogenannte Kaltwasserbehandlung durch.

Dazu ist der verbrannte Körperteil möglichst sofort nach der Verbrennung unter fließendes Wasser zu halten (Abb. 69) oder in kaltes Wasser einzutauchen, bis der Schmerz vergeht und auch ohne weitere Einwirkung kalten Wassers ausbleibt. Die Kaltwasseranwendung muß mindestens 15–20 Minuten lang durchgeführt werden, um einen dauerhaften Erfolg zu sichern.

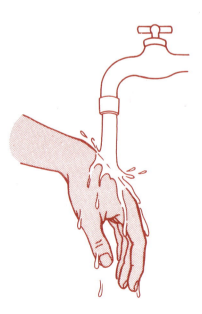

Abb. 69: Kaltwasseranwendung
Alle Verbrennungen sollen möglichst frühzeitig nach der Hitzeeinwirkung etwa 20 Minuten lang unter kaltes Wasser gehalten werden.

20.1. Verbrennungsgrade 189

Neben der Schmerzbekämpfung hat diese Kaltwasseranwendung eine günstige Wirkung gegen die Freisetzung von Eiweißzerfallsstoffen und reduziert den Flüssigkeitsverlust, so daß die Wirkung der Verbrennung auf den Gesamtorganismus, das heißt Schock und Verbrennungskrankheit, bekämpft werden. Entscheidend für den Erfolg ist die sofortige Anwendung nach der Hitzeeinwirkung.

Zur Verhütung einer Infektion muß eine keimfreie Bedeckung der Brandwunden vorgenommen werden. Hierfür stehen spezielle, großflächige Brandwundenverbandmittel zur Verfügung. Zum Einsatz kommen hier entweder Brandwundenverbandpäckchen, Brandwundenverbandtücher, Metalline-Tücher oder, wenn nichts anderes zur Verfügung steht, frische Leintücher, da diese als relativ keimarm zu betrachten sind. *Keimfrei abdecken*

Das Brandwundenverbandpäckchen ist zur keimfreien Abdeckung von Brandwunden kleineren Ausmaßes geeignet. Es ist 35 × 45 cm groß, das heißt, es reicht gerade aus, um die Hand, den Fuß, den Unterschenkel oder kleinere Verbrennungen am Körper steril abzudecken. Bei der Entfernung der Umhüllung muß man auf die Erhaltung der Keimfreiheit achten. Das Brandwundenverbandpäckchen wird nun an zwei Ecken der Breitseite gefaßt und über die Wundfläche ausgebreitet (Abb. 70). Die anhängenden Mullstreifen können miteinander verknotet werden. Auch eine lockere Befestigung durch Umwickeln mit der abhängenden Mullbinde ist möglich. Dabei ist jedoch darauf zu achten, daß kein Druck auf die Verbrennungswunde, der als äußerst schmerzhaft empfunden wird, ausgeübt wird.

Die Brandwundenverbandtücher eignen sich für großflächigere Verbrennungen. Mit ihren Abmessungen von 60 × 60 cm bzw. 120 × 80 cm eignen sie sich zum Abdecken der Arme, der Beine oder des Rumpfes. Nach dem Entfernen der Umhüllung, wobei wieder auf die Erhaltung der Keimfreiheit zu achten ist, wird das entsprechende *Brandwundenverbandtuch*

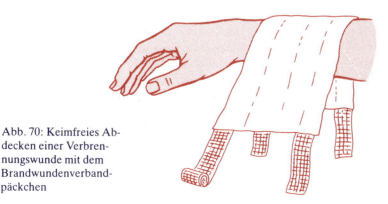

Abb. 70: Keimfreies Abdecken einer Verbrennungswunde mit dem Brandwundenverbandpäckchen

20. Verbrennungen

Brandwundenverbandtuch an den farblich gekennzeichneten Bandschlaufen gefaßt und an diesen hochgezogen.

Nach dem Auflegen des Brandwundenverbandtuchs auf die Wundfläche wird das Verbandmittel auf unverletzten Hautstellen mit Hilfe von Heftpflasterstreifen fixiert. Auch Dreiecktücher können zur Festlegung Verwendung finden.

Das Brandwundenverbandpäckchen ist nach DIN 13153, die Brandwundenverbandtücher sind nach DIN 13152 genormt. Beide tragen eine rote Beschriftung auf der Packung und sind so leicht kenntlich gemacht. (Leider sind aber auch normale Verbandmittel mit rotem Aufdruck im Handel, wodurch Verwechslungen möglich sind.) Die Entscheidung, ob ein Brandwundenverbandtuch oder das Brandwundenverbandpäckchen verwendet werden soll, hängt von der Flächenausdehnung der Verbrennung ab.

Metalline-Verbandmittel sind im Fachhandel erhältlich und entsprechen in ihren Abmessungen dem Brandwundenverbandpäckchen beziehungsweise den Brandwundenverbandtüchern.

Diese Verbandmittel bestehen aus einer Zellstoffschicht, auf die eine Aluminiumschicht aufgedampft ist, die auf die Wunde zu liegen kommt. Metalline Verbandmittel besitzen den Vorteil, daß sie mit der Wundfläche nicht verkleben. Außerdem schränken sie die Wärmeabgabe des Körpers an die Umgebung ein.

Auskühlung vermeiden

Dies ist besonders bei großflächigen Verbrennungen von Bedeutung, da die verbrannte Haut nicht mehr den normalen Mechanismen der Temperaturregulation unterliegt und deshalb eine Auskühlung des Körpers droht. Deshalb muß der Körper – allerdings unter Vermeidung von Druck auf die Wunde – warmgehalten und zugedeckt werden. Hierfür werden entweder dünne metallische Isolationsdecken verwendet oder durch den Bau eines sogenannten Tunnels mit Hilfe von Stühlen oder ähnlichen Behelfsmaterialien ein druckfreier Wärmeschutz hergestellt. Wegen des enormen Flüssigkeitsverlustes soll der Verbrennungsverletzte schluckweise eine leicht gesalzene Lösung trinken, die etwa einen Teelöffel Salz auf einen Liter Wasser enthält.

Sind bereits Schockzeichen erkennbar, ist nicht mehr mit einer Resorption zu rechnen, der Flüssigkeitsersatz auf diese Weise kann unterbleiben. Ebenso ist das Verabreichen von Salzwasser bei Bewußtseinsstörungen, Gesichtsverbrennungen, Verletzungen im Magen-Darm-Trakt und bei Übelkeit zu unterlassen.

Da durch den Schock Störungen der vitalen Funktionen drohen, sind Bewußtsein, Puls und Atmung ständig, das heißt in Abständen von wenigen Minuten, zu kontrollieren.

Hausmittel und Brandsalben verboten

Streng verboten ist die Anwendung irgendwelcher Hausmittel, wie etwa Butter, Öl oder Mehl.

Diese Stoffe verhindern entweder den Sauerstoffzutritt zum geschädigten Gewebe oder dienen als Nährboden für Keime und vergrößern dadurch die Infektionsgefahr. Auch die zahlreichen angepriese-

nen Arzneien, Brandsalben, Brandlinimente, Desinfektionsmittel und Alkohol verschlimmern meist das Ausmaß einer Verbrennung. Streng verboten ist auch das Öffnen von Brandblasen, da die, wenn auch vorgeschädigte, Haut dennoch einen Infektionsschutz darstellt. Am Körper haftende Kleidung darf nicht abgerissen werden.
Bei Gesichtsverbrennungen, die häufig mit Verbrennungen der Atmungsorgane verbunden sind, stehen die Bedrohung der Atemfunktion und die Gefahr der Verlegung der Atemwege durch eine Schwellung der Schleimhäute in den Luftwegen im Vordergrund. Wegen der Gefahr einer schweren Atemnot verdient die Überwachung und Sicherstellung der Atmung hier also besonderes Interesse. Von einer keimfreien Wundbedeckung muß bei Gesichtsverbrennungen abgesehen werden, denn die üblichen Verbandsstoffe verkleben mit den nässenden Brandwunden. Beim Ablösen der Verbände kommt es dann zum Abreißen von Haut- und Gewebefetzen, die die nachfolgende chirurgische Versorgung erschweren und verhindern, daß ein kosmetisch befriedigendes Ergebnis erreicht wird. Das Abdecken von Gesichtsverbrennungen erschwert auch das Beobachten des Verletzten.

Gesichtsverbrennungen nicht abdecken

20.2. Sonnenbrand

Ein ausgedehnter Sonnenbrand kann durchaus ein ernsthaftes und bedrohliches Ereignis darstellen. Da diese Art der Verbrennung durch Wärmeeinwirkung über einen längeren Zeitraum hinweg entsteht, sind hier Kaltwasseranwendungen und andere Maßnahmen der Erstversorgung wertlos. Die Betroffenen sind einer ärztlichen Behandlung zuzuführen.
Verbrennungen durch heiße oder brennende Stoffe kommen in erster Linie im industriellen Bereich vor. Um eine weitere Einwirkung von Hitze aus den heißen Stoffen zu verhindern, sind diese entweder mit der Kleidung zu entfernen oder durch Spülen mit kaltem Wasser abzukühlen.
Öle, Fett, Teer und Bitumen sowie ähnliche heiße Stoffe sind auf der Wunde zu belassen, wenn sie der Haut unmittelbar anhaften.

Die Grundsätze der Behandlung schwerer Verbrennungen bestehen zunächst in der Bekämpfung des Verbrennungsschocks. Es wird dabei versucht, die verlorengegangene Flüssigkeit mit Hilfe von Infusionen ausreichend zu ersetzen und, durch chirurgisches Abtragen des zerstörten Gewebes, das Einschwemmen von giftigen Abbauprodukten aus dem abgestorbenen Gewebe in den Körper zu reduzieren. Größere Hautdefekte werden eventuell mit Hilfe von Hauttransplantationen gedeckt. Da die Verletzten im ersten Stadium der Verbrennungsbehandlung durch eine hohe Infektionsgefahr bedroht sind, werden sie zumeist in spezialisierten Verbrennungszentren in nahezu keimfreiem Milieu untergebracht.

21. Kälteschäden

Unter Kälteschäden versteht man Schädigungen des Körpers durch Kälteeinwirkung.
Grundsätzlich unterscheidet man dabei die allgemeine Unterkühlung und die örtliche Erfrierung, die nur bestimmte exponierte Körperteile betrifft.

21.1. Prinzipien der Wärmeregulation

Die normale Körpertemperatur des Menschen schwankt zwischen 36,5° C und 37,5° C und wird durch eine Reihe von Regulationsmechanismen in diesem Bereich gehalten. Bei dieser Temperatur arbeiten die inneren Organe optimal, die Stoffwechselvorgänge laufen normal ab.
Die Stoffwechselvorgänge werden bei höheren Körpertemperaturen gesteigert, bei niedrigeren verlangsamt.
Temperaturfühler, sogenannte »Thermorezeptoren«, sitzen an vielen Stellen des Körpers, besonders zahlreich aber in der Haut, und melden die aktuelle Temperatur an das Regulationszentrum für die Körpertemperatur im Zwischenhirn. Von hier aus kann vor allem über die Regulation der Hautdurchblutung und eine Steuerung der Schweißabsonderung die **Wärmeabgabe** an die Außenwelt geregelt werden.
Bei Kälteeinwirkung werden die Hautgefäße dagegen enggestellt und die Hautdurchblutung dadurch vermindert. Auf diese Weise entsteht eine breite Isolierschicht, die das Körperinnere vor weiterer Auskühlung schützt.
Die nicht oder kaum durchblutete Isolierschicht bezeichnet man in diesem Zusammenhang als »**Körperschale**«. Den Gegensatz dazu bilden die inneren, weiterhin gut durchbluteten Körperabschnitte, der zentrale Körperkern (Abb. 71).
Je mehr die Körpertemperatur absinkt, desto weiter schreitet die Einschränkung der Durchblutung stufenweise in Richtung Körperkern fort, das heißt, zunächst wird die Haut nicht mehr durchblutet, dann das Unterhautfettgewebe, die Muskulatur usw. Durch diesen Mechanismus wird eine Isolierung des noch warmen Kernbluts gegen die von außen einwirkende Kälte erreicht. So kann eine ausreichende Funktion der lebenswichtigen inneren Organe möglichst lange aufrechterhalten werden.
Daneben wird, zumindest zu Beginn der Auskühlung, die Wärmeproduktion maximal gesteigert.
Eine Möglichkeit zur Wärmebildung besteht im Kältezittern, bei dem die Muskulatur nur Wärme produziert, aber keine Bewegungs-

21.2. Die allgemeine Unterkühlung 193

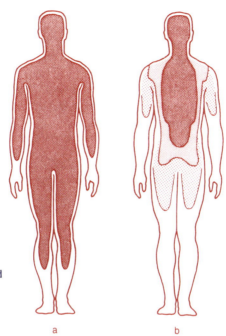

Abb. 71: Die Relation Schale – Kern bei a. Normalzustand und b. Unterkühlung. Die Körperregion, in der eine Temperatur von 37° C herrscht, ist grau dargestellt.

a   b

arbeit verrichtet. Darüber hinaus wird über eine Steigerung des Stoffwechsels in den inneren Organen, vor allem in der Leber, die Wärmeproduktion erhöht. Dabei steigt der Sauerstoffverbrauch dieser Organe, was eine Beschleunigung und Vertiefung der Atmung sowie eine Steigerung der Kreislauftätigkeit bedingt.

Wenn die Eigenmaßnahmen des Körpers nicht mehr ausreichen, die Körperkerntemperatur oberhalb eines kritischen Wertes zu halten, weil die Umgebungstemperatur sehr niedrig ist, dann kommen mit dem Absinken der Bluttemperatur auch die Stoffwechselvorgänge und damit die wärmeproduzierenden Reaktionen zum Erliegen. Mit dem endgültigen Erlöschen der vitalen Funktionen tritt der Tod ein. Wie schon oben erwähnt, unterscheidet man, je nach Art der Kälteeinwirkung, die allgemeine Unterkühlung und die örtliche Erfrierung. Diese Unterteilung ist deshalb von Bedeutung, weil unterschiedliche Maßnahmen der Ersten Hilfe notwendig werden.

Stoffwechselsteigerung

21.2. Die allgemeine Unterkühlung

Die Unterkühlung ist eine Auskühlung des gesamten Körpers, wobei die Körpertemperatur unter den Normalbereich absinkt.
Voraussetzung für das Auftreten einer allgemeinen Unterkühlung ist das Überwiegen der Wärmeabgabe über die Wärmeproduktion.

Ganzer Körper betroffen

21. Kälteschäden

Die Reaktionen des Körpers auf die Kälteeinwirkung sind stark davon abhängig, wie weit die Unterkühlung schon ausgeprägt ist und in welcher Abwehrlage sich der Körper befindet. Alkohol und Schlafmittel blockieren die Gegenregulationsvorgänge und verschlechtern dadurch die Abwehrlage.

Ursachen

Eine Unterkühlung kann immer dann auftreten, wenn unzureichend bekleidete Personen über längere Zeit hinweg niederen Temperaturen ausgesetzt sind.
Einige Faktoren begünstigen das Auftreten beziehungsweise Fortschreiten einer Unterkühlung.

Feuchtigkeit begünstigt Auskühlung

Die Wärmeleitfähigkeit des Wassers ist ungefähr fünfzehnmal größer als die der Luft. Also tritt eine Unterkühlung in kaltem Wasser wesentlich schneller ein. Auch durchnäßte Kleidung begünstigt deshalb das Auftreten einer Unterkühlung. Wind fördert den Wärmeaustausch, weil der den Körper umgebende, schützende Luftmantel ständig erneuert wird. Windeinwirkung und Feuchtigkeit zusammen begünstigen die Verdunstung und bewirken dadurch eine weitere Abkühlung.

Zwingen Verletzungen oder ungünstige Witterungsbedingungen zu langdauernder Körperruhe, so sind die Möglichkeiten der Wärmebildung eingeschränkt. Weitere Faktoren, die eine Unterkühlung begünstigen, aber nicht von der Umwelt, sondern vom betroffenen Individuum bestimmt werden, sind körperliche Überanstrengung, ein schlechter Allgemeinzustand und Begleiterkrankungen, wie etwa ein Schock.

Erkennen

Das Bild der Unterkühlung richtet sich nach dem Ausmaß der Auskühlung (Tabelle 14). Man kann nach der jeweils vorliegenden Kerntemperatur drei Stadien voneinander abgrenzen:

Abwehrstadium 36°C–34°C

1. Im Abwehrstadium liegt die Kerntemperatur zwischen 36°C und 34°C. Die peripheren Gefäße sind enggestellt und die Wärmeproduktion maximal gesteigert. Der Körper versucht, durch heftiges Kältezittern und eine Steigerung der Stoffwechselvorgänge ein weiteres Abfallen der Körpertemperatur zu verhindern. Die Haut ist blaß und kalt. Durch die Aktivierung der glatten Muskulatur sträuben sich die Körperhaare (Gänsehaut). Die Lippen sind blau, Herzfrequenz und Atmung gesteigert. Der Körper befindet sich dabei noch in einer günstigen Abwehrlage.

Erschöpfungsstadium 34°C–27°C

2. Sinkt die Kerntemperatur in den Bereich zwischen 34°C und 27°C ab, so befindet sich der Unterkühlte im Erschöpfungsstadium. Dieses ist durch das Aufhören des Kältezitterns und eine krampfartige Starre der Muskulatur gekennzeichnet. Die Atmung wird langsamer und flacher, Atempausen treten auf. Auch die Herzfrequenz nimmt ab. Außerdem treten Unregelmäßigkeiten im Herzrhythmus auf. Die Schmerzempfindung läßt nach, der Unterkühlte wird teilnahmslos und beugt sich schließlich einer unüberwindlichen Schlafneigung. Bei einer Kerntemperatur von 30°C

21.2. Die allgemeine Unterkühlung

Tab. 14: Symptomatik der allgemeinen Unterkühlung.

Kern-temperatur	Phase	Nervensystem	Herz Kreislauf	Atmung	
37 °C	I	Hellwach			Abwehrstadium
			Pulsbeschleunigung	Beschleunigte Atmung	
		Erregt	Blutdruckanstieg	Vertiefte Atmung	
		»Kältezittern«	Verminderung der peripheren Durchblutung		
		Verwirrt	(Haut weiß oder blau)		
34 °C	II	Teilnahmslos		Unregelmäßige Atmung	Erschöpfungsstadium
			Pulsverlangsamung		
		Gerade noch erweckbar	Herzrhythmusstörungen	Abgeflachte Atmung	
30 °C	III	Bewußtlos	Puls kaum mehr tastbar	Verlangsamte Atmung	
		Weite, noch auf Licht reagierende Pupillen	Herzrhythmusstörungen	stark abgeflachte und sehr unregelmäßige Atmung	
27 °C	IV	Weite, lichtstarre Pupillen	Puls nicht tastbar Herzstillstand	Atemstillstand	Scheintod Hirntod

tritt Bewußtlosigkeit ein. Der gesamte Körper des Unterkühlten fühlt sich kalt an.

3. Sinkt die Körperkerntemperatur weiter, kommt es zum Erliegen der vitalen Funktionen. Die krampfartige Starre der Muskulatur weicht einer schlaffen Lähmung. Es bestehen Bewußtlosigkeit und Pupillenstarre, Atembewegungen sind nicht mehr auszumachen und der Puls ist nicht mehr tastbar.

Gefahren

Scheintod

Wenn nicht spätestens in diesem Stadium mit Wiederbelebungsmaßnahmen begonnen wird, tritt der Tod ein.
Die Todesursache bei der akuten Unterkühlung ist dabei praktisch immer ein Versagen der Herzaktion bei einem Absinken der Kerntemperatur unter 24–27° C.

21. Kälteschäden

Maßnahmen

Weitere Auskühlung verhindern

Die Erstversorgung von akut Unterkühlten besteht zunächst immer im Verhindern einer weiteren Abkühlung.
Dazu sind Maßnahmen zu treffen, welche ein rasches Fortschreiten der Unterkühlung ausschalten. Zuerst muß der Unterkühlte aus dem »Gefahrenbereich« an einen geschützten Ort gebracht werden. Man bringt ihn in einen Raum mit niederer Zimmertemperatur und hüllt ihn in einige trockene Decken, wobei nasse Kleidung zuvor zu entfernen ist.
Eine Wärmezufuhr zum Körperkern ist anzustreben. Diese kann beim Bewußtseinsklaren in der Verabreichung möglichst stark gesüßter, heißer Getränke bestehen. Der Zuckergehalt des Getränks sichert eine rasch verwertbare Kalorienzufuhr.
Bei Atemstillstand soll die Atemspende angewendet werden. Es ist darauf zu achten, daß die Wiederbelebungsmaßnahmen so lange durchgeführt werden, bis eine Aufwärmung des Körperkerns auf mindestens 32°C erreicht worden ist.

Nicht aufwärmen

Der Patient darf keinesfalls von außen langsam aufgewärmt werden. Bringt man den Unterkühlten in einen überhitzten Raum, dann bewirkt der Wärmereiz von außen eine Erweiterung der Hautgefäße und damit eine teilweise Wiederherstellung der Haut- und Muskeldurchblutung. Das kalte Blut aus der Körperschale kann dann in den Körperkern zurückfließen und sich mit dem noch relativ warmen Kernblut vermischen. Dies hat unweigerlich ein weiteres Absinken der Körperkerntemperatur zur Folge.

In der Bergrettung ist dieses Phänomen als »Bergungstod« hinlänglich bekannt. Es wurde beobachtet, wenn stark Unterkühlte kurz nach ihrer Rettung in eine warme Hütte gebracht und dort langsam aufgewärmt wurden.

Nicht bewegen

Ein Unterkühlter soll sich nicht bewegen und auch möglichst nicht passiv bewegt werden. Alleine durch die passive Streckung gebeugter Beine kann ein Abfall der Kerntemperatur von 30°C auf 27°C erfolgen und damit plötzlich Bewußtlosigkeit eintreten. Auch ein Massieren der Extremitäten ist verboten, denn auch dadurch kann eine Erweiterung der Hautgefäße erfolgen. Die Verabreichung von Alkohol ist zu unterlassen, weil dadurch die körpereigenen Abwehrmechanismen, die der Unterkühlung entgegenwirken, gestört werden.

Kein Alkohol

Das Prinzip der weiteren Versorgung besteht in einer möglichst raschen endgültigen Wiedererwärmung. Dabei soll vor allem der Körperkern erwärmt werden.

Wärmepackung

Der Rettungsdienst kann bereits mit der Behandlung beginnen. In der Regel wird schon an der Unfallstelle die sogenannte Wärmepackung nach Hibler angelegt. Durch sie kann die Körperkerntemperatur erhöht werden. Es kommt aber kaum zu einer Vermischung von warmem Kern und kaltem Schalenblut.
Dabei wird auf die Unterwäsche des Unterkühlten ein mehrmals zusammengefaltetes Leintuch gelegt, das von innen her reichlich mit heißem Wasser

angefeuchtet wurde. Jetzt zieht man Pullover und Anorak darüber und wickelt eine ausreichend große Aluminiumfolie (die in Sanitätsbedarf und Sportgeschäften erhältlich ist) um den Rumpf. Die Extremitäten bleiben außerhalb. Dann wickelt man den ganzen Körper, einschließlich der Arme und Beine, in mehrere Decken straff ein. Diese Wärmepackung muß nach etwa einer Stunde erneuert werden.

21.3. Die örtliche Erfrierung

Erfrierungen sind örtliche Gewebeschädigungen durch Kälteeinwirkung.
Sie treten auch schon bei Temperaturen über dem Gefrierpunkt auf. Bevorzugt betroffen sind Körperspitzen (Finger, Zehen, Kinn, Nase, Ohren), weil bei ihnen eine relativ große Oberfläche der Kälteeinwirkung ausgesetzt ist. Außerdem sind sie nur sehr wenig durch Bindegewebe und Muskulatur geschützt.   *Nur bestimmte Körperteile betroffen*

Durch den lokalen Kältereiz ziehen sich die Blutgefäße in der betroffenen Muskulatur zusammen. Diese Gefäßverengung beschränkt sich aber nicht auf die erfrorenen Stellen, sondern erstreckt sich in manchen Fällen bis auf größere Gefäße in Körperstammnähe. Sie führt zu einer Verminderung der Durchblutung in den betroffenen Gebieten.   *Verlangsamung des Blutstroms*

Das Entstehen einer Erfrierung wird, abgesehen von der Außentemperatur, durch eine Reihe von Faktoren begünstigt.   *Ursachen*
Unzureichende oder zu enge Bekleidung, bei der die isolierende Luftschicht fehlt, und Feuchtigkeit, zum Beispiel in nassen Schuhen, begünstigen den Wärmeaustausch mit der Umgebung.
Auch eine gleichzeitig bestehende Unterkühlung erhöht die Erfrierungsgefahr.

Die Haut ist zu Beginn gerötet, später wird sie blaurot, graubläulich marmoriert und schließlich blaß bis weiß.   *Erkennen*
Die Gebrauchsfähigkeit der Gliedmaßen ist eingeschränkt. Eine scharfe Trennlinie zwischen erfrorenen und nicht erfrorenen Regionen exisiert zunächst nicht. Im Vorstadium der Erfrierung kommt es zu Frostgefühl, Prickeln und pelzigem Gefühl in den betroffenen Gliedmaßen.   *Unterschiedliches Erscheinungsbild*

Auskühlung

Ob eine Erfrierung oder nur eine örtliche Auskühlung vorliegt, ist wegen der fließenden Übergänge schwer zu entscheiden. Die Feststellung, daß leicht erfrorene und stark abgekühlte Körperteile in warmer Umgebung sofort heftig schmerzen, während schwere Erfrierungen zunächst auch in der Wärme völlig schmerzlos bleiben, kann dennoch als grober Anhalt benutzt werden.

Ähnlich wie die Verbrennungen, teilt man die Erfrierungen nach dem Ausmaß der Gewebeschädigung in vier Grade ein:
1. Grad: Die Haut ist vorübergehend gerötet und angeschwollen. Es bestehen starke Schmerzen.

2. Grad: Neben einer starken Schwellung bilden sich Blasen in der blaurot verfärbten Haut. Auch diese Erfrierungen sind sehr schmerzhaft.
3. Grad: Die Haut ist blauschwarz verfärbt. Kleinere Hautbezirke bis ganze Gliedmaßenabschnitte sterben ab.
4. Grad: Es liegt eine totale Vereisung des Gewebes vor.

Meist sind mehrere Erfrierungsgrade nebeneinander vorhanden. Ein sicheres Einordnen einer Erfrierung in einen der vier Grade ist innerhalb der ersten Tage kaum möglich. Das endgültige Ausmaß der Gewebeschädigung kann unter Umständen erst einige Wochen nach erfolgter Wiedererwärmung beurteilt werden.

Gefahren Die Hauptgefahr bei einer Erfrierung besteht im unwiderruflichen Absterben der betroffenen Körperteile.

Infektionsgefahr Da erfrorene Haut keinen ausreichenden Schutz vor dem Eindringen von Keimen bietet, besteht die Möglichkeit einer Infektion.

Weil die Schmerzempfindung oft gestört oder sogar aufgehoben ist, sind Druckschädigungen von Nerven bei unzweckmäßiger Lagerung zu befürchten.

Man unterscheidet bei der Erstversorgung zwischen oberflächlichen und in die Tiefe ausgedehnten Erfrierungen.

Maßnahmen
1. Bei lokalen Auskühlungen und nur oberflächlichen Erfrierungen müssen zunächst eng anliegende Kleider und Schuhe geöffnet werden, da Druck auf die erfrorenen Gebiete die Durchblutung weiter einschränkt.

   Nun kann eine Aufwärmung der betroffenen Körperteile erfolgen. Die Hände werden dabei zweckmäßigerweise in der Nähe des Körperkerns, zum Beispiel unter den Achseln, erwärmt. Wenn nur eine Auskühlung und keine gleichzeitige Unterkühlung vorliegt, darf der Betroffene die geschädigten Gliedmaßen noch aktiv bewegen. Sie sollen bei Erfrierungen jedoch nicht passiv bewegt werden.

   Körperkern warmhalten Man geht weiters davon aus, daß die Aufwärmung der Erfrierung am zweckmäßigsten vom Körperkern aus zu erfolgen hat, und hält diesen warm. Dazu dient das Einhüllen des Körpers in zusätzliche Kleidungsstücke oder Decken und das Einflößen heißer, stark gezuckerter Getränke.

   Wegen der Infektionsgefahr soll die zerstörte Haut mit sterilem Verbandmaterial abgedeckt werden. Diese keimfreie Wundbedeckung erfolgt wohl am zweckmäßigsten mit einem Brandwundenverbandpäckchen oder Brandwundenverbandtuch, da es sich meist um großflächige Schädigungen handelt.

   Druckfrei lagern Auf eine druckfreie Lagerung der betroffenen Extremitäten ist zu achten, um der Gefahr der Druckschädigung von Nerven vorzubeugen. Für die weitere Versorgung ist der Rettungsdienst durch einen Notruf zu alarmieren.

2. Handelt es sich allerdings um in die Tiefe ausgedehntere Erfrierungen, so sind keine lokalen Maßnahmen, die die Erwärmung

21.3. Die örtliche Erfrierung

des erfrorenen Körperabschnitts zum Ziel haben, angezeigt. Hier sollte die weitere Versorgung dem Rettungsdienst überlassen werden.
Eventuell aufgetretene Blasen sind mit sterilem Material abzudecken. Sie dürfen nicht geöffnet werden.
Ebenso ist das weithin praktizierte Abreiben von erfrorenen Gliedmaßen mit Schnee verboten. Hierbei werden in die ohnehin schon vorgeschädigte Haut durch die spitzen Eiskristalle kleine Wunden geritzt, über die leicht Keime eindringen können. Zudem wird durch das Abreiben mit Schnee nur eine weitere Abkühlung der betroffenen Gebiete erreicht.
Die Gabe von Alkohol ist zu unterlassen, weil durch die allgemein gefäßerweiternde Wirkung die Gefahr einer allgemeinen Unterkühlung gefördert wird. *Kein Alkohol*
Der Betroffene soll auch nicht rauchen, da Nikotin zusätzlich gefäßverengend wirkt, bei ohnehin schon verengten Blutgefäßen in den erfrorenen Regionen. *Keine Zigarette*
Ein Patient mit ausgedehnten Erfrierungen an den Füßen soll nicht mehr selber gehen, denn dabei entsteht durch die Aktivität der Muskulatur ein erhöhter Sauerstoffbedarf, der über die verengten Gefäße nicht ausreichend gedeckt werden kann. Ebenso können die im Gewebe entstehenden Stoffwechselschlacken nicht abtransportiert werden.
Massieren und Reiben einer Erfrierung sind zu unterlassen, weil sie keinen Wärmegewinn, sondern weiteren Wärmeverlust bewirken. Außerdem können dabei in der kältestarren Muskulatur Risse und Blutungen entstehen.

Im Regelfall wird ein Patient mit Erfrierungen ohne Aufwärmungsmaßnahmen am Unfallort vom Rettungsdienst ins Krankenhaus transportiert. Bei der Weiterversorgung der örtlichen Erfrierung muß eine Wiedererwärmung der betroffenen Körperregionen erfolgen. Eine rasche Wiedererwärmung wird neuerdings immer mehr abgelehnt, weil dadurch ein unphysiologischer Stoffwechsel in den erfrorenen Gebieten entsteht, da die Sauerstoffversorgung durch die Durchblutung zunächst dem Sauerstoffbedarf des Gewebes bei hohen Temperaturen noch nicht entspricht.
Günstig ist ein kaltes Wasserbad (etwa 10°C), dessen Temperatur innerhalb von 30 Minuten auf etwa 40°C gesteigert wird (langsame Wiedererwärmung). *Wasserbad*
Grundsätzlich darf eine Wiedererwärmung nur erfolgen, wenn ein erneutes Einfrieren der betroffenen Region sicher ausgeschlossen ist. Wichtig ist, daß der Körperkern warm gehalten wird.
Von ärztlicher Seite kann durch Infusionen, die die Fließeigenschaften des Blutes verbessern, eine verstärkte Durchblutung in den geschädigten Bereichen der Körperperipherie erreicht werden.

22. Elektrounfälle

Seit durch die Erfindung von elektrischen Geräten im vorigen Jahrhundert Licht und Kraft durch elektrischen Strom erzeugt werden können, nahm die Elektrifizierung in den Haushalten, den Verkehrsmitteln und der Industrie ständig zu.
In der Bundesrepublik Deutschland ereignen sich zur Zeit jährlich etwa 350–450 tödlich verlaufende Unfälle durch elektrischen Strom. Entscheidend für die Auswirkungen der Elektrizität auf den menschlichen Körper sind folgende Faktoren, die im Zusammenhang erläutert werden:

Spannung (*Volt),
Stromstärke (*Ampere),
elektrischer Widerstand (*Ohm),
Frequenz des einwirkenden Stroms (*Hertz),
Dauer der Einwirkung,
Weg des Stroms durch den Körper,
Stromdichte.

Stromkreis

Voraussetzung für das Auftreten eines Elektrounfalls ist das Einbeziehen des menschlichen Körpers in den Stromkreis. Die Stärke des Stroms, der dann durch den Körper fließt, ist von zwei Faktoren, der Spannung und dem elektrischen Widerstand, abhängig. Die dabei wirkende Spannung ist eine durch die Unfallsituation vorgegebene Größe. Die Stromstärke wird also durch den elektrischen Widerstand des Systems bestimmt. Das Ohmsche Gesetz beschreibt diesen Zusammenhang.

Ohmsches Gesetz

$$\text{Stromstärke} = \frac{\text{Spannung}}{\text{elektrischer Widerstand}}$$

Nasse Haut bietet dem elektrischen Strom nur einen sehr geringen Widerstand. Dies erklärt den schweren Verlauf von Elektrounfällen im Badezimmer, bei denen der Körper von einem hohen Strom durchflossen wird (Abb. 72). Im Umgang mit elektrischen Geräten ist besondere Vorsicht also dort geboten, wo Wasser oder Feuchtigkeit vorhanden sind, beispielsweise in Küche, Bad, Keller oder Garage.
Die Stromwirkung von Wechselstrom auf den menschlichen Körper ist auch abhängig von der Frequenz. Wechselstrom ist im allgemeinen gefährlicher als Gleichstrom gleicher Stromstärke. Ein weiterer wichtiger Faktor für das Ausmaß der Schädigung ist die Einwirkdauer des elektrischen Stromes. Je länger der Strom wirkt, desto schwerer sind die resultierenden Schäden am menschlichen Körper.

---

* = Maßeinheit

22. Elektrounfälle

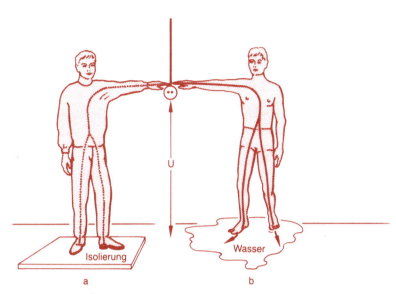

Abb. 72: Der Übergangswiderstand bestimmt die Folgen eines Elektrounfalls. Es handelt sich um einen Niederspannungsunfall. Der Betroffene hat jeweils direkten Kontakt mit den stromführenden Teilen.
a. hoher Übergangswiderstand = geringer Stromfluß durch den Körper
b. niedriger Übergangswiderstand = hoher Stromfluß durch den Körper

Der Strom fließt im Körper auf dem Weg, der ihm den geringsten elektrischen Widerstand entgegensetzt. Dieser Weg wird durch die unterschiedlichen Widerstandswerte der verschiedenen Körpergewebe vorgegeben. So kann es auch an Organen zu Störungen kommen, die nicht auf direktem Weg zwischen den Berührungspunkten liegen. Das Ausmaß der im Körper entstehenden Schäden ist wesentlich vom Verlauf des Stroms beeinflußt.

Auf die Auswirkungen des Stromunfalls nimmt auch die Stromdichte Einfluß. Sie gibt an, auf welche Querschnittsfläche sich der Stromfluß verteilt und wird in Ampere pro Quadratmeter gemessen. Das heißt zum Beispiel, daß eine an der Haut entstehende Verletzung um so geringer ist, je größer die Berührungsfläche zwischen dem unter Spannung stehenden Leiter und dem Körper ist.

Aus praktischen Gründen unterteilt man zwei Arten von Elektrounfällen:
1. Unfälle im Niederspannungsbereich (unter 1000 Volt)
2. Unfälle im Hochspannungsbereich (über 1000 Volt)

22.1. Unfälle im Niederspannungsbereich

Ursachen

Hier herrschen Spannungen bis 1000 Volt. Mit Niederspannung werden beispielsweise Haushaltsgeräte, aber auch Maschinen in Industrie und Gewerbe betrieben. Die häufigsten hier vorkommenden Spannungen sind:
1. die Netzwechselspannung mit 220 Volt und 50 Hertz (z. B. Steckdosen, Beleuchtungsanlagen)
2. die Leiterspannung mit 380 Volt und 50 Hertz (z. B. Elektromotoren, Küchenherd, Waschmaschine).

Da die elektrischen Netze in der Regel geerdet sind, führt die Berührung eines unter der Spannung U stehenden Leiters unter gleichzeitigem Kontakt zur Erde zum Stromfluß I durch den Körper (Abb. 72). So kann beispielsweise bei Isolationsdefekten oder bei nicht fachgerechter Ausführung von Arbeiten an elektrischen Geräten ein normalerweise schadlos berührbares Metallteil unter Spannung stehen. Bei Berührung dieses Teils schließt der menschliche Körper den Stromkreis zwischen Elektrogerät und Erde. Es kommt zum sogenannten Körperschluß.

Die Zuleitungen zu den mit Niederspannung betriebenen elektrischen Anlagen sind für den Benutzer im allgemeinen zugänglich und können jederzeit, zum Beispiel durch Betätigen des Ausschalters oder durch das Herausnehmen der Sicherungen, unterbrochen werden.

Gefahren

Die Auswirkungen von Niederspannungsunfällen auf den menschlichen Körper sind in erster Linie durch die Erregung von Nervensystem und Muskulatur als Folge der Durchströmung bestimmt. Normalerweise wird die Funktion von Nervensystem und Muskulatur mit Hilfe kleiner Ströme ermöglicht. Bei Stromeinwirkung von außen werden nun Teile dieser Systeme völlig unkontrolliert aktiviert. An der Skelett- und Herzmuskulatur können Verkrampfungen auftreten, solange die Stromeinwirkung besteht. Das »Kleben an der Leitung« bei einer Durchströmung des Körpers hat seine Ursache in einer Verkrampfung der Arm- und Handmuskulatur, die den umfaßten Metallteil nicht mehr losläßt. Dieser Krampf kann nicht willkürlich gelöst werden, endet aber mit der Stromabschaltung. Unkontrollierte Muskelzuckungen bedingen oft Stürze und mechanische Begleitverletzungen als indirekte Auswirkungen eines Stromunfalls.

Herzrhythmusstörungen

Die Stromeinwirkung auf das Herz kann zu Herzrhythmusstörungen, aber auch zum Herzstillstand führen. Beim gefürchteten Kammerflimmern ziehen sich die Herzmuskelfasern nicht mehr gemeinsam und koordiniert, sondern völlig regellos zusammen. Ein Kreislaufstillstand ist die Folge. Auch das Nervensystem reagiert sehr empfindlich. Bewußtlosigkeit und Atemstillstand sind unter Umständen die Folge einer Stromeinwirkung auf das Gehirn. Auch Verbrennungen sind möglich. Die zum Teil ausgedehnt in die Tiefe reichen-

22.1. Unfälle im Niederspannungsbereich

den Brandwunden an den Stromeintritts- und -austrittsstellen bezeichnet man als Strommarken.

Das Ziel der Ersten Hilfe bei Niederspannungsunfällen ist zunächst das Unterbrechen des Stromkreises. Dies ist meist durch Abschalten des betroffenen Geräts, Ziehen des Netzsteckers oder Herausnehmen der Sicherungen möglich. Kann aus irgendeinem Grund die Leitung, an der der Verletzte hängt, auf diese Weise nicht sofort spannungsfrei gemacht werden, so muß der Verunglückte durch den Helfer vom Stromkreis getrennt werden. Der Helfer isoliert sich, indem er sich auf Glas, ein trockenes Brett, trockene Kleider, oder anderes Isolationsmaterial stellt. Nun versucht er, den Verunglückten durch einen nichtleitenden Gegenstand, wie beispielsweise eine trockene Holzlatte oder einen Besenstiel, von den unter Spannung stehenden Teilen wegzustoßen (Abb. 73). Es ist prinzipiell auch

Maßnahmen

Stromkreis unterbrechen

Behelfsrettung möglich

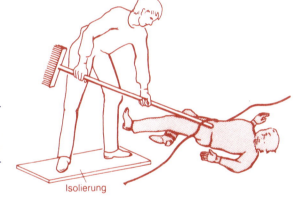

Abb. 73: Behelfsrettung mit Hilfe eines nichtleitenden Gegenstands von einem isolierten Standpunkt aus

möglich, den Verletzten an seinen Kleidern zu packen und vom Stromleiter wegzureißen, wenn man selbst einen isolierten Standpunkt hat. Der Helfer muß aber immer bei Unfällen mit elektrischem Strom darauf achten, daß er sich selbst nicht gefährdet, und darf niemals den Verunglückten mit bloßen Händen oder mit leitenden Gegenständen berühren, wenn der Stromkreis noch nicht unterbrochen ist.

Nach der Rettung aus dem Gefahrenbereich müssen Atmung und Puls sofort kontrolliert werden.

Bei Bewußtlosigkeit und vorhandener Spontanatmung ist die Seitenlagerung durchzuführen. Bei Atemstillstand soll die Atemspende angewendet werden.

Liegt ein Herzstillstand vor, muß auch eine Wiederbelebung des Herzens durchgeführt werden, die allerdings, wegen der damit verbundenen Gefahren, eine besondere Ausbildung des Helfers

Vitalfunktionen wiederherstellen

erfordert. Die Erfolgsaussichten der kombinierten Herz-Lungen-Wiederbelebung sind bei raschem und richtigem Handeln hier außerordentlich günstig.
Auf Schockzeichen ist zu achten, eventuell muß eine Schockbekämpfung erfolgen. Brandwunden oder mechanische Begleitverletzungen sind nach den dafür geltenden Grundsätzen zu versorgen. Der Rettungsdienst muß durch einen Notruf alarmiert werden, wobei auf das Vorliegen von Bewußtlosigkeit, Atemstillstand oder Herzstillstand hinzuweisen ist.

22.2. Unfälle im Hochspannungsbereich

Ursachen

Hier liegen Spannungen über 1000 Volt vor. Hochgespannte Ströme werden bei der Energieverteilung, das heißt bei den Verbindungen zwischen dem Elektrizitätswerk des Stromversorgungsunternehmens und den Transformatorenstationen, verwendet. Diese Anlagen sind durch ein Warnschild, das einen roten Blitzpfeil und die Aufschrift »Hochspannung – Vorsicht Lebensgefahr!« trägt, gekennzeichnet. Bei Unfällen mit hochgespannten Strömen kann es schon bei Annäherung an die unter Spannung stehenden Teile zum Stromfluß durch den Körper kommen, wenn die sonst isolierende Luft durch einen Lichtbogen überbrückt wird (Abb. 74). Deshalb muß ein

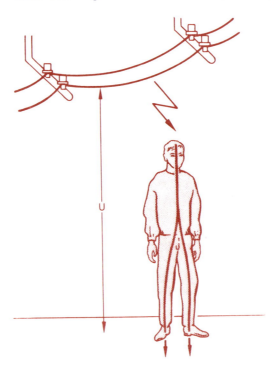

Abb. 74: Hochspannungsunfall
Es erfolgt ein Spannungsüberschlag, obwohl kein direkter Kontakt zu spannungsführenden Teilen besteht.

22.2. Unfälle im Hochspannungsbereich

Sicherheitsabstand eingehalten werden. Das Abschalten der Leitungen im Hochspannungsbereich ist nur dem Fachpersonal des Elektrizitätswerks möglich.

Die Einwirkung von Hochspannung durch Berührung oder Annäherung an spannungsführende Teile führt wegen der hohen Wärmeentwicklung bei der Durchströmung des Körpers zu bedrohlichen Verbrennungen. Daneben können alle Störungen, die auch bei Niederspannungsunfällen vorkommen, vorhanden sein.

Gefahren

Verbrennungen

Bei Hochspannungsunfällen mit Spannungen über 1000 Volt ist wegen der Gefahr des Überschlags keine Behelfsrettung durch den Ersthelfer möglich. Der Selbstschutz des Helfers steht im Mittelpunkt. Der Ersthelfer sollte niemals dicht an den Unfallort herantreten, denn ein Lichtbogen kann bis zu mehreren Metern überspringen. Da der Laie die im Einzelfall vorliegende Spannung nicht kennt, muß er in allen Fällen einen Sicherheitsabstand von 5 Metern von den spannungsführenden Teilen einhalten. Die Laienhilfe beschränkt sich auf einen Notruf, bei dem auf den Elektrounfall im Hochspannungsbereich hingewiesen wird. Die Rettung aus der abgeschalteten Elektroanlage erfolgt hier durch Fachpersonal. Nach der Rettung aus dem Gefahrenbereich werden die Maßnahmen der Ersten Hilfe wie bei den Niederspannungsunfällen durchgeführt.

Maßnahmen

Sicherheitsabstand einhalten

Die weitere Versorgung durch Rettungsdienst und Krankenhaus hat neben der Wiederherstellung und Aufrechterhaltung der vitalen Funktionen und der Versorgung von Nebenverletzungen eine genaue Untersuchung des Herzens und des Nervensystems zur Grundlage. Diese Untersuchung soll zur Vermeidung von Spätschäden in jedem Fall, auch bei anscheinendem Wohlbefinden des Patienten, nach einem Elektrounfall durchgeführt werden.

Beim Blitzschlag handelt es sich um die Einwirkung eines Gleichstroms von einigen tausend Ampere innerhalb von Tausendstelsekunden. Seine Auswirkungen auf den Körper sind einer Hochspannungseinwirkung sehr ähnlich. Die Gefährdung ist überdurchschnittlich groß an exponierten Stellen, wie Berggipfeln, einzeln stehenden Bäumen, Türmen und alleinstehenden Häusern. Generell nimmt die Blitzschlaggefahr in der Höhe zu. Das Einnehmen einer kauernden Haltung verringert die Wahrscheinlichkeit, in exponiertem Gelände vom Blitz getroffen zu werden. Autoinsassen sind durch die metallische Karosserie des Fahrzeugs im Wageninnern vor den Einwirkungen eines Blitzschlags gut geschützt.

Für die Erste Hilfe gelten die Grundsätze der Versorgung von Elektrounfällen. In den Bergen ist daran zu denken, daß dem Verletzten zusätzlich die Gefahr einer Unterkühlung droht.

23. Knochenbrüche und Gelenkverletzungen

23.1. Der Bewegungsapparat

Passiver Bewegungsapparat

Der Bewegungsapparat gibt unserem Körper die äußere Form und gestattet dem Menschen, willentlich gerichtete Bewegungen auszuführen. Man spricht vom passiven Bewegungsapparat, und bezeichnet damit die das Gerüst unseres Körpers bildenden Knochen und Knorpel, und vom aktiven Bewegungsapparat, und meint damit die Muskulatur, die imstande ist, dieses Gerüst in den Gelenken zu bewegen.

Skelett

Unter dem Skelett oder Knochengerüst (Abb. 75) versteht man die Gesamtheit der Knochen und Knorpel. Etwa 200 verschiedene

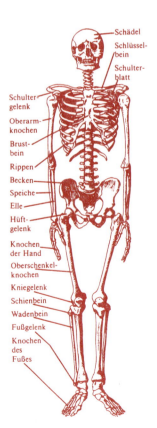

Abb. 75: Skelett

23.1. Der Bewegungsapparat

Knochen dienen als Bauteile des Skeletts. Dieses ist einerseits die Stütze des Körpers und umgibt andererseits schützend lebenswichtige Organe, wie beispielsweise Gehirn und Rückenmark. Die Verbindungen der Knochen untereinander werden durch Nähte (feste Verbindungen), Knorpel oder Gelenke (bewegliche Verbindungen) hergestellt.

Der Grundaufbau des Knochens ist immer gleich: Außen die harte Knochenrinde, die von einer dünnen äußeren Knochenhaut überzogen wird, innen das Gitterwerk von Knochenbälkchen und zum Teil auch ausgesprochene Höhlen, sogenannte Markhöhlen. Diese werden vom Knochenmark ausgefüllt.

Grundaufbau des Knochens

Die Knochensubstanz besteht vorwiegend aus Kalk, verschiedenen Salzen und Eiweißkörpern sowie kollagenen Bindegewebsfasern. Die Knochenzellen bilden dabei ein Netzwerk, das mit Zwischenzellsubstanz ausgefüllt ist. Das rote Knochenmark ist die Bildungsstätte der roten und eines Teils der weißen Blutkörperchen sowie der Blutplättchen. Beim Erwachsenen sind die langen Röhrenknochen nur noch mit gelbem Knochenmark ausgefüllt, das überwiegend aus Fettzellen besteht. Während der Entwicklung des menschlichen Körpers sind die Knochen zunächst knorpelig angelegt und verknöchern erst allmählich. Je nach der Form unterscheidet man Röhrenknochen (z. B. den Oberschenkelknochen), Plattenknochen (z. B. die Knochen am Schädel), kurze Knochen (z. B. die Handwurzelknochen) und unregelmäßige Knochen (z. B. die Knochen im Gesichtsschädel).

Am Schädel unterscheidet man die Knochen des Hirnschädels und des Gesichtsschädels. Der Hirnschädel, der das Gehirn vor Gewalteinwirkungen von außen schützt, wird durch eine Reihe von – durch Nähte zusammengefügte – Knochen gebildet: vorne das Stirnbein, in der Mitte die paarigen Schläfen- und Scheitelbeine und am Hinterkopf das Hinterhauptsbein. Erst nach dem Anheben des Schädeldachs kann man auf den Boden der Schädelhöhle, die Schädelbasis sehen, die das Gehirn trägt. Die Schädelbasis weist zahlreiche Löcher auf, durch die Nerven und Blutgefäße hindurchtreten. Das große Hinterhauptsloch verbindet die Schädelhöhle mit dem Wirbelkanal.

Schädel

Die Wirbelsäule ist das Rückgrat des Rumpfes, das den Körper stützend aufrecht hält, und umhüllt schützend das im Wirbellochkanal verlaufende Rückenmark. Die Wirbelsäule setzt sich aus sieben Halswirbeln, zwölf Brustwirbeln, fünf Lendenwirbeln, dem Kreuzbein und dem Steißbein zusammen. Alle Wirbel, mit Ausnahme der beiden obersten Halswirbel, haben in etwa den gleichen Grundaufbau. Man unterscheidet einen kompakten Wirbelkörper, der die auf ihm liegende Last trägt, den Wirbelbogen, der mit der Rückseite des Wirbelkörpers zusammen das Wirbelloch begrenzt, und mehrere Fortsätze. Alle Wirbellöcher zusammen bilden den Rückenmarkskanal. Zwischen zwei Wirbeln verlassen die sich aufzweigenden Rückenmarksnerven durch die Zwischenwirbellöcher den Wirbelkanal.

Wirbelsäule

Zwischen je zwei Wirbeln, die durch Bindegewebsfasern und durch Muskulatur zusammengehalten werden, befinden sich als elastische Stoßdämpfer die Zwischenwirbelscheiben oder Bandscheiben.

Brustkorb Der elastische Brustkorb, der die Brusthöhle mit den darin liegenden Brusteingeweiden umschließt, wird von zwölf Rippenpaaren, den zwölf Brustwirbeln und dem vorne liegenden Brustbein gebildet. Die Rippen sind mit dem Brustbein knorpelig und mit der Wirbelsäule gelenkig verbunden. Die untersten beiden Rippen sind nicht mit dem Brustbein verwachsen, sondern enden frei in der Muskulatur.

Schultergürtel Die beiden Schulterblätter und Schlüsselbeine bilden den Schultergürtel, der dem Brustkorb oben aufliegt. Der Schultergürtel stellt die Verbindung der Arme mit dem Rumpf dar. Das Gelenk zwischen Schlüsselbein und Brustbein ist die einzige gelenkige Verbindung des Schultergürtels mit dem Rumpf.

Armskelett Das Schultergelenk ist ein Kugelgelenk zwischen Oberarmknochen und Schulterblatt. Ein langer Röhrenknochen bildet den Skelettanteil des Oberarms. Die Unterarmknochen bezeichnet man als Elle und Speiche, wobei die Speiche auf der Daumenseite liegt. Das Handskelett besteht aus den in zwei Reihen angeordneten, verschieden geformten acht Handwurzelknochen sowie den fünf Mittelhandknochen, Grund-, Mittel- und Endgliedern.

Beckengürtel Die untere Gliedmaße wird durch den Beckengürtel und das Beinskelett gehalten. Der Beckengürtel hat die Aufgabe, die Last des Rumpfes auf die Beine zu übertragen. Das Becken ist durch knorpelige Fugen mit dem Kreuzbein der Wirbelsäule verwachsen. Es schützt, wie der Brustkorb, innere Organe.

Beinskelett Auch das Beinskelett wird in drei Abschnitte unterteilt: Oberschenkel, Unterschenkel und Fuß. Der Oberschenkelknochen ist der größte und längste Röhrenknochen im menschlichen Körper. Er ist mit dem Becken durch das Hüftgelenk, einem Kugelgelenk, und mit den Unterschenkelknochen durch das Kniegelenk, einem Scharniergelenk, verbunden. In die Sehne der Streckmuskulatur zwischen Ober- und Unterschenkel ist die Kniescheibe eingelagert. Als Stoßdämpfer im Kniegelenk wirken zwei jeweils halbmondförmige Knorpelscheiben, die Menisci. Dem sehr kräftigen Schienbein ist außen das viel dünnere Wadenbein durch starke Bandverbindungen angeheftet. Das Schienbein ist der tragende Knochen am Unterschenkel. Schienbein und Wadenbein bilden mit ihren unteren Enden eine knöcherne Gabel, die in Verbindung mit dem Sprungbein das obere Sprunggelenk ergibt. Hebung und Senkung des Fußes werden durch das obere, Ein- und Auswärtsbewegung durch das untere Sprunggelenk ermöglicht. Fußwurzel und Mittelfußknochen bilden, von Bändern und Muskulatur gehalten, das Fußgewölbe.

Gelenke

Als Gelenke werden bewegliche Verbindungen von Knochen untereinander bezeichnet. Die zusammentreffenden Knochenteile sind dabei von einer glatten Gelenkknorpelschicht überzogen und durch einen Gelenkspalt getrennt. Das gewölbte Gelenkende wird als Gelenkkopf, das ausgehöhlte als Gelenkpfanne bezeichnet. Das Gelenk wird durch die Gelenkkapsel zusammengehalten und nach außen abgeschlossen. Diese wird in wechselndem Ausmaß von Bändern oder Muskulatur verstärkt.

Bewegliche Verbindungen

Skelettmuskulatur

Da das Muskelgewebe die Fähigkeit hat, sich zu verkürzen, und die Muskulatur am passiven Bewegungsapparat fest fixiert ist, wird dadurch eine gesteuerte Bewegung möglich. Die Skelettmuskulatur oder quergestreifte Muskulatur kann willentlich bewegt werden. Der Muskel setzt am rumpfnäheren Ende mit seinem Ursprung, am rumpffernen Ende mit seinem Ansatz an den Stellen an, auf die er seine Muskelkraft überträgt. Die bindegewebigen Verbindungen zwischen den Muskeln und dem Skelett heißen Sehnen. Diese Sehnen verlaufen zur Reibungsminderung oft, vor allem wenn sie über Knochen gleiten oder durch Bänder abgelenkt werden, in Sehnenscheiden. Die Zugfestigkeit von Sehnen ist sehr groß.

Muskeln

Sehnen

23.2. Knochenbrüche

Bei einem Knochenbruch liegt eine Unterbrechung der Kontinuität des Knochens nach einer Gewalteinwirkung vor, welche die Elastizitätsgrenze des Knochengewebes überschritten hat. Die häufigsten Ursachen sind Gewalteinwirkungen von außen, wie etwa Schlag, Zusammenprall, Sturz, Stauchung oder Geschoßeinwirkung. Ist der Knochen schon durch Erkrankungen, beispielsweise eine Krebsgeschwulst, vorgeschädigt, so kann es auch bei alltäglichen Bewegungen, wie beim Umdrehen, Auftreten, Greifen, zu Knochenbrüchen kommen, ohne daß eine wesentliche Gewalteinwirkung stattgefunden hätte. Für viele Knochenbrüche ist ein ganz bestimmter Unfallhergang typisch.

Gewalteinwirkung

Eine Einteilung der Knochenbrüche ist nach mehreren Schemata möglich. Allen diesen Einteilungen ist gemeinsam, daß sie am Unfallort nicht angewendet werden können, weil zur entsprechenden Beurteilung und Klassifizierung Röntgenbilder notwendig sind.

Am Unfallort kommt es vorrangig darauf an festzustellen, ob ein geschlossener (Abb. 76a) oder ein offener (Abb. 76b) Knochenbruch vorliegt. Beim geschlossenen Knochenbruch findet man keine sicht-

Offener Knochenbruch

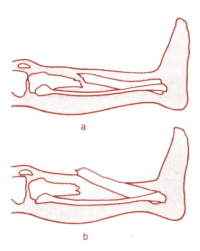

Abb. 76: a. geschlossener und b. offener Knochenbruch

bare Wunde im Bereich der Bruchstelle, beim offenen Knochenbruch findet man eine oder mehrere Wunden mit oder ohne Blutung im Bruchbereich. In manchen Fällen kann man sogar Knochenanteile in diesen Wunden erkennen.

Erkennen

Bei den Erkennungsmerkmalen, die auf einen Knochenbruch schließen lassen, unterscheidet man sichere und unsichere Zeichen. Die sicheren Zeichen sind für einen Knochenbruch beweisend, die unsicheren Zeichen lassen einen Knochenbruch vermuten.

Schmerz

Schmerz und Schwellung treten bei einer Reihe von Verletzungen des Bewegungsapparates auf. Sie können eine Bewegungseinschränkung oder Bewegungsunfähigkeit, die auch als Schonhaltung bezeichnet wird, bedingen, ohne daß ein Knochenbruch vorliegen muß. Die genannten Merkmale werden deshalb unsichere Knochenbruchzeichen genannt. Auch eine einfache Prellung kann dieselben Symptome hervorrufen.

Bewegungsbehinderung

Durch den Schmerz vermeidet der Verletzte eine Bewegung der Bruchstelle oder stellt diese sofort wieder ein. Dadurch kann der Ersthelfer bereits einen gezielten Hinweis auf den Ort der Bruchstelle erhalten.

Abnorme Stellung

Tritt aber zu den genannten Zeichen noch eine abnorme Stellung oder eine abnorme Beweglichkeit (die aber selbstverständlich niemals provoziert werden darf), dann ist mit Sicherheit ein Knochenbruch vorhanden. Werden Knochensplitter oder Knochenbruchenden sichtbar, gehört dies zu den sicheren Knochenbruchzeichen.

Für den Ersthelfer gilt bereits das Vorliegen eines einzigen unsicheren Zeichens als Hinweis auf einen Knochenbruch. Obwohl natürlich beim ausschließlichen Vorliegen eines einzigen der unsicheren Zeichen an der Unfallstelle auf den schlüssigen Beweis eines sicheren

23.2. Knochenbrüche

Knochenbruchs verzichtet werden muß, wird die Verletzung wie ein Bruch versorgt. Nur auf diese Weise ist gewährleistet, daß bei sachgerechter Anwendung der folgenden Maßnahmen kein zusätzlicher Schaden durch den Ersthelfer verursacht wird.

Bei Knochenbrüchen drohen eine Reihe von Gefahren: **Gefahren**

1. Schock

Bei jedem Knochenbruch werden Blutgefäße zerrissen; es entsteht ein Bluterguß, der sich in den meisten Fällen auf die Bruchstelle beschränkt. Wenn größere Gefäße, die in unmittelbarer Nachbarschaft des Knochens verlaufen, mitbetroffen sind, schwillt die **Blutverlust** Extremität stark an. Bei geschlossenen Oberschenkelbrüchen kann der Blutverlust im Gewebe bis zu 2000 ml, bei Beckenbrüchen bis zu 5000 ml betragen (Abb. 77).

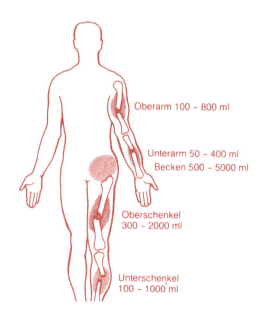

Abb. 77: Blutverlust ins Gewebe bei verschiedenen Knochenbrüchen

Oberarm 100 – 800 ml
Unterarm 50 – 400 ml
Becken 500 – 5000 ml
Oberschenkel 300 – 2000 ml
Unterschenkel 100 – 1000 ml

Die beim Knochenbruch auftretenden Schmerzen sind ein weiterer schockauslösender Faktor.

2. Zusätzliche Verletzungen

Die Gewalteinwirkung kann zwar isoliert den Knochen verletzen, ruft aber in den meisten Fällen auch Schädigungen der ihn umgebenden Strukturen hervor. Diese Schäden können entweder sofort durch das Unfallereignis selbst entstanden sein, aber auch später durch Bewegungen der spitzen Bruchenden infolge ungenügender Ruhigstellung. Die zusätzlichen Verletzungen können Blutgefäße, Nerven, Muskeln und Sehnen betreffen und sich als Blutungen, Lähmungen, Empfindungs oder Bewegungsstörungen äußern.

3. Fettembolie

Fettembolie

Die Fettembolie ist eine Gefahr, die zwar bei Knochenbrüchen relativ selten ist, aber eine sehr gefürchtete Komplikation darstellt. Sie kann nicht nur bei Brüchen der langen Röhrenknochen, sondern auch bei erheblichen Weichteilquetschungen auftreten, oft erst einige Tage nach dem Unfall. Sicherlich ist die Kreislaufdepression in Form eines Schocks Mitursache der Fettembolie.

Feinste Fetttröpfchen führen dabei vor allem in der Lunge und im Gehirn durch Verstopfung der kleinen Blutgefäße zu Durchblutungsstörungen.

4. Infektion

Offener Knochenbruch

Hautverletzungen treten entweder durch die den Knochenbruch auslösende Gewalteinwirkung oder durch Anspießen der Haut von innen durch die scharfkantigen Bruchenden auf. Eine offene Fraktur geht immer mit einer erhöhten Infektionsgefahr einher, denn durch die Wunde können Krankheitskeime einwandern, die zu Wundheilungsstörungen, zu Störungen der Knochenheilung oder sogar zur Knochenmarkseiterung führen können. Deren Behandlung ist auch heute, im Zeitalter der Antibiotika, noch mit erheblichen Problemen verbunden.

Maßnahmen

Bei allen Knochenbrüchen und bei jedem Verdacht auf einen Knochenbruch muß man einige Prinzipien der Erstversorgung beachten:
Um zusätzliche Schädigungen an den Geweben, die den Knochen umgeben, aber auch am Knochen selbst zu vermeiden, darf die Bruchstelle nicht bewegt werden. Sind Wunden im Bereich der vermuteten Bruchstelle vorhanden, so werden diese, um der Infektionsgefahr vorzubeugen, zunächst mit sterilem Material abgedeckt.

Ruhigstellen

Um bis zum Eintreffen des Rettungsdienstes an der Unfallstelle weitere Schäden zu vermeiden, ist eine Ruhigstellung erforderlich. Diese Ruhigstellung kann einerseits durch eine geeignete Lagerung und Umstellung der Bruchstelle mit geeignetem Material, in anderen Fällen mit Hilfe von Dreiecktüchern erfolgen.

Keine Behelfsschienung

Da der Rettungsdienst in der Bundesrepublik Deutschland in der Regel in kürzester Zeit an jeder Unfallstelle eintrifft und geeignetes Schienenmaterial mit sich führt, wird hierzulande eine Behelfsschienung im Rahmen der Ersten Hilfe nicht mehr durchgeführt. Damit

23.3. Systematik der Knochenbrüche

ist auch das fachgerechte Anlegen der Schienen, das großer Übung bedarf, gewährleistet. Das Interesse des Ersthelfers sollte sich neben der Infektionsverhütung und der Ruhigstellung jedoch noch auf die Schockbekämpfung erstrecken, da bei jedem Knochenbruch aus den schon genannten Gründen mit dem Auftreten dieser Komplikation zu rechnen ist. Auch bei der Herstellung der Schocklage muß eine Bewegung der Bruchstelle unbedingt unterbleiben. Die Schocklage und damit die Selbsttransfusion darf bei Schädelbrüchen, Brüchen im Bereich der Wirbelsäule und Beckenbrüchen nicht angewendet werden. In jedem Fall ist für die Alarmierung des Rettungsdienstes durch einen Notruf zu sorgen.

Liegt am Unfallort der Verdacht auf einen Knochenbruch vor, so soll der Verletzte bis zu seiner Versorgung im Krankenhaus nicht essen, trinken oder rauchen. Dies würde nämlich eine später möglicherweise notwendig werdende Narkose wesentlich erschweren beziehungsweise hinauszögern. Der Ersthelfer darf auch nicht versuchen, durch Betasten oder Bewegungsversuche der Gliedmaßen die Bruchstelle aufzufinden oder den Knochenbruch durch das Auslösen von Knochenreibegeräuschen (einer sogenannten Krepitation) zu beweisen, da dadurch das Ausmaß der Gewebeschädigung erheblich vergrößert werden kann.

Nicht essen, trinken, rauchen lassen

23.3. Systematik der Knochenbrüche

Eine orientierende Übersicht gibt Tabelle 15. Für die Zwecke der Ersten Hilfe ist hier eine Einteilung am zweckmäßigsten, die sich an den Erstversorgungsmaßnahmen orientiert. Dazu teilt man ein in:
1. Knochenbrüche, die durch Lagerung ruhiggestellt werden,
2. Knochenbrüche, die durch Festlegen mit geeignetem Material ruhiggestellt werden, und
3. Knochenbrüche, die mit Hilfe von Dreiecktüchern ruhiggestellt werden.

23.3.1. Knochenbrüche, die durch geeignete Lagerung ruhiggestellt werden

1. Der *Schädelbasisbruch* wird mit seinen Erkennungsmerkmalen, Gefahren und Erstversorgungsmaßnahmen im Kapitel Schädel-Hirn-Verletzungen besprochen (s. S. 121).
2. Die *Hirnschädelbrüche* entstehen durch direkte Gewalteinwirkung auf den Kopf oder Sturz. Liegt zugleich eine Wunde auf der Stirn oder im Bereich des behaarten Kopfes vor, drohen die Gefahren einer offenen Schädel-Hirn-Verletzung (s. a. S. 113). Bestimmend für den Schweregrad einer derartigen Verletzung ist das Ausmaß

Schädelbasisbruch

Hirnschädelbruch

Tab. 15: Übersichtstabelle: Knochenbrüche.

Hirnschädelbruch

Typischer Unfallhergang	direkte Gewalteinwirkung
Besondere Gefahr	Gehirnverletzung
Kennzeichen	Schmerzen evtl. Wunde
Kennzeichen der Komplikationen	Bewußtlosigkeit
Ruhigstellungsmaßnahmen	Ruhigstellung durch Lagerung

Schädelbasisbruch

Typischer Unfallhergang	indirekte Gewalteinwirkung
Besondere Gefahr	Gehirnverletzung
Kennzeichen	Blutungen aus Mund, Nase und Ohren
Kennzeichen der Komplikationen	Bewußtlosigkeit, Liquoraustritt
Ruhigstellungsmaßnahmen	Ruhigstellung durch Lagerung

Unterkieferbruch

Typischer Unfallhergang	Schlag gegen das Kinn
Besondere Gefahr	Aspiration
Kennzeichen	Stufenbildung im Unterkiefer ausgebrochene Zähne
Kennzeichen der Komplikationen	Blutung aus dem Mund
Ruhigstellungsmaßnahmen	Lagerung in vornübergebeugter Sitzhaltung

Rippenbruch

Typischer Unfallhergang	direkte Gewalteinwirkung, Kompression
Besondere Gefahr	Verletzung der Lunge
Kennzeichen	atemabhängige Schmerzen flache Atmung Schonhaltung
Kennzeichen der Komplikationen	Bluthusten
Ruhigstellungsmaßnahmen	Ruhigstellung durch Lagerung

Wirbelbruch

Typischer Unfallhergang	Sturz aus großer Höhe Kopfsprung in seichtes Wasser
Besondere Gefahr	Verletzung des Rückenmarks
Kennzeichen	Rückenschmerzen, Unvermögen, sich aufzurichten
Kennzeichen der Komplikationen	Kribbeln oder Gefühllosigkeit in Armen und Beinen Abgang von Stuhl und Urin
Ruhigstellungsmaßnahmen	Ruhigstellung durch Lagerung

Tab. 15: Fortsetzung

Beckenbruch

Typischer Unfallhergang	Verschüttung
	Überfahrenwerden
Besondere Gefahr	Verletzung der Unterleibsorgane
Kennzeichen	Unterbauchschmerzen
	evtl. Unvermögen, sich aufzurichten
	Schock
Kennzeichen der Komplikationen	Schock
	Abgang von Stuhl und Urin
Ruhigstellungsmaßnahmen	Ruhigstellung durch Lagerung

Oberschenkelbruch

Typischer Unfallhergang	direkte Gewalteinwirkung, Sturz
Besondere Gefahr	Gefäßverletzung, Schock
Kennzeichen	Schmerz, Verkürzung des Beines, Bewegungsunfähigkeit
Kennzeichen der Komplikationen	Schockzeichen
Ruhigstellungsmaßnahmen	Festlegen mit geeignetem Material

Unterschenkelbruch

Typischer Unfallhergang	direkte Gewalteinwirkung, Biegung, Verdrehung
Besondere Gefahr	Infektion
Kennzeichen	falsche Beweglichkeit, Stufenbildung, Schmerz
Kennzeichen der Komplikationen	oft Wunden im Bereich der Bruchstelle
Ruhigstellungsmaßnahmen	Festlegen mit geeignetem Material

Knöchelbruch

Typischer Unfallhergang	direkte Gewalteinwirkung auf das Sprunggelenk
Besondere Gefahr	Spätfolgen
Kennzeichen	äußere Verformung, Schwellung, Schmerz, falsche Beweglichkeit
Kennzeichen der Komplikationen	am Unfallort keine
Ruhigstellungsmaßnahmen	Festlegen mit geeignetem Material

Tab. 15: Fortsetzung

Schlüsselbeinbruch

Typischer Unfallhergang	Sturz auf die Schulter oder den ausgestreckten Arm
Besondere Gefahr	Gefäßverletzung, Nervenverletzung
Kennzeichen	Stufenbildung über dem Schlüsselbein, Schmerz
Kennzeichen der Komplikationen	Lähmungen oder Empfindungsstörungen am Arm
Ruhigstellungsmaßnahmen	Armtragetuch

Schultergelenkbruch

Typischer Unfallhergang	direkte Gewalteinwirkung
Besondere Gefahr	Nervenverletzung
Kennzeichen	Bewegungseinschränkung, Schmerz
Kennzeichen der Komplikationen	Lähmungen oder Empfindungsstörungen am Arm
Ruhigstellungsmaßnahmen	Armtragetuch

Oberarmbruch

Typischer Unfallhergang	Sturz auf Schulter, Ellbogen oder Hand
Besondere Gefahr	Nervenverletzung
Kennzeichen	Schonhaltung, Schmerz
Kennzeichen der Komplikationen	Lähmungen am Arm
Ruhigstellungsmaßnahmen	Armtragetuch

Unterarmbruch

Typischer Unfallhergang	direkte Gewalteinwirkung
Besondere Gefahr	Nervenverletzung
Kennzeichen	Schonhaltung, abnorme Beweglichkeit, Schmerz
Kennzeichen der Komplikationen	Lähmungen an der Hand
Ruhigstellungsmaßnahmen	Armtragetuch mit Unterarmschiene

Handbruch

Typischer Unfallhergang	Sturz auf die Hand
Besondere Gefahr	Infektion
Kennzeichen	Bewegungseinschränkung, Schmerz
Kennzeichen der Komplikationen	oft Wunden im Bereich der Bruchstelle
Ruhigstellungsmaßnahmen	Armtragetuch mit Unterarmschiene

23.3. Systematik der Knochenbrüche

der Schädigung des Gehirns. Die Erste Hilfe besteht in einer Lagerung auf die unverletzte Seite.

3. Der *Unterkieferbruch* entsteht meist durch direkte Gewalteinwirkung, wie beispielsweise einen Schlag. Er ist durch Schmerzen bei Bewegungen im Kiefergelenk gekennzeichnet. Gelegentlich fällt eine von außen erkennbare Stufenbildung im Bereich der Bruchstelle auf. Manchmal findet man ausgebrochene Zähne oder Prothesenstücke und Wunden im Bereich der Lippen und des Mundraums vor. Wunden im Bereich des Unterkiefers sind fast immer vorhanden. Die Gefahr des Unterkieferbruchs besteht im Auftreten einer starken Blutung, die bei getrübtem Bewußtsein sogar zur Aspiration führen kann. Ist der Verletzte bei klarem Bewußtsein, so soll er vornübergebeugt sitzen und dabei der Kopf mit den Händen abstützen. Ist die Blutung aus dem Mund sehr stark, soll der Verletzte in die Bauchlage gebracht werden. Die Stirn kommt dabei auf den übereinandergelagerten Unterarmen zu liegen. — *Unterkieferbruch*

4. Der *Rippenbruch* hat seine Ursache vorwiegend in einer direkten Gewalteinwirkung durch Stoß oder Schlag. Bei großflächiger Kompression, beispielsweise bei einer Verschüttung, kann eine Reihe von Rippen gleichzeitig brechen, so daß die Stabilität des Brustkorbs beeinträchtigt wird. Charakteristisches Zeichen ist ein atemabhängiger Schmerz. Der Verletzte versucht diesen Schmerz durch eine möglichst flache Atmung zu vermindern, was einer Schonhaltung entspricht. Eine Schmerzlinderung kann auch durch Druck des Verletzten auf die gebrochene Rippe oder durch eine Lagerung auf die verletzte Seite erfolgen, da dann die atemabhängigen Bewegungen der verletzten Brustkorbseite vermindert werden und nur noch eine geringfügige Bewegung der Bruchenden gegeneinander erfolgt. Der Verletzte darf nach seinem Wunsch gelagert werden. Er nimmt in der Regel die optimale Schonhaltung von selbst ein. — *Rippenbruch*

Unter Umständen kann auch eine schwerwiegende Beeinträchtigung der Atemfunktion entstehen, wenn durch eine Reihe von Rippenbrüchen der Brustkorb instabil wird. (S. a. Verletzungen des Brustkorbs, Seite 85.)

5. Der *Wirbelbruch* entsteht meist durch Stauchung, also beispielsweise durch einen Sturz aus großer Höhe oder einen Kopfsprung in seichtes Wasser, seltener durch direkte Gewalteinwirkung. Die besondere Gefahr der Verletzungen an der Wirbelsäule liegt in der Möglichkeit der Mitverletzung des im Wirbelkanal verlaufenden Rückenmarks. Bei einer Verletzung der Halswirbelsäule besteht dabei auch die Gefahr einer Atemstörung als Folge der Rückenmarksschädigung. — *Wirbelbruch*

Die Rückenmarksschädigung kann schon durch das Unfallereignis selbst, aber auch durch Bewegen des Verletzten nach dem Unfall erfolgen. Man erkennt einen Wirbelbruch an Rückenschmerzen, die der Verletzte, besonders bei Bewegungsversuchen, angibt. Eventuell kann er sich nicht mehr selbst aufrichten. Ein Kribbeln oder eine Gefühllosigkeit in den Beinen sowie Lähmungen und ein unwillkürliches Abgehen von Stuhl und Urin sprechen schon für eine Mitbeteiligung des Rückenmarks.

Da die Rückenmarksschädigung auch durch unsachgemäßes Bewegen des Verletzten hervorgerufen werden kann, ist der Betroffene in der Regel in der vorgefundenen Lage am Unfallort zu belassen, bis Arzt oder Rettungsdienst am Unfallort eintreffen, wenn nicht eine lebensbedrohliche Zusatzgefahr die Rettung aus einem Gefahrenbereich erfordert. Dabei soll dann so schonend wie möglich vorgegangen werden. Der Betroffene ist in der vorgefundenen Lage vorsichtig wegzuziehen. Bei bewußtlosen Verletzten ist das Vorliegen eines Wirbelbruchs am Unfallort kaum festzustellen (fehlende Schmerzäußerung). Läßt der Unfallhergang eine Wirbelsäulenverletzung vermuten, dann sind alle notwendigen Manipulationen sehr vorsichtig auszuführen. Die Seitenlagerung muß trotzdem durchgeführt werden, da die Aspirationsgefahr vordringlich zu bekämpfen ist. Eine Schädigung des Rückenmarks durch das Herstellen der Seitenlage ist in der Regel nicht zu befürchten, kann aber auch nicht sicher ausgeschlossen werden.

Der Ersthelfer sollte sich selbst beim Vorliegen von eindeutigen Symptomen am Unfallort hüten, Worte wie Querschnittslähmung oder Rückenmarksverletzung auszusprechen. Der Rettungsdienst ist durch einen entsprechenden Notruf zu alarmieren, wobei auf den Verdacht auf eine Verletzung der Wirbelsäule hingewiesen werden soll.

Aufgabe des Rettungsdienstes ist es, den Wirbelsäulenverletzten in ärztliche Behandlung zu bringen, ohne ihm zusätzliche Schäden zuzufügen, das heißt, ohne ihn zu bewegen. Aus diesem Grund wird der Transport von Wirbelsäulenverletzten heute nur mehr unter Verwendung der Vakuummatratze durchgeführt, die an den Patienten anmodelliert wird und dann erhärtet, so daß eine befriedigende Ruhigstellung des gesamten Körpers erreicht wird. Ideal ist hier, besonders im unwegsamen Gelände, der Abtransport mit dem Rettungshubschrauber.

Beckenbruch

6. Der *Beckenbruch* entsteht in den meisten Fällen durch die Einwirkung indirekter Gewalt, also durch Einklemmungen, Verschüttungen, Überfahrenwerden oder durch Sturz aus großer Höhe. Die besonderen Gefahren liegen in Verletzungen der Unterleibsorgane, die durch das Becken normalerweise geschützt werden. Dies sind in erster Linie die ableitenden Harnwege, die Harnblase und der Mastdarm. Auch Mitverletzungen von großen Blutgefäßen können vorkommen. Der Blutverlust ist hier unter Umständen sehr ausgeprägt, ein schwerer Schock ist nicht selten.

Schmerzen im Unterbauch, beim Bewegen der Beine und die Unfähigkeit, sich aufzurichten, sind die Kennzeichen eines Beckenbruchs. Zur Linderung der Unterbauchschmerzen kann man versuchen, die Bauchdecke und die Muskulatur der Beine durch das Unterlegen einer Knierolle zu entspannen. Die übrigen Maßnahmen entsprechen denjenigen beim Wirbelbruch.

23.3.2. Knochenbrüche, die durch Festlegen mit geeignetem Material ruhiggestellt werden

Durch Festlegen mit geeignetem Material werden am Unfallort die Brüche der unteren Extremität, also der Oberschenkelbruch, der Unterschenkelbruch und der Knöchelbruch, ruhiggestellt.

1. Der *Oberschenkelbruch* entsteht durch Sturz auf die Hüfte oder durch eine kombinierte Einwirkung direkter Gewalt, bestehend aus Biegung, Drehung und Stauchung. Wegen der Begleitverletzung von Blutgefäßen sind diese Brüche oft von einem erheblichen Blutverlust, der zum Schock führt, begleitet. Eine Fehlstellung oder Verkürzung des Beines, Schmerzen, Belastungs- und Bewegungsunfähigkeit stellen die typischen Kennzeichen dar. Bei alten Menschen treten häufig Brüche am beckennahen Gelenkkopf auf. — Oberschenkelbruch

2. Der *Unterschenkelbruch* hat seine Ursache meist in einer direkten Gewalteinwirkung. Biegung, Stauchung und Drehung bilden die Einzelkomponenten dieser vor allem bei Skifahrern häufig vorkommenden Verletzung. Oft erkennt man schon am Unfallort falsche Beweglichkeit oder Stufenbildung. Eine Belastungsunfähigkeit des Beines und ein starker Schmerz sind typisch. Unterschenkelbrüche sind häufig offene Knochenbrüche. Wenn nur einer der beiden Unterschenkelknochen gebrochen ist, kann eine sichtbare Deformierung fehlen. — Unterschenkelbruch

3. Auch der *Knöchelbruch* gehört zu den häufigsten Verletzungen und wird meist durch direkte Gewalteinwirkung bedingt. Ein typischer Unfallhergang ist ein Schlag gegen das Sprunggelenk beim Fußballspiel. Der Bereich des Sprunggelenks ist dann verformt und geschwollen, oder es ist eine Stufenbildung tastbar. — Knöchelbruch

Bei allen vorstehend beschriebenen Knochenbrüchen versucht man, das betroffene Bein nicht zu bewegen, sondern in der vorgefundenen Stellung ruhigzustellen und diese Lage mit Hilfe von geeignetem Material, mit dem man die verletzte Extremität umlagert, zu fixieren. Dazu kann man beispielsweise gerollte Kleidungsstücke, Decken, Kissen oder Sandsäcke verwenden, die sich leicht anmodellieren lassen. Die erreichte Fixierung soll durch zusätzliches Umlagern mit schwerem und festem Material, zum Beispiel mit Steinen, Kisten oder Koffern, gesichert werden (Abb. 78). Eine Schienung ist alleinige Aufgabe des Rettungsdienstes.

23. Knochenbrüche und Gelenkverletzungen

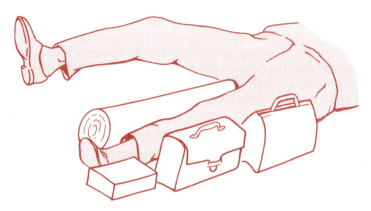

Abb. 78: Ruhigstellen eines Knochenbruchs am Bein durch Umlagern mit geeignetem Material

23.3.3. Knochenbrüche, die mit Hilfe von Dreiecktüchern ruhiggestellt werden

Mit Hilfe des Dreiecktuchs werden am Unfallort die Brüche des Schultergürtels, des Arms und der Hand ruhiggestellt:

Schlüsselbeinbruch

1. Der *Schlüsselbeinbruch* entsteht durch Sturz auf den ausgestreckten Arm, auf die Schulter oder durch direkte Gewalteinwirkung von vorne. Kennzeichnend ist das Vorsinken der Schulter, fast immer sind eine Stufenbildung und eine schmerzhafte, abnorme Beweglichkeit festzustellen. Die Bewegungsfähigkeit des Oberarms ist eingeschränkt.

Schultergelenkbruch

2. *Schultergelenkbrüche* können an der Gelenkpfanne, dem Schulterblatt oder am Gelenkkopf des Oberarmknochens vorkommen. Direkte Gewalteinwirkung, aber auch indirekte Gewalt, über das Schultergelenk übertragen, sind die auslösenden Ursachen. Die Armbeweglichkeit ist schmerzhaft eingeschränkt, insbesondere kann der Arm kaum noch angehoben werden.

Oberarmbruch

3. Der *Oberarmbruch* entsteht meistens indirekt durch einen Sturz auf den Ellenbogen oder die Hand. Oft sind alle typischen Kennzeichen gleichzeitig vorhanden: Schmerzen, Schwellung, Stufenbildung und falsche Beweglichkeit.

Unterarmbruch

4. Der *Unterarmbruch* hat oft direkte Gewalt, wie beispielsweise einen Schlag, zur Ursache. Wenn nur einer der Unterarmknochen gebrochen ist, können Bewegungsunfähigkeit und abnorme Stellung fehlen. Schmerz und Schwellung sind für den Verdacht auf das Vorliegen eines Unterarmbruchs ausschlaggebend.

Handbruch

5. Zum *Handbruch* kommt es beim Sturz auf die Hand oder bei direkter Gewalteinwirkung auf das Handskelett. Eine sichtbare Stufe auf dem Handrücken oder falsche Beweglichkeit sind

23.3. Systematik der Knochenbrüche

sichere, Schmerz und Schwellung im Bereich der Hand unsichere Anzeichen dieses Knochenbruches. Wegen der häufigen Anwesenheit von Wunden ist die Infektionsgefahr hier besonders hoch. Zur Ruhigstellung dieser Knochenbrüche mit Hilfe des Armtragetuchs benötigt man drei Dreiecktücher, eines davon offen, zwei als Dreiecktuchkrawatten. Der Arm wird im Ellenbogengelenk zu 90° gebeugt, damit die günstigste Gliedmaßenstellung zur Ruhigstellung erreicht wird. Nun wird das offene Dreiecktuch auf die Schulter der verletzten Seite gelegt, so daß die Spitze zum Ellenbogen zeigt. Ein Ende soll dabei um den Nacken herumreichen und auf der Schulter der unverletzten Seite zu liegen kommen. Das andere Ende wird jetzt um den Unterarm der verletzten Seite herum hochgeschlagen und kommt dabei auch auf die Schulter der unverletzten Seite. Beide Enden können nun auf der Schulter der unverletzten Seite miteinander verknotet werden, wobei der Knoten bei Bedarf mit geeignetem weichem Material zu unterpolstern ist. Die Spitze am Ellenbogen wird eingedreht und unter den Ellenbogen gesteckt oder gefaltet und mit einer Sicherheitsnadel festgesteckt, so daß sich eine kleine Tasche bildet.

Zur Fixierung im Hinblick auf horizontale Bewegungen benötigt man nun die beiden Dreiecktuchkrawatten. Die erste Krawatte wird dicht über dem Ellenbogen, um den Brustkorb herum, parallel zum Unterarm geführt und vor der Achselhöhle der unverletzten Seite

Armtrageschlinge

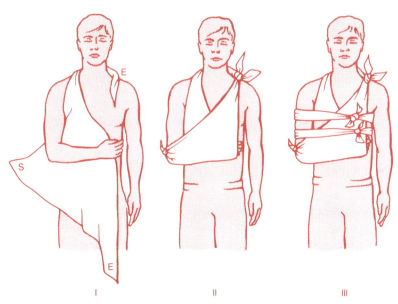

Abb. 79: Anlegen einer Armtrageschlinge mit dem Dreiecktuch
S = Spitze; E = Enden

verknotet. Parallel dazu wird die zweite Krawatte etwa in Höhe der Achselhöhle um Oberarm und Brustkorb gelegt und in gleicher Weise befestigt (Abb. 79). Die Knoten sind im Bedarfsfall zu unterpolstern.

Bei Brüchen am Unterarm oder an der Hand kann durch eine zusätzliche Stütze eine noch bessere Ruhigstellung der verletzten Knochen erfolgen. Dazu wird eine gefaltete Zeitung oder ähnliches festes Material unter den Unterarm und die Hand gelegt. Diese muß vom Ellenbogen bis zu den Fingerspitzen reichen. Man schiebt dem Verletzten nun ein Polster unter die Handinnenfläche. Dazu eignet sich beispielsweise ein geschlossenes Verbandpäckchen oder eine Elastikbinde. Man beendet die Herstellung des Armtragetuchs dann wie oben beschrieben.

Das Prinzip der weiteren Knochenbruchbehandlung besteht in einer Ruhigstellung der Bruchstelle, nachdem diese wieder in die anatomisch richtige Position gebracht worden ist. Zur Fixierung dieser Stellung hat man die Möglichkeiten des Gipsverbandes und der operativen Knochenbruchversorgung.

Da man bei der Gipsbehandlung im allgemeinen ohne Operation auskommt, nennt man sie konservative Knochenbruchbehandlung, die Verfahren der Marknagelung, Verplattung und Verschraubung dagegen operative Knochenbruchbehandlung. Die beiden Behandlungsarten ergänzen sich, jedes Verfahren hat seinen speziellen Einsatzbereich.

Nach einer für fast alle Knochenbrüche unterschiedlichen Ruhigstellungsdauer bildet sich, von der Knochenhaut ausgehend, zunächst eine Art Ersatzknochen in den Bruchspalt, der im Laufe der Zeit von vollwertigem Knochen ersetzt wird. Nebenverletzungen müssen gesondert versorgt werden.

23.4. Gelenkverletzungen

Man unterteilt die Gelenkverletzungen in Verstauchungen, Verrenkungen und Gelenkbrüche.

Verstauchungen

Überdehnung des Gelenks

Verstauchungen sind geschlossene, durch Dehnung bedingte Gelenkverletzungen. Bei einer Gewalteinwirkung werden die Gelenkteile, also Gelenkpfanne und Gelenkkopf, kurzzeitig gegeneinander verschoben, weil der Kapsel-Bandapparat überdehnt wird. Durch die Elastizität des Kapsel-Bandapparates wird aber nach der Gewalteinwirkung die normale Gelenkanatomie wiederhergestellt. Bei schweren Verstauchungen kann es aber auch zu Lockerungen der Bänder oder zu Einrissen kommen. Dadurch können Blutungen im Bereich des Gelenkes entstehen, die eine Schwellung bedingen.

23.4. Gelenkverletzungen

Schmerz und Bewegungseinschränkung vervollständigen das Bild der Verstauchung. Da man ohne Röntgenbild Verstauchungen im allgemeinen nicht sicher von Verrenkungen und Gelenkbrüchen abgrenzen kann, muß jede Verstauchung sicherheitshalber wie ein Gelenkbruch erstversorgt werden. Man stellt das verletzte Gelenk nach den Regeln der Knochenbruchversorgung durch Lagerung oder durch Festlegung mit geeigneten Hilfsmitteln ruhig, ohne die vorgefundene Stellung zu verändern. Keinesfalls darf der Versuch einer Bewegung oder Einrenkung gemacht werden. Die Schienung ist auch hier ausschließlich Aufgabe des Rettungsdienstes.

Verrenkungen

Verrenkungen sind Gelenkverletzungen, bei denen die gelenkbildenden Knochenteile den Kontakt zueinander vollständig verloren haben. Durch die Gewalteinwirkung ist der Kapsel-Bandapparat gerissen oder so überdehnt, daß er die voneinander getrennten Gelenkteile nicht wieder in die anatomisch korrekte Ausgansposition zurückführen kann.   *Fehlstellung*

Auch hierbei kommt es zur Zerreißung kleiner Gefäße und zur Schwellung im Bereich des betroffenen Gelenks. Im Vergleich zur Verstauchung ist bei der Verrenkung eine Bewegung im geschädigten Gelenk kaum mehr möglich. Es kommt zu einer Zwangshaltung, deren geringste Änderung heftige Schmerzen verursacht. Die abnorme Lage ist federnd fixiert, das heißt, sie wird selbst bei kleinsten Abweichungen sofort wiederhergestellt. Der Ersthelfer beläßt die Zwangshaltung, die meist vom Verletzten selbst gestützt wird, so daß oft keine weiteren Ruhigstellungsmaßnahmen mehr notwendig werden. Ansonsten ist das verletzte Gelenk duch geeignete Lagerung oder durch Festlegung mit einfachen Hilfsmitteln ruhigzustellen. Alle Versuche der Wiedereinrenkung am Unfallort bleiben dem Arzt vorbehalten.

Eine fachkundige Wiedereinrenkung (Reposition) sollte in der Regel so bald wie möglich erfolgen, um Nerven- und Gefäßschäden zu vermeiden. In manchen Fällen wird diese Reposition durch den Arzt schon am Unfallort durchgeführt werden müssen, damit eine ausreichende Schienung, die für den Transport ins Krankenhaus notwendig ist, erfolgen kann.

Gelenkbrüche

Gelenkbrüche sind Knochenbrüche mit Beteiligung der Gelenke. Da sich dem Ersthelfer mit Ausnahme von offenen Brüchen, bei denen die Gelenkflächen freiliegen, keine sicheren Erkennungsmerkmale für einen Gelenkbruch bieten, muß beim Vorliegen der Kennzeichen

Erstversorgung wie bei Knochenbrüchen

für Verstauchungen oder Verrenkungen immer auch an einen Gelenkbruch gedacht werden. Die Maßnahmen der Ersten Hilfe bei Gelenkbrüchen entsprechen denen bei Knochenbrüchen, die ebenso wie die anderen Gelenkverletzungen nicht sicher von den Gelenkbrüchen abgegrenzt werden können. Einrenk- und Bewegungsversuche sind dem nichtärztlichen Ersthelfer strengstens verboten. Das verletzte Gelenk wird also ruhiggestellt, ohne daß die am Unfallort vorgefundene Stellung verändert wird.

Auch bei Gelenkbrüchen, vor allem wenn es sich um grobe Fehlstellungen und offene Verletzungen handelt, wird heute in den meisten Fällen vom Notarzt noch an der Unfallstelle reponiert. Zur weiteren Versorgung wird oft eine operative Behandlung notwendig. Die Infektionsgefahr ist bei offenen Brüchen im Gelenkbereich besonders hoch.

24. Das Vorgehen an einer Unfallstelle – Reihenfolge der Maßnahmen bei Unglücksfällen

Die Erste Hilfe bei Unglücksfällen muß umsichtig und überlegt, aber dennoch rasch und zielgerichtet erfolgen.
Darüber hinaus hat der Helfer jedoch auch seine eigene Sicherheit und die Verhütung weiteren Schadens im Auge zu behalten.
Grundsätzlich ist zu sagen, daß die Anwesenheit mehrerer Helfer nur von Vorteil ist. Die Aufgaben können aufgeteilt werden; das Absichern der Unfallstelle, die Alarmierung des Rettungsdienstes und die Rettung und Versorgung der Notfallpatienten kann gleichzeitig und schnell erfolgen.
Wichtig ist dabei, daß die Hilfsmaßnahmen von einem Helfer koordiniert werden, damit nicht zwei Helfer dasselbe tun wollen und daneben andere wichtige Maßnahmen unerledigt bleiben. Ist ungünstigerweise nur ein Helfer alleine an der Unfallstelle, dann muß er die Hilfsmaßnahmen nacheinander in geeigneter Reihenfolge treffen. Tabelle 16 gibt eine orientierende Übersicht.
Gleich beim Eintreffen am Unglücksort verschafft sich der Ersthelfer einen Überblick über das Unfallgeschehen.

Hilfsmaßnahmen koordinieren

Er stellt fest,
1. was passiert ist (Unfallart),
2. wieviel Personen verletzt sind und
3. welche Verletzungen vorliegen.

Außerdem muß er erkennen, ob irgendwelche Gefahren für den Verletzten und/oder den Ersthelfer bestehen, zum Beispiel die Möglichkeit eines zweiten Unfalls durch eine nicht abgesicherte, unübersichtliche Unfallstelle, einen beginnenden Fahrzeugbrand, Explosionsgefahr, die Gefahr der Vergiftung durch giftige Gase oder Flüssigkeiten, einsturzgefährdete Gebäude usw.

Gefahren erkennen

1. Es muß schnell entschieden werden, was zu tun ist.
2. Die Unfallstelle ist bei Gefahr abzusichern.
3. Unter Umständen müssen Verletzte aus dem Gefahrenbereich gerettet werden.
4. Der Rettungsdienst muß alarmiert werden.

Weist ein Verletzter mehrere verschiedene Verletzungen auf, dann müssen diese in der richtigen Reihenfolge, nach der Gefährlichkeit für das Leben des Notfallpatienten geordnet, angegangen werden. Wenn es sich um mehrere Verletzte handelt, muß entschieden werden, welcher als erster der Hilfe bedarf. Dazu muß sich der

24. Das Vorgehen an einer Unfallstelle

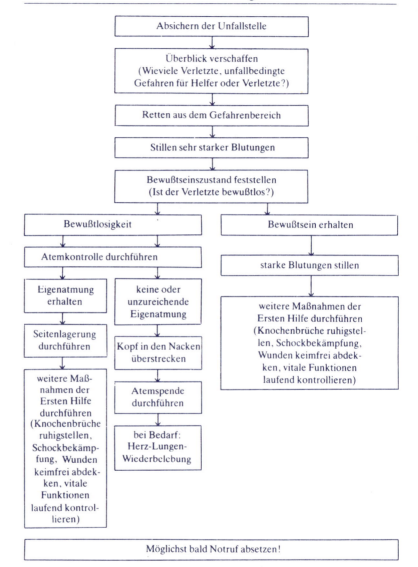

Tab. 16: Schematischer Überblick über das Vorgehen an der Unfallstelle.

Reihenfolge

Helfer natürlich in kurzer Zeit einen Überblick über die vorliegenden Verletzungsarten verschaffen. Dieses Sichten der Verletzten an der Unfallstelle heißt Triage.

Welche Maßnahmen im Einzelfall zuerst getroffen werden, muß der Ersthelfer in jeder Situation vor Ort entscheiden. Bei der Vielzahl der möglichen Unfallereignisse ist es unmöglich, von vornherein

24. Das Vorgehen an einer Unfallstelle

Tab. 17: Häufige Ursachen von Unfallverletzungen.

Verkehrsunfälle	48%
Häusliche Unfälle	21%
Sturzverletzungen	9%
Sportverletzungen	7,5%
Arbeits-, Betriebsunfälle	5,5%
Landwirtschaftliche Unfälle	4,5%
Gewalttaten	2,5%
Selbstmordversuche	1%
Sonstige Ursachen	1%

Nach H. H. Gruenagel, B. Domres. In: H. J. Streicher, J. Rolle (Hrsg.): Der Notfall: Atemnot. Thieme, Stuttgart 1973.

eine verbindliche Reihenfolge festzulegen. Eine Übersicht über häufige Ursachen von Unfallverletzungen gibt Tabelle 17.

Im allgemeinen hat sich die nachfolgend beschriebene Abfolge als sehr sinnvoll erwiesen und soll daher als Richtschnur des Handelns dienen.

Ist eine Gefährdung der Verletzten und der Helfer durch Zweitunfälle nicht auszuschließen, so ist die Absicherung der Unfallstelle voranzustellen. Bei Verkehrsunfällen auf Autobahnen und Bundesstraßen ist in jedem Fall die Unfallstelle zuerst abzusichern. Die Gefahr, daß bei einem weiteren Unfall Personen verletzt werden, ist hier sehr groß und wird häufig unterschätzt. — **Absichern**

Als nächstes sind gefährdete Personen aus dem Gefahrenbereich zu retten. Liegt zum Beispiel ein Verunglückter auf einer belebten Straße und droht überrollt zu werden oder bemerkt der Helfer, daß Explosionsgefahr besteht, so muß baldmöglichst für die Rettung gesorgt werden. — **Rettung aus dem Gefahrenbereich**

Der Ersthelfer muß aber auch in seinem eigenen Interesse auf seinen Schutz bedacht sein.

Sind mehrere Personen verletzt, dann gilt: Meist ist nicht der Verletzte am ärgsten gefährdet, der am lautesten schreit, sondern derjenige, der unauffällig reglos am Boden liegt. Ihm muß als erstem Hilfe zuteil werden.

Zunächst müssen schwerste Blutungen (Blut quillt oder spritzt massiv aus einer Wunde heraus) gestillt werden. Der sonst innerhalb kurzer Frist eintretende Blutverlust würde rasch zum tödlichen Schockzustand führen. — **Schwere Blutungen stillen**

Die Aufmerksamkeit des Ersthelfers richtet sich weiters auf das Bewußtsein der Verletzten. Beim Bewußtlosen wird sofort die Atmung überprüft.

Eventuell kann durch Überstrecken des Halses eine normale Atmung wiederhergestellt werden. Bei bestehendem Atemstillstand ist unverzüglich mit der Atemspende zu beginnen. — **Atemspende**

Seitenlagerung — Atmet der Bewußtlose ausreichend, wird er in die Seitenlage gebracht.

Blutungen stillen — Der nächste Punkt in der Dringlichkeitsskala der Maßnahmen ist das Stillen von stärkeren Blutungen durch Abdrücken, Druckverband und in Ausnahmefällen durch Abbinden.

Schockbekämpfung — Ein drohender oder schon bestehender Schock wird durch Herstellen der Schocklage bekämpft.

Notruf — Möglichst bald ist auch an den Notruf zu denken. Durch den Notruf dürfen aber lebensrettende Sofortmaßnahmen (Seitenlage, Atemspende) nicht verzögert werden. Beim Notruf ist darauf hinzuweisen, ob eventuell Personen eingeklemmt sind oder Brandgefahr besteht.

Weiterführende Maßnahmen — Zuletzt werden weiterführende Maßnahmen der Ersten Hilfe ausgeführt: Wunden werden keimfrei abgedeckt und verbunden, Knochenbrüche ruhiggestellt usw.

Darüber hinaus müssen Notfallpatienten, die sich in der Obhut des Ersthelfers befinden, intensiv überwacht werden (Puls- und Atemkontrolle).

24.1. Das Absichern der Unfallstelle

Beim Annähern an eine Unfallstelle soll die Geschwindigkeit des eigenen Fahrzeugs langsam vermindert werden. Nach Möglichkeit stellt man das eigene Fahrzeug nicht direkt im Bereich der Unfallstelle, sondern in ausreichende Abstand ganz rechts am Straßenrand ab.

Warnblinkanlage — In jedem Fall ist aber sofort die Warnblinkanlage einzuschalten und damit das Absichern der Unfallstelle einzuleiten. Als Blickfang kann der Kofferraumdeckel hochgeklappt werden. Bei nächtlichen Verkehrsunfällen soll zusätzlich bedacht werden, daß man durch geeignetes Abstellen des Fahrzeugs oft die Unfallstelle ausleuchten und sich damit das weitere Vorgehen entscheidend erleichtern kann.

Warndreieck aufstellen — Zunächst muß auf jeder Fahrspur, auf der der Verkehr durch den Unfall behindert ist, mindestens ein Warndreieck aufgestellt werden. Zur Vermeidung eigener Gefährdung soll man dabei dem in gleicher Richtung fließenden Verkehr entgegenlaufen. Das Warndreieck wird in ausreichender Entfernung vom Unfallort, auf stark befahrenen Straßen mit schnellem Verkehr in einer Entfernung von etwa 100 m aufgestellt (Abb. 80).

Unübersichtliche Kurven oder Bergkuppen erfordern die Aufstellung eines Warnzeichens vor der entsprechenden Risikostelle. Dabei kann die Entfernung zwischen Warndreieck und Unfallstelle den Erfordernissen nach ohne weiteres auf 200–300 m ausgedehnt werden.

Fahrzeuge, die sich der Unfallstelle nähern, sollen zum Langsamfahren angehalten werden. Dies geschieht, indem man einen Arm

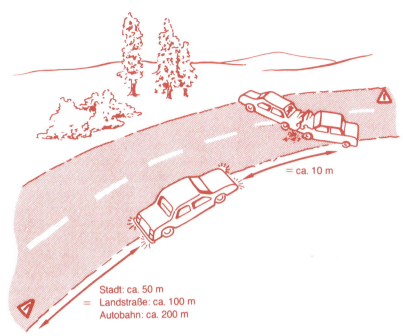

Abb. 80: Die Warndreiecke müssen in ausreichender Entfernung von der Unfallstelle aufgestellt werden

horizontal ausstreckt und in halber Körperhöhe auf- und abwärts bewegt. Bei Nacht kann die Warnung vor der Unfallstelle zusätzlich mit Warnblinkleuchten erfolgen, die an geeigneten Stellen aufgestellt werden, durch Kreisbewegungen oder Auf- und Abwärtsbewegungen einer Taschenlampe, im günstigsten Fall mit Rotlicht. Wie schon oben angedeutet, können diese Aufgaben bei in mehreren Richtungen stark befahrenen Straßen oder an Kreuzungen nur von mehreren Personen bewältigt werden. Gegebenenfalls müssen weitere Verkehrsteilnehmer um Mithilfe gebeten werden. Während der Absicherung der Unfallstelle sollte auch schon für eine Unfallmeldung gesorgt werden.

24.2. Die Rettung

Man spricht vereinbarungsgemäß von *retten*, wenn lebende Menschen oder Tiere aus einem Gefahrenbereich transportiert werden, und von *bergen*, wenn es sich um das Einbringen von leblosem Material oder leblosen Körpern handelt. Beim Retten muß gefordert werden, daß dem Verletzten möglichst keine zusätzlichen Schäden beigebracht werden und daß auch muskelschwächere Personen durch

24. Das Vorgehen an einer Unfallstelle

Anwenden eines geeigneten Griffs in der Lage sind, Rettungsmaßnahmen durchzuführen. Diese beiden Forderungen erfüllt der Rettungsgriff nach Rautek.

Der Rautek-Rettungsgriff

Beim auf dem Rücken liegenden Verletzten tritt man mit leicht gespreizten Beinen so an das Kopfende des Verletzten heran, daß die Füße rechts und links neben dem Kopf stehen. Man untergreift nun mit den beiden Händen den Nacken des Betroffenen und stützt dabei den Kopf des Verletzten gegebenenfalls mit beiden Unterarmen ab. Man bringt den Verletzten zum Sitzen, indem man ihn mit einem gut bemessenen Schwung am Nacken und an den Schultern hochzieht, bis die gestreckten Arme des Helfers den Oberkörper des Verletzten weit nach vorne beugen (Abb. 81a).

Bis hierher haben die Füße des Helfers ihren Platz in der Ausgangsstellung beibehalten. Nun tritt man dicht an den Verletzten heran, geht eventuell in eine leichte Kniebeuge und fixiert dessen Lage, indem man ihn mit den Knien am Oberkörper seitlich so stützt, daß er nicht abrutschen kann (Abb. 81b).

Seitlich abstützen

Man winkelt jetzt einen Arm des Betroffenen vor dessen Brust an, untergreift beiderseits die Achseln und faßt den quergelagerten Unterarm des Verletzten mit beiden Händen (Abb. 81c). Alle Finger kommen dabei von oben her um dessen Unterarm zu liegen, der Daumen darf nicht abgespreizt werden. In leichter Kniebeuge, so daß das eigene Körpergewicht nach hinten verlagert wird, zieht man jetzt den Verletzten hoch, so daß sein Gewicht hauptsächlich auf den Oberschenkeln des Helfers liegt. Dieser kann den Verletzten jetzt wegschleifen, indem er, mit weiterhin leicht gebeugten Knien, rückwärts geht. Zur Vermeidung der Reibung können die Beine des Verletzten dabei von einem weiteren Helfer getragen werden (Abb. 81d).

Unterarm fassen

Gewicht liegt auf den Oberschenkeln

Die Rettung aus dem Fahrzeug

Die Rettung aus dem Fahrzeug wird mit einem modifizierten Rautek-Griff durchgeführt, wobei zusätzlich einige Besonderheiten zu beachten sind. Beim Öffnen der Tür des Fahrzeugs ist zunächst das Herausfallen eines nicht angeschnallten Betroffenen zu vermeiden. Eventuell sind Sicherheitsgurte zu lösen.

Sicherheitsgurte

Gegebenenfalls ist die Sitzarretierung zu lösen und der Sitz zu verschieben. Eingeklemmte Beine des Verletzten müssen befreit werden. Man umgreift jetzt den Betroffenen in Gürtelhöhe von hinten, faßt dort seine Kleidung und zieht den Betroffenen zu sich

24.2. Die Rettung

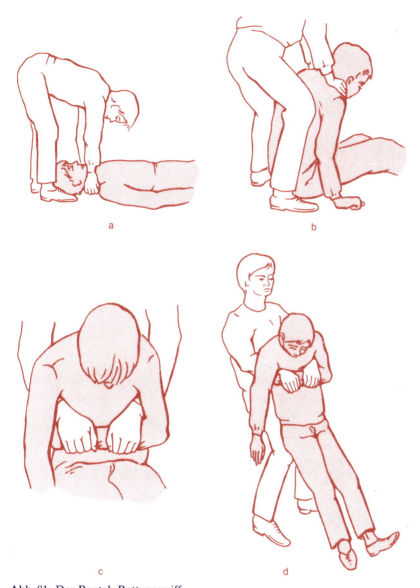

Abb. 81: Der Rautek-Rettungsgriff
a. Der Kopf darf beim Aufrichten nicht zurückfallen. b. Die Knie stützen den Oberkörper seitlich ab; c. Fassen des Unterarms; d. Das Gewicht ruht hauptsächlich auf den Oberschenkeln.

herüber. Nun winkelt man einen Unterarm des Verletzten vor dessen Brust an, unterfährt dessen Achselhöhlen mit beiden Händen und ergreift den quergelegten Unterarm so, daß alle Finger von oben überhaken.

Mit dem Rücken zum Helfer drehen

Man beugt die Knie, zieht den Verletzten auf die Oberschenkel herüber und richtet sich selbst dabei mit dem Oberkörper auf. Auf die Füße des Verletzten muß geachtet werden. Sie könnten an der Fahrzeugschwelle hängenbleiben oder auf der Straße aufschlagen.

24.3. Der Behelfstransport mit dem Tragring

Ein gehunfähiger Leichtverletzter oder Erkrankter kann, bei relativ geringem Kraftaufwand von seiten der Helfer, mit Hilfe eines Tragrings transportiert werden. Gegenüber dem Rautek-Griff hat der Transport mit dem Tragring den Vorteil, daß der Gehunfähige zum Beispiel auch über Treppen hinweg befördert werden kann.

Herstellen des Tragrings

Der Tragring wird mit Hilfe eines Dreiecktuchs hergestellt. Dieses wird zunächst, wie im Kapitel Verbände beschrieben, zur Krawatte gefaltet. Die Krawatte wird als Schlinge um eine Hand gelegt, wobei der Daumen ausgespart bleibt, und so einfach verknotet. Den erhaltenen Krawattenring zieht man von der Handfläche ab und wickelt die freien Enden der Dreiecktuchkrawatte um den gebildeten Ring herum. Sie werden nicht verknotet. Es ist darauf zu achten, daß der Ring nicht zu weit wird. Er muß vor dem Verknoten straff um die Handfläche anliegen, da er sich sonst bei Belastung zu weit dehnt.

Zwei Helfer stellen sich nun nebeneinander und fassen mit den äußeren Händen, die sie in der Mitte zwischen sich zusammenführen, von oben in den Tragring. Wenn der Ring richtig eng geknotet wurde, ist es mühevoll, die Hände durch den Tragring zu stecken.

Rücken des Verletzten abstützen

Mit den innenliegenden Armen fassen sich die beiden Helfer jetzt gegenseitig an den Schultern und bilden so eine Rückenstütze für den zu Transportierenden. Der Verletzte setzt sich auf deren Hände und den Tragring. Er umfaßt die Schultern seiner Träger (Abb. 82).

24.4. Das Überheben des Verletzten auf die Trage

Jeder am Unfallort anwesende Ersthelfer kann irgendwann in die Lage kommen, beim Überheben eines Verletzten oder Erkrankten auf eine Trage mithelfen zu müssen, denn oft werden drei oder vier Helfer bei diesen Maßnahmen benötigt. Die Rettungswagen sind in der Regel jedoch nur mit zwei Sanitätern besetzt. Der Helfer soll sich im Einzelfall immer nach den Anweisungen des Rettungsdienstpersonals richten.

Nach den Anweisungen des Rettungsdienstes richten

Prinzipiell stehen zwei verschiedene Verfahren zum Überheben zur Verfügung: Das Überheben im Grätschstand und das Überheben von der Seite.

24.4. Das Überheben des Verletzten auf die Trage

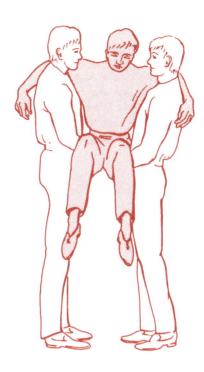

Abb. 82: Tragen eines Verletzten mit dem Tragering

Das Überheben im Grätschstand

Hierzu werden vier Helfer benötigt. Drei der Helfer stehen mit gegrätschten Beinen über dem liegenden Verletzten. Dieser hält seine Arme über der Brust. Die Beine der Helfer müssen so weit gespreizt sein, daß die Trage vom Kopfende her hindurchgeschoben werden kann. Die drei über dem Verletzten stehenden Helfer schauen in Richtung Kopf. Der erste Helfer steht in Höhe des Brustkorbs, der zweite in Höhe des Beckengürtels und der dritte in Höhe der Unterschenkel.

Alle drei beugen sich zum Verletzten herab und drehen die Kleidung des Betroffenen vor seiner Körpermitte so lange ein, bis sie überall fest am Körper des Verletzten anliegt. Der über dem Brustkorb des Verletzten stehende Helfer ergreift die eingedrehte Kleidung nur mit einer Hand. Mit der anderen unterfaßt er den Nacken des Betroffenen und hält diesen so, daß er beim Anheben nicht zurückfallen kann. Der zweite Helfer faßt die Kleidung mit beiden Händen vor dem Bauch, der dritte mit je einer Hand in Höhe der Unterschenkel und in Höhe der Oberschenkel.

Der am Kopf befindliche Helfer erteilt die Kommandos, damit alle Bewegungen des Verletzten gleichmäßig erfolgen können. Zunächst fragt er die anderen Helfer nach ihrer Bereitschaft: »Fertig?«. Sie

Kleidung eindrehen

Kopf abstützen

Kommandos

Gleichzeitiges Aufheben und Absetzen wichtig

bestätigen diese und erwidern: »Fertig!«. Er wartet diese Bestätigung ab und gibt dann mit »Auf!« das Kommando zum Anheben. Ist der Verletzte weit genug vom Boden entfernt, so schiebt der vierte Helfer vom Kopfende die Trage unter (Abb. 83a). Der erste Helfer sorgt nun durch das Kommando »Setzt ab!« wieder dafür, daß die Ablage des Verletzten auf die Trage schonend und gleichmäßig erfolgt. Liegt der Verletzte bereits auf einer Decke, so kann diese anstatt der Kleidung eingerollt werden und zum Anheben dienen.

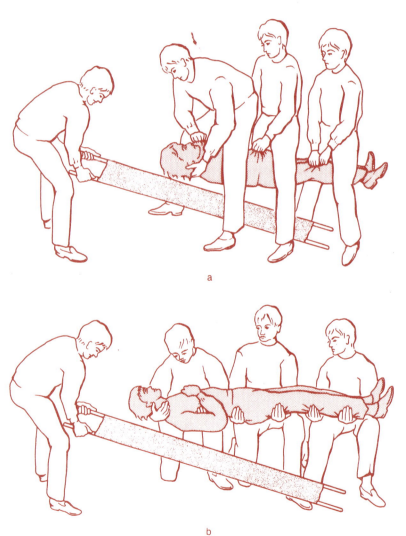

Abb. 83: Heben eines Verletzten auf die Trage durch 4 Helfer
a. im Grätschstand b. von der Seite

Das Überheben von der Seite

Auch beim Überheben des Verletzten von der Seite her werden vier Helfer benötigt. Drei Helfer knien an der unverletzten Seite des Betroffenen, wobei das gebeugte Knie zum Kopf des Verletzten zeigt. Sie drehen das andere Bein dabei leicht nach außen. Die Helfer unterfahren nun, möglichst ohne den Verletzten dabei zu bewegen, dessen Körper. Wieder gibt der am Kopf des Verletzten kniende Helfer die Kommandos, um gleichmäßige Bewegungen zu ermöglichen.

Alle Helfer achten auf gleichmäßige Bewegungen und orientieren sich aneinander. Nach dem Anheben drehen die Helfer das nach außen zeigende Bein unter den Verletzten. Bei Bedarf kann der vierte Helfer ihnen von der gegenüberliegenden Seite her helfen. Die drei knienden Helfer setzen den Betroffenen nun auf ihren Knien ab. Aufgabe des vierten Helfers ist es jetzt, die Trage unter den Verletzten zu schieben. Er soll dabei das Kopfende etwas anheben, um ein kontrolliertes Absetzen zu ermöglichen (Abb. 83b).

Gleichzeitige Bewegungen

24.5. Rettung aus besonderen Gefahrensituationen

Im folgenden werden die Besonderheiten der Rettung aus einigen speziellen Gefahrensituationen, beim Ertrinken, Einbrechen in Eis, Verschütten und beim Brandunfall erläutert.

Rettung des Ertrinkenden

Zum Unfallhergang und den Gefahren beim Ertrinkungsunfall siehe S. 147. Bei den Rettungsmaßnahmen sind die örtlichen Gegebenheiten zu berücksichtigen, insbesondere sind Strömungen, Wassertiefe, Entfernung vom Ufer und dessen Beschaffenheit, Wellengang und Strudel zu beachten. Die Ausbildung zum Rettungsschwimmer befähigt den Helfer, Ertrinkende aus tiefem Wasser schwimmend zu retten, ohne selbst unkalkulierbare Gefahren einzugehen. Ist der Helfer selbst nicht ausgebildeter Rettungsschwimmer, muß er für die Alarmierung geeigneter Hilfe sorgen und versuchen, den Ertrinkenden durch Zuwerfen eines Rettungsrings oder Seils oder von einem Boot aus zu retten.

Eigengefährdung abschätzen

Die besondere Gefahr bei der Rettung aus dem Wasser besteht in Umklammerungsversuchen des Ertrinkenden, der sich selbst und seinen Retter dadurch in die Tiefe ziehen kann. Der Helfer muß sich

Vorsicht vor Umklammerung

Rettungsschwimmen erlernen

deshalb geschickt aus dieser Umklammerung befreien. Die entsprechenden Griffe müssen in einem Rettungsschwimmerlehrgang, der von verschiedenen Hilfsorganisationen durchgeführt wird, praktisch erlernt werden.

Rettung beim Eisunfall

Ertrinken Unterkühlung

Unfallursache des Einbrechens sind tragunfähige Eisflächen bei dünnem Eis. Für den Eingebrochenen bestehen neben der Ertrinkungsgefahr auch die Gefahr des reflektorischen Herzstillstandes und der Unterkühlung.

Gewicht auf dem Eis verteilen

Der Retter darf sich niemals ungeschützt auf das Eis begeben. Er muß sich sich immer von einem anderen Helfer ausreichend sichern lassen. Am besten läßt er sich anseilen. Mehrere kräftige Helfer können auch eine durch gegenseitige Griffsicherung verbundene Helferkette bilden. Der Helfer muß versuchen, den Druck, den er auf das Eis ausübt, zu reduzieren, indem er sein Gewicht auf eine möglichst große Fläche verteilt. Dies kann durch das Unterlegen von Brettern oder einer Leiter geschehen. Der Helfer soll sich nur in solchen Fällen bis zur Einbruchstelle vorarbeiten, bei denen der Eingebrochene nicht durch das Zureichen von Stangen oder das Zuwerfen eines Seils gerettet werden kann (Abb. 84).

Dabei muß bedacht werden, daß das Eis, auf dem der Helfer liegt, nach der Rettung Retter und Verunglückten zugleich tragen muß. Als Selbsthilfe sollte der Eingebrochene dazu angehalten werden, sich möglichst wenig zu bewegen und langsam beide Arme auf das

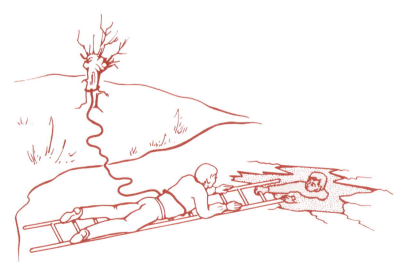

Abb. 84: Retten eines im Eis Eingebrochenen

24.5. Rettung

Eis zu legen, damit auch sein Gewicht auf einer ausreichend großen Fläche zu liegen kommt. Andernfalls bricht er lediglich Eisschollen an den Kanten der Einbruchstelle ab. Tragfähiges Eis findet der Eingebrochene dabei am ehesten in der Richtung, aus der er ursprünglich kam. Zur Absicherung der Unfallstelle sollte man durch auffällige Kennzeichen vor der Einbruchstelle warnen, um Zweitunfälle an derselben Stelle zu verhindern.

Auch hier Absichern

Rettung des Verschütteten

Verschüttungen kommen am häufigsten durch herabstürzendes Geröll in Sand- und Kiesgruben, aber auch bei Lawinen und in Trümmerfeldern bei Erdbebenkatastrophen vor. Rettungsversuche dürfen wegen der Gefahr nachrutschender Massen nur nach ausreichender Absicherung gewagt werden. Dabei ist eine Seilsicherung in jedem Fall zweckmäßig.

Selbstsicherung

Die Ausgrabungsarbeiten mit Hilfe von Werkzeugen sind zu beenden, wenn man die Nähe des Verschütteten erreicht hat. Um zusätzliche Verletzungen zu vermeiden, soll man den Verschütteten dann mit den bloßen Händen freigraben. Dabei soll zunächst der Kopf, dann der Brustkorb von Schutt befreit werden, damit die Atemwege freigemacht werden können. Gerade bei Verschütteten sind Atemstörungen sehr häufig. Wenn keine Eigenatmung mehr vorhanden ist, muß sofort mit der Atemspende begonnen werden, noch während die übrigen Helfer den Körper des Verschütteten von weiteren Gesteinsmassen befreien.

Zuerst Kopf freilegen

Möglichst bald Atemspende

Beim Verschütteten ist immer mit dem gleichzeitigen Vorliegen innerer und äußerer Verletzungen zu rechnen. Besonders Knochenbrüche sind dabei sehr häufig. Verschüttete bei Lawinenunfällen sind zusätzlich häufig unterkühlt. Der durch die niedere Körpertemperatur herabgesetzte Stoffwechsel und Sauerstoffverbrauch der Gewebe begünstigt die Aussichten auf eine erfolgreiche Wiederbelebung und verbessert dadurch die Erfolgschancen für das Überleben.

Rettung beim Brandunglück

Bei Bränden aller Art soll der Selbstschutz des Helfers im Vordergrund stehen. Günstig ist es, wenn man sich schon vor dem Ausbrechen eines Feuers über die örtlichen Möglichkeiten der Brandbekämpfung und die Fluchtwege informiert hat. Dazu gehört auch eine ausreichende Übung im Umgang mit dem Feuerlöscher. Die Ausweitung des Feuers, die Windrichtung und eine eventuelle Rauchentwicklung sind zu beachten, wenn man vermeiden will, vom Feuer eingeschlossen zu werden. Durch die Rauchentwicklung besteht die Gefahr einer Vergiftung über die Atemwege (siehe auch S. 174). Eine ABC-Schutzmaske bietet vor derartigen Vergiftungen

Eigengefährdung beachten

Vergiftungsgefahr

keinen Schutz. Der Helfer tut gut daran, sich genau an die Anweisungen der Feuerwehr zu halten.

24.6. Eigenes verkehrsgerechtes Verhalten

»Die Teilnahme am Straßenverkehr erfordert ständige Vorsicht und gegenseitige Rücksicht.«

So formuliert der § 1 der Straßenverkehrsordnung die Grundbedingung für das zivilisierte Verhalten im Straßenverkehr. Die Beachtung dieses Grundsatzes ist die Pflicht jedes Verkehrsteilnehmers. Auf eine Reihe von anderen Grundregeln soll im folgenden hingewiesen werden, da deren Nichtbeachtung oft die Ursache von Verkehrsunfällen ist oder deren Auswirkungen verschlimmert.

Zu geringer Abstand vom vorausfahrenden Fahrzeug und das Fahren mit überhöhter Geschwindigkeit gehören zu den häufigsten Unfallursachen im Straßenverkehr.

Alkohol beeinträchtigt Fahrtüchtigkeit

Alkoholgenuß beeinträchtigt die Fahrtüchtigkeit. Leider setzen sich jedoch immer noch viel zu viele Kraftfahrer alkoholisiert ans Steuer. Von ihnen werden nach etwas variierenden Schätzungen 10–30% aller Verkehrsunfälle verursacht oder zumindest mitverursacht. Die Fahrtüchtigkeit wird bereits bei einem Blutalkoholspiegel von 0,8 Promille deutlich eingeschränkt. Ab 1,3 Promille Alkohol im Blut spricht man von absoluter Fahruntüchtigkeit. Jeder Autofahrer sollte so vernünftig sein, nach entsprechendem Alkoholgenuß nicht mehr selbst zu fahren, sondern ein Taxi zu benutzen.

Sicherheitsgurte anlegen

Das Anlegen des Sicherheitsgurtes vor der Fahrt, auch auf den Rücksitzen, ist in der Bundesrepublik Deutschland Pflicht. Der Gurt muß immer, auch bei einer noch so kurzen Fahrt, angelegt werden, da sich die meisten Verkehrsunfälle ohnehin im Stadtbereich ereignen. Die Gefahr, Prellungen oder einen Rippenbruch durch den Gurt zu erleiden, ist verschwindend klein im Vergleich zum Risiko, das der nicht angeschnallte Autofahrer in bezug auf Verletzungen des Gesichts und Hirnschädels, aber auch des Bauch- und Brustraums sowie der Wirbelsäule eingeht. Diese schweren und lebensgefährlichen Verletzungen werden bei angegurteten Kraftfahrzeuginsassen sehr viel seltener beobachtet. Allerdings muß hierbei erwähnt werden, daß das Auftreten von Verletzungen der Halswirbelsäule nur dann verringert wird, wenn neben dem Gurt noch passende Nackenstützen verwendet werden.

Beim angeschnallten Unfallopfer bleibt viel häufiger das Bewußtsein erhalten, so daß eine Selbstbefreiung aus der Gefahrensituation möglich ist. Oft wird von Laien angeführt, daß in diesem oder jenem Fall ein Autofahrer nur deshalb überlebt hat, weil er aus dem Fahrzeug geschleudert wurde. Es kann gar nicht ausdrücklich genug

24.6. Eigenes verkehrsgerechtes Verhalten

betont werden, daß es sich dabei um ausgesprochen seltene Einzelfälle handelt. In der überwiegenden Mehrheit der Fälle erleiden aus dem Auto geschleuderte Unfallopfer schwere, oft tödliche Verletzungen.

Kinder sollen immer auf den Rücksitzen, am besten in speziell dafür konstruierten Kindersitzen untergebracht werden. Für sie sind die für den Erwachsenen bemessenen Sicherheitsgurte untauglich. *Kinder auf den Rücksitz*

Die Fahrzeugtüren dürfen während der Fahrt nicht verriegelt werden. Wenn nötig, sind Kindersicherungen zu verwenden. Verriegelte Türen verhindern oft die Behelfsrettung von Fahrzeuginsassen, da ein Aufbrechen nur schwer möglich ist.

Für Zweiradfahrer ist das Tragen eines Schutzhelms in der Bundesrepublik Deutschland Pflicht. Gerade hier stehen zahlenmäßig schwere Kopfverletzungen im Vordergrund. Auch Verletzungen der Wirbelsäule werden nach Zweiradunfällen häufig beobachtet. *Schutzhelm*

Jeder Verkehrsteilnehmer sollte ferner mithelfen, daß der Rettungsdienst den Unfallort schnell erreichen kann. Neugier ist oft die Hauptursache für das Behindern der Rettungsarbeiten. Die Autofahrer müssen dafür sorgen, daß die Rettungsorganisationen und die Polizei freie Zufahrt zum Unfallort haben. Günstig ist hierbei, vor allem auf mehrspurigen Fahrbahnen, das Bilden einer freien Gasse, indem alle Verkehrsteilnehmer so an den Straßenrand fahren, daß in der Mitte der Straße oder auf einer Seite ausreichend Platz für die Zufahrt zum Unfallort bleibt. Durch derartiges Verhalten können im Notfall entscheidende Sekunden oder Minuten gewonnen werden. *Eine Gasse für Rettungsfahrzeuge bilden*

25. Lagerungen

Bei den unterschiedlichen Notfallsituationen werden jeweils verschiedene Lagerungen der Verletzten oder Erkrankten notwendig. Mit einer sachgerechten Lagerung lassen sich im jeweiligen Fall die Atemwege freihalten, die Atmung erleichtern, die Kreislaufsituation verbessern und Schmerzen lindern.

Grundsätzlich sollte der Ersthelfer bei der Lagerung Angaben des Patienten so weit wie möglich berücksichtigen. Gegebenenfalls muß von den starren Lagerungsschemata abgewichen werden. Meist kann der Erkrankte oder Verletzte selbst genau angeben, in welcher Stellung er am wenigsten Beschwerden hat.

Die in der folgenden Zusammenstellung aufgeführten Lagerungen wurden bereits im Rahmen der entsprechenden Notfallsituationen ausführlich erläutert. An dieser Stelle soll vor allem auf Besonderheiten und Grenzen hingewiesen werden.

Hervorzuheben ist noch einmal die leichte Durchführbarkeit dieser Maßnahmen mit einfachen Hilfsmitteln.

Die Rückenlage

Die Rückenlage mit flachem Kopfpolster (Abb. 85a) ist die normale Lagerung jedes nicht bewußtlosen Patienten, wenn nicht eine der folgenden speziellen Lagerungen notwendig wird. Der Patient befindet sich in einer entspannten Ruhelage.

Die Rückenlage findet auch Anwendung, wenn die Atemspende und gegebenenfalls die Herzdruckmassage notwendig werden.

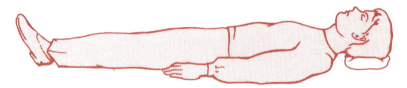

Abb. 85a: Normale Rückenlage

Die Seitenlage

Jeder Bewußtlose, der eine noch erhaltene, ausreichende Atem- und Kreislauffunktion hat, muß baldmöglichst in die stabile Seitenlagerung (Abb. 85b) gebracht werden.

25. Lagerungen 241

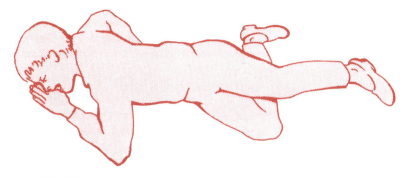

Abb. 85b: Seitenlage

Da bei dieser Lagerung der Mund den tiefsten Punkt des Körpers bildet, kommt es zu einer Neigung der Luftröhre (»Trachealgefälle«), die einer Verlegung der Atemwege durch Fremdkörper (Aspiration) entgegenwirkt. Damit der Zungengrund nicht zurückfällt und sich vor den Luftröhreneingang legt, muß der Hals überstreckt und der Kopf in den Nacken gebeugt werden.
Nach Durchführung der Seitenlage ist eine ständige Kontrolle von Atmung und Puls auch weiterhin erforderlich.

Die Rückenlage mit Knierolle

Sie wird bei Bauchverletzungen und bei Schmerzzuständen im Bauchraum angewendet (Abb. 85c). Bei zusätzlicher Bewußtlosigkeit ist selbstverständlich die Seitenlagerung vorrangig.
Durch die Entspannung der Bauchdecke und der Bauchmuskulatur können Schmerzen gelindert werden. Es ist darauf zu achten, daß die Knierolle (die beispielsweise aus zusammengerollten Decken oder

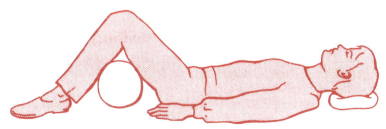

Abb. 85c: Rückenlage mit Knierolle

Mänteln hergestellt werden kann) einen ausreichenden Durchmesser von etwa 30 Zentimetern hat. Der entspannende Effekt dieser Lagerung in bezug auf die Bauchdecke kann durch eine leichte Hochlagerung von Oberkörper und Kopf noch unterstützt werden.

Die Schocklage

Bereits beim Verdacht auf das Vorliegen eines Schocks und bei jedem ausgeprägten Schockgeschehen muß eine Rückenlage mit tiefer Kopflage (Abb. 85d) angestrebt werden. Durch das Hochlagern der Beine wird ein verstärkter Blutrückstrom zum Herzen und damit eine Verbesserung der Durchblutung der lebenswichtigen Organe Gehirn, Herz und Lunge erreicht.

Zunächst können die Beine in der Hüfte gebeugt hochgehalten werden (Taschenmesserposition). Nach einigen Minuten soll die normale Schocklage mit etwa 30–40 cm angehobenen Beinen erstellt werden. Das entspricht einer Neigung der Körperachse von etwa 10°–15°. Eine steilere Schräglage ist nicht zweckmäßig, weil dann durch den Druck der Baucheingeweide auf das Zwerchfell die Atmung behindert werden kann. Die Schocklage darf nicht oder nur mit Einschränkungen bei Beckenbrüchen, Schädel-Hirn-Verletzungen und Verletzungen im Brust- und Bauchraum angewendet werden.

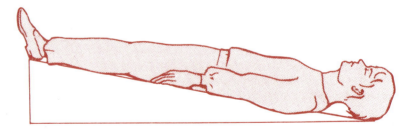

Abb. 85d: Schocklage

Die Rückenlage mit erhöhtem Oberkörper

Bei leichter Atemnot und Zuständen, die mit einem erhöhten Blutandrang im Kopf einhergehen, ist eine Rückenlage mit erhöhtem Oberkörper (Abb. 85e) angezeigt.

Die Rückenlage mit erhöhtem Oberkörper ist auch die Lagerung der Wahl bei Schädel-Hirn-Verletzten, die nicht bewußtseinsgestört sind. Die Hirndurchblutung unterliegt innerhalb gewisser Grenzen

25. Lagerungen 243

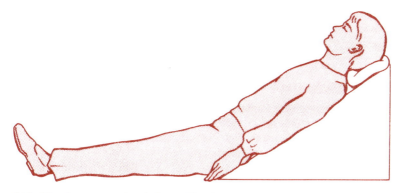

Abb. 85e: Lagerung mit erhöhtem Oberkörper

einer mechanischen Regelung. Eine günstige Beeinflussung von erhöhten Drucken im Schädelinneren durch diese Lagerung gilt als erwiesen.
Durch die Schwerkraft sinken die Bauchorgane und das Zwerchfell nach unten, so daß sich der Brustkorb besser erweitern kann und eine bestehende Atemnot gebessert wird.
Die Hochlagerung des Oberkörpers soll etwa 30°–40° betragen und kann durch das Unterlegen von Decken, Kissen oder das Anheben des Bettendes erreicht werden.

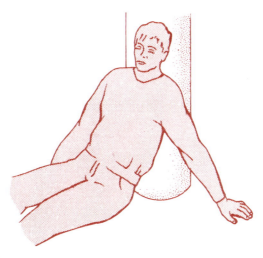

Abb. 85f: Halbsitzende Lagerung

Gehen Schädel-Hirn-Verletzungen oder Hitzeschäden mit Bewußtlosigkeit einher, hat die Seitenlagerung selbstverständlich absoluten Vorrang.

Die halbsitzende Lagerung

Dies ist die geeignete Lagerung bei schwerer Atemnot, zum Beispiel bei einem Asthmaanfall oder bei Verletzungen im Brustraum (Abb. 85f). Oft versucht ein Patient, der unter Atemnot leidet, spontan diese Haltung einzunehmen.

Durch das Abstützen der Arme wird der Schultergürtel fixiert. Damit kann die sogenannte Atemhilfsmuskulatur – das sind Muskeln im Hals und Schulterbereich, die normalerweise nicht an der Atmung beteiligt sind, sondern zur Bewegung der Arme und des Kopfes dienen – die Einatmung unterstützen.

26. Besonderheiten beim Umgang mit Behinderten

Im täglichen Leben und im Rahmen der Ersten Hilfe sind im Umgang mit behinderten Menschen eine Reihe von Besonderheiten zu beachten. Behinderte haben im allgemeinen gelernt, mit ihrem Gebrechen zu leben und erwarten, daß davon im Umgang mit Gesunden kein Aufheben gemacht wird. Mitleid ist hier also fehl am Platz. Prinzipiell sind Behinderte durch Anleitung und Schulung sehr wohl in der Lage, mit den Aufgaben des täglichen Lebens alleine fertig zu werden. Sie brauchen nur in Ausnahmesituationen fremde Hilfe. Deshalb sollen Behinderte vorher gefragt werden, wie und ob überhaupt geholfen werden soll. *Hilfeleistung anbieten*

Wird das Angebot einer Hilfeleistung abgelehnt, so soll diese nicht aufgedrängt werden. Alle Behinderten können neben den von außen leicht erkennbaren noch weitere, nicht so leicht sichtbare Schäden haben. Für die verschiedenen Arten von Behinderungen sollen im folgenden einige Grundsätze der Hilfeleistung aufgezeigt werden.

Gehbehinderte brauchen oft Hilfe im Gedränge, beim Ein- und Aussteigen bei der Benutzung von Fahrzeugen, beim Treppensteigen und beim Tragen von Gegenständen aller Art. Sie sind bei glatter Straße und bei Rutschgefahr besonders gefährdet. Hilft oder stützt man einen Gehbehinderten, so soll man beim Nebenhergehen das eigene Gehtempo dem des Behinderten anpassen, damit dieser nicht seine Geschwindigkeit unbewußt steigert und sich so in Gefahr begibt. *Gehbehinderte*

Rollstuhlfahrer brauchen fremde Hilfe meist nur dann, wenn sie Einrichtungen benützen müssen, die nicht rollstuhlgerecht sind. Dies ist beispielsweise bei stärkeren Steigungen und Stufen der Fall. Zum Überwinden von Stufen benutzen sie Abschrägungen von Bordsteinkanten und andere schiefe Ebenen. Allerdings besteht dabei die Gefahr, daß der Rollstuhl, wenn er nicht genügend gestützt wird, nach hinten umkippt. *Rollstuhlfahrer*

Da auch der Rollstuhlfahrer im allgemeinen am sichersten selbst zurechtkommt, soll ein Rollstuhl grundsätzlich nur dann geschoben werden, wenn der Behinderte dies wünscht. Manchmal brauchen Rollstuhlfahrer auch fremde Hilfe beim Aufsuchen und bei der Benützung öffentlicher Toiletten, die nicht rollstuhlgerecht sind.

Handbehinderten soll beim Öffnen von Flaschen, beim Brotschneiden und ähnlichen Verrichtungen, die mit Hilfe von Greifprozessen ausgeführt werden, geholfen werden, wenn sie es wünschen. *Handbehinderte*

Blinde finden sich, durch jahrelanges Training geschult, oft so gut mit ihrer Umgebung zurecht, daß sie gar nicht ohne weiteres als solche erkennbar sind. Sie erschrecken allerdings leicht, wenn sie unvermutet angefaßt werden. Sie sollten deshalb auf jede Berührung *Blinde* durch eine vorausgehende Ankündigung vorbereitet werden. Auch hier soll nach der Anweisung des Blinden geholfen werden. Beim Gehen hilft oft eine warnende Ansage von Unebenheiten am Weg, Stufen, Pfützen oder Hindernissen. Gegenstände zeigt man einem Blinden, indem man seine Hand an diejenigen Stellen hinführt, die man gerade erklärt. Auch beim Essen sollte man ansagen, welche Speisen zur Verfügung stehen und den Blinden fragen, was er davon wünscht. Gewarnt werden muß an dieser Stelle vor der körperlichen Berührung von Blinden, die einen Hund bei sich haben.

Schwerhörige Schwerhörige und Gehörlose haben oft gelernt, Worte vom Mund ihrer Gesprächspartner durch Beobachtung der Mundbewegungen »abzulesen«. Deshalb muß man sich ihnen, um »gehört« zu werden, so zuwenden, daß sie das Gesicht gut sehen können und darauf achten, daß es ausreichend beleuchtet ist. In kurzen Sätzen soll langsam und deutlich gesprochen werden. Wenn komplizierte Worte gebraucht werden oder wenn die Verständigung augenscheinlich schlecht ist, sollen einzelne Worte, eventuell sogar einige Sätze, aufgeschrieben und dem Betreffenden gezeigt werden.

Erklärt man Arbeiten oder Maßnahmen, so muß man bei Gehörlosen das Verhalten erst stumm vormachen und dann langsam – dem Behinderten zugewandt – so sprechen, daß der Betreffende die Worte vom Mund ablesen kann.

Sprachbehinderte Bei Sprechbehinderten sollte man mit geduldiger Zuwendung zu verstehen suchen, was sie sagen wollen, selbst wenn sie es nur undeutlich hervorbringen. Sie machen beim Sprechen oft Fehler und erzeugen dadurch beim Helfer unbewußt das Verlangen, in der Kindersprache zu antworten. Aber selbst wenn es sich bei den Sprachbehinderten um Kinder handelt, sollte man dies vermeiden. Man soll langsam und deutlich, aber normal sprechen.

Geistig Behinderte Geistig Behinderte brauchen in erheblichem Maß Anleitung und Aufsicht, aber keine Bevormundung. Wenn möglich, soll auf ihre Wünsche eingegangen werden. Dazu ist natürlich viel Geduld erforderlich. Das Wortverständnis ist beim geistig Behinderten oft gestört. Deshalb überfordert man ihn, wenn man nicht einfach und klar mit ihm spricht. Kurze Sätze sind besser geeignet als lange. Noch besser ist das Vormachen oder Vorspielen von Situationen, weil dann kaum Abstraktionsvermögen erforderlich wird. Eine pantomimische Aufführung ist natürlich nicht gefragt und wäre übertrieben. Damit der geistig Behinderte Neues verstehen kann, muß dies immer wieder gezeigt, mehrmals wiederholt werden. Klare, schrittweise dargelegte Anweisungen erleichtern ihm das Verständnis. Es soll auch nur jeweils eine Anweisung gegeben werden, auf die er sich konzentrieren kann. Komplexere Aufgaben sind dabei in mehrere Teile aufzugliedern.

27. Fremdwörterverzeichnis

Affinität	Bindungsfähigkeit, Bindungsvermögen bei chemischen Reaktionen
AIDS	Infektionskrankheit mit einer Störung der Abwehrreaktionen
Allergie	Überempfindlichkeit
Alveole	Lungenbläschen
Ampere	Maßeinheit für die elektrische Stromstärke
Amputat	abgetrenntes Körperteil
Anastomose	natürliche oder operative Verbindung von Hohlorganen, z. B. von Blutgefäßen
Angina pectoris	»Brustenge«, Minderversorgung der Herzmuskelzellen mit Sauerstoff bei einer Erkrankung der Herzkranzgefäße
Antigen	körperfremder Stoff, der die Bildung von Antikörpern auslöst
Antikörper	Reaktionsprodukt weißer Blutkörperchen zur Abwehr körperfremder Stoffe
Appendizitis	Entzündung des dem Blinddarm anhängenden Wurmfortsatzes
Arterie	Schlagader, vom Herzen wegführendes Blutgefäß
Aspiration	Verlegung der Atemwege durch Anatmen von Blut, Erbrochenem, Fremdkörpern u. a.
Azidose	Ansäuerung des Gewebes
Blutplasma	der flüssige Teil des Blutes ohne die festen Bestandteile (Blutkörperchen)
Blutserum	Blutplasma ohne das zur Gerinnung notwendige Fibrinogen
Diastole	Erschlaffungsphase der Herzkammern, Füllungsphase des Herzens
Epithel	Auskleidungsgewebe von Körperoberflächen und Körperhöhlen sowie von Hohlorganen
Erythrozyten	rote Blutkörperchen
Extremitäten	Gliedmaßen, Arme und Beine
Hämoglobin	roter Blutfarbstoff, Sauerstoffträger
Hämolyse	Zerstörung der roten Blutkörperchen
Hämorrhoiden	Krampfadern am Venengeflecht des unteren Mastdarms
hydrostatischer Druck	der Druck an einer Stelle in einer Flüssigkeitssäule

Ileus	Darmverschluß, Verschluß des Darmlumens
Infusion	Einfließenlassen größerer Flüssigkeitsmengen in den Körper, in der Regel über eine Vene
Insuffizienz	ungenügende Leistung, Leistungsschwäche
Intensivstation	Pflegeabteilung in Krankenhäusern, die durch ihre personelle und apparative Ausstattung besonders für die Betreuung von Notfallpatienten ausgestattet ist
Intubation	Einführen eines speziellen Gummirohres zum Freihalten der Luftröhre beim Bewußtlosen
irreversibel	nicht mehr rückgängig zu machen
Kapillare	Haargefäß, feinstes Blutgefäß zwischen dem arteriellen und venösen Kreislaufabschnitt
Koma	Zustand tiefster Bewußtlosigkeit
Kompartimente	ein System von Räumen, deren Inhalt untereinander und mit der Umgebung ständig ausgetauscht wird (Fließgleichgewicht)
Kompression	Ausübung von Druck auf ein Gewebe oder Gefäß
Konvektion	Übertragung von Energie durch Strömung
Läsion	Schädigung, Verletzung
Latenzzeit	Zeit zwischen der Ursache einer Krankheit (z. B. der Infektion) und dem Auftreten der ersten Symptome
Leukozyten	weiße Blutkörperchen
Lungenödem	Wasseransammlung in den Lungenbläschen
Meniskus	im Kniegelenk eingelagerte Knorpelscheibe
Mikrozirkulation	Blutströmung im Bereich der Kapillargefäße
Notfallpatient	ein Patient, bei dem es zu einer Störung der vitalen Funktionen gekommen ist oder bei dem sich eine solche nicht sicher ausschließen läßt
Ohm	Maßeinheit für den elektrischen Widerstand
Osmose	trennt man zwei Lösungen, in denen unterschiedlich viele Teilchen gelöst sind, durch eine für die Teilchen undurchlässige Membran, so tritt so lange Wasser durch die Membran, bis sich die Konzentrationen angeglichen haben. Das Bestreben des Wassers, von der geringer konzentrierten Lösung zur konzentrierteren zu fließen, heißt osmotischer Druck.
Pankreatitis	Entzündung der Bauchspeicheldrüse

27. Fremdwörterverzeichnis

Partialdruck	Teildruck eines Gases in einem Gasgemisch, z.B. Partialdruck des Sauerstoffs in der Atemluft bei 21% Sauerstoffgehalt und einem Luftdruck von 100 Kilopascal (760 Torr): $21:100 \times 100$ Kilopascal (760 Torr) = 21 Kilopascal (159,6 Torr)
Pascal	Maßeinheit für den Druck; 1 Pascal = $7,5 \cdot 10^{-2}$ Torr
Peritoneum	Bauchfell, seröse Haut, die die Bauchhöhle auskleidet und die Oberfläche der Bauchorgane überzieht
Peritonitis	Bauchfellentzündung
Plattenepithel	aus flächigen Zellen bestehendes Epithel (Deckgewebe) an der Oberfäche von Organen, z. B. der Haut
Pleura	Brustfell
Pleuraspalt	Raum zwischen Lungenfell und Rippenfell
Pneumothorax	Eindringen von Luft in den Pleuraspalt, d.h. in den Raum zwischen Lungenfell und Rippenfell
Protein	Eiweißkörper
Rekonstruktion	Wiederherstellung
Replantation	Wiederannähen von abgetrennten Körperteilen
Rezeptor	Struktur, die eine bestimmte Information aufnehmen kann (z. B. eine Anordnung von Molekülen, an die sich ein bestimmter Eiweißkörper anlagern kann)
Sepsis	»Blutvergiftung«, generalisierte Infektion
Sporenbildner	Bakterien, die eine gegenüber Umwelteinflüssen sehr widerstandsfähige Dauerform (Spore) mit fester Zellwand bilden
steril	keimfrei, frei von Lebewesen
Stimulation	Anregung, Erregung
Suizid	Selbstmord, Selbsttötung
Symptom	Anzeichen einer Krankheit, Krankheitszeichen
Systole	Austreibungsphase des Herzens, Kontraktionsphase der Herzkammern
Thrombose	Entstehen eines Blutgerinnsels innerhalb eines Blutgefäßes
Thromboseprophylaxe	Vorbeugen gegen das Entstehen einer Thrombose
Thrombozyten	Blutplättchen
Tonus	Spannungszustand der Muskulatur

27. Fremdwörterverzeichnis

Transporttrauma	durch die beim Transport wirkenden Flieh- und Beschleunigungskräfte hervorgerufene Verschlechterung des Zustands eines Notfallpatienten
Trauma	Verletzung, Gewebeschädigung durch Gewalteinwirkung von außen
Triage	Sichtung von Verletzten im Katastrophenfall und bei größeren Unfällen, erste Bewertung des Schweregrads verschiedener Verletzungen
Vene	»Blutader«, zum Herzen führendes Blutgefäß
Viren	Gruppe kleinster Lebewesen, die keinen eigenen Stoffwechsel besitzen, sondern sich nur in lebenden Zellen vermehren; Größe zwischen 10 und 500 nm, das entspricht der Größe von Eiweißmolekülen bis hin zu kleinsten Bakterien
vital	lebensnotwendig, lebendig
vitale Funktionen	lebensnotwendige Funktionen im menschlichen Körper: Atmung, Kreislauf, Wasser- und Elektrolythaushalt
Volt	Einheit der elektrischen Spannung
zerebral	das Gehirn betreffend
Zyanose	Blaufärbung der Haut infolge von Sauerstoffmangel

28. Literaturverzeichnis

Allgemeine Quellen

Lehr- und Handbücher

Ahnefeld, F. W., Dick, W., Güttler, H., Kilian, J.: Lebensrettende Sofortmaßnahmen. Knoll AG, Ludwigshafen 1976
Ahnefeld, F. W., Mehrkens, H. H.: Notfallmedizin. Verlag W. Kohlhammer, Stuttgart 1984
Dreifuss, H.: 100 Notfallsituationen und lebensrettende Maßnahmen. Fachverlag AG, Zürich 1979
Ehler, J. B., Dönhöfer, H.: Jugendverkehrserziehung – Sofortmaßnahmen am Unfallort. ADAC-Sicherheitskreis GmbH, München 1976
Erste Hilfe – Leitfaden für Ausbilder. Deutsches Rotes Kreuz, Bonn 1980
Gögler, E.: Unfallopfer im Straßenverkehr. Documenta Geigy, Series chirurgica Nr. 5, Basel 1963
Hossli, G., Meng, W., Pickel, R.: Erste Hilfe. Verlag Huber, Frauenfeld, Zürich 1979
Köhnlein, H. E., Weller, S., Vogel, W., Nobel, J., Papst, K.: Erste Hilfe – ein Leitfaden. Georg Thieme Verlag, Stuttgart 1985
Körner, M.: Der plötzliche Herzstillstand. Springer Verlag, Berlin – Heidelberg – New York 1967
Lick, R. F.: Primärversorgung von Unfallverletzten. F. K. Schattauer Verlag, Stuttgart 1978
Lick, R. F., Schläfer, H.: Unfallrettung – Medizin und Technik. F. K. Schattauer Verlag, Stuttgart 1973
Orbach, H.: Erstversorgung am Unfallort. Georg Thieme Verlag, Stuttgart 1976
Schlosser, V., Kuner, E.: Traumatologie. Georg Thieme Verlag, Stuttgart 1980
Schuster, H. P.: Notfallmedizin. Ferdinand Enke Verlag, Stuttgart 1977
Sefrin, P., Dönhöfer, H.: Wir können helfen. Fachpublika Wehner, München-Ottobrunn 1981
Sehhati-Chafai, G., Frey, R.: ABC der lebensrettenden Sofortmaßnahmen und Erste Hilfe. Gustav Fischer Verlag, Stuttgart – New York 1980
Sonderausbildung Herz-Lungen-Wiederbelebung. Leitfaden für Lehrkräfte. Deutsches Rotes Kreuz, Bonn 1977
Stoeckel, W.: Erste Hilfe. Urban & Schwarzenberg, München – Berlin – Wien 1974
Weller, S., Neureuther, G.: Notfälle in den Bergen. Georg Thieme Verlag, Stuttgart 1972
Wirz-Hilf, H., Nagel, W., Kurz, R., Dönhöfer, H.: Betrifft Gesundheit: Erste Hilfe. TR-Verlagsunion, München 1973

Spezielle Quellen

1. Die Rettungskette

Ahnefeld FW. Notfallmedizin – Definition und Aufgabenstellung. Notfallmedizin 1975; 1: 13 – 15

Gorgaß B. Ausbildung von Notärzten und Rettungssanitätern am Testrettungszentrum der Bundeswehr in Ulm. In: Bihler K (Hrsg) Erfahrungen im Rettungswesen. Bad Homburg: Wissenschaftliche Informationen Fresenius, 1973

Kissel D. Erste Hilfe und lebensrettende Sofortmaßnahmen – programmierte Ausbildung. Z Allgemeinmedizin 1981; 57: 448 – 56

Lüttgen R. Systematik des Rettungsdienstes. Der Zivildienst 1974; 5: 448 – 56

Nickl W, Arens W. Industrieverletzungen. Folia Traumatologica Geigy. Basel: Geigy, 1976

Rickli R, Gorgaß B. Vorschlag für ein neues Melde- und Abfrageschema. Notfallmedizin 1977; 3: 161 – 64

Stoeckel W. Augenzeuge und Ersthelfer bei der Hilfeleistung am Notfallpatienten. In: Rettungskongreß des Deutschen Roten Kreuzes, Göttingen 1970. Bonn: Schriftenreihe Deutsches Rotes Kreuz, Nr. 46; 1971

Teuber W. Das Rettungswesen in der Bundesrepublik Deutschland – Koordinierung und Gesetzgebung. Der Zivildienst 1974; 5: 1 – 4

2. Rechtliche Grundlagen der Hilfeleistung

Bucher E, Schulz H. Haftung des Laien bei Leistung von Nothilfe. Aarau: Interverband für das Rettungswesen, 1979

Hirsch GE. Rechtslage bei selbständigen medizinischen Behandlungen durch das Rettungsdienstpersonal. Leben Retten 1978; 1: 6 – 10

Weißauer W. Notfallmedizin – Rechtsfragen zum Thema. Leben Retten 1984; 2: 104 – 07

3. Wunden

Feifel G. Chirurgische Infektionen. In: Heberer G, Köle W, Tscherne H (Hrsg). Chirurgie. 5. Aufl. Berlin, Heidelberg, New York: Springer, 1986

Knapp U, Hansis M, Müller J. Die Wunde. 2. Aufl. Stuttgart, New York: Thieme (in Vorb.)

Kuner E, Schlosser V. Traumatologie. 4. Aufl. Stuttgart, New York: Thieme, 1988

Lowbury EJL. Tetanus – Bakteriologie, Prophylaxe und Behandlung. Folia Traumatologica Geigy. Basel: Geigy, 1972

Tscherne H, Wannske M. Wunde, Wundheilung, Wundbehandlung. In: Heberer G, Köle W, Tscherne H (Hrsg) Chirurgie. 5. Aufl. Berlin, Heidelberg, New York: Springer, 1986

4. Wundverbände

Erste Hilfe – Ausbildung im Sanitätsdienst der Bundeswehr, ZDV 49/21. Der Bundesminister der Verteidigung. Frankfurt: E. S. Mittler & Sohn, 1972

Erste Hilfe – Leitfaden für Ausbilder. Bonn: Deutsches Rotes Kreuz, 1980
Most E, Havemann D. Kompendium der Verbandlehre. 2. Aufl. Stuttgart, New York: Thieme, 1992
Tscherne H, Oestern H. Verbandlehre. In: Heberer G, Köle W, Tscherne H (Hrsg). Chirurgie. 5. Aufl. Berlin, Heidelberg, New York: Springer, 1986

5. Fremdkörper

Heimlich HJ. A life-saving manoever to prevent food-choking. J Am Med Ass 1975; 234: 3398–401
Hoffmann JR. Treatment of foreign body obstruction of the upper airway. West J Med 1982; 136: 11–22
Hossli G, Meng W, Pickel R. Erste Hilfe. 6. Aufl. Frauenfeld: Huber
Schmidt D. Augenverletzungen. Z Allgemeinmedizin 1981; 57: 236–42
Vistine RE, Baick CH. Ruptured stomach after Heimlich manoever. J Am Med Ass 1975; 234: 415
Weder W. Perforierende Augenverletzungen. Dtsch Ärztebl 1976; 19: 1279–80

6. Der Blutkreislauf

Antoni H. Funktionen des Herzens. In: Schmidt RF, Thews G (Hrsg) Physiologie des Menschen. 23. Aufl. Berlin, Heidelberg, New York: Springer, 1980
Bassenge E. Herz-Kreislaufsystem. In: Kramer K (Hrsg) Vegetative Physiologie, Bd. 1. München, Wien, Baltimore: Urban & Schwarzenberg, 1980
Bauereisen E. Herz. In: Keidel H-D (Hrsg). Kurzgefaßtes Lehrbuch der Physiologie. 6. Aufl. Stuttgart, New York: Thieme, 1985
Linder H, Hübler E. Biologie des Menschen. 12. Aufl. Stuttgart: Metzler, 1989
Silbernagl S, Despopoulos A. Taschenatlas der Physiologie. 4. Aufl. Stuttgart, New York: Thieme, 1991
Schmidt RF, Thews G (Hrsg). Physiologie des Menschen. 23. Aufl. Berlin, Heidelberg, New York: Springer, 1980
Weiss C. Funktionen des Blutes. In: Schmidt RF, Thews G (Hrsg) Physiologie des Menschen. 23. Aufl. Berlin, Heidelberg, New York: Springer, 1980
Witzleb E. Funktionen des Gefäßsystems. In: Schmidt RF, Thews G (Hrsg) Physiologie des Menschen. 23. Aufl. Berlin, Heidelberg, New York: Springer, 1980

7. Blutungen

Brüser P. Die Replantation beginnt am Unfallort. In: Engelhardt GH (Hrsg) Praktische Notfallmedizin 1. Berlin, New York: de Gruyter, 1983
Burri C, Kinzl L. Lebensbedrohliche Blutung am Unfallort. Notfallmedizin 1975; 1: 27–30
Köhnlein H-E, Weller S, Vogel W, Nobel J, Meinertz Th. Erste Hilfe. Ein Leitfaden. 9. Aufl. Stuttgart, New York: Thieme, 1992
Lopatecki M. Der richtige Transport abgetrennter Gliedmaßen. Dtsch Ärztebl 1990; 87: 225

Krueger P, Betz A. Akute äußere Blutung. Münch Med Wochenschr 1982; 124: 350 – 52

Stegmann T. Gefäßverletzungen, Management und Therapie. Dtsch Ärztebl 1989; 86: 2468

8. Der Schock

Ahnefeld FW, Burri C, Kilian J. Schock und Schockbehandlung. Der Chirurg 1976; 47: 157 – 63

Frey R, Stosseck (Hrsg). Der Schock und seine Behandlung. Stuttgart: Gustav Fischer, 1982

Hayes HR, Briggs BA. Shock. In: Wilkins EW, Dineen JJ, Moncure AC (eds) MGH Textbook of Emergency Medicine. Baltimore: Williams & Wilkins, 1978

Hutschenreuther K. Schockbekämpfung am Unfallort und auf dem Transport. Therapiewoche 1965; 10: 483 – 85

9. Verletzungen des Brustkorbs und der Brustorgane

Bünte H. Thoraxtraumen als Ursache einer respiratorischen Insuffizienz. Notfallmedizin 1975; 1: 62 – 66

Gorgaß B, Driesen A. Die Behandlung des Pneumothorax im Rettungsdienst. In: Engelhardt GH (Hrsg) Praktische Notfallmedizin 1. Berlin, New York: de Gruyter, 1983

Kuner M, Schlosser V. Traumatologie. 4. Aufl. Stuttgart, New York: Thieme, 1988

Vock B. Das Thoraxtrauma in der Prähospitalphase. Aktuel Traumatol 1989; 19: 17 – 21

10. Verletzungen des Bauchraums

Bedacht R, Spelsberg F. Erstversorgung und Erstbehandlung der Leber und Milzverletzung. Notfallmedizin 1977; 3: 446 – 52

Engelhardt GH (Hrsg). Unfallheilkunde für die Praxis. Berlin, New York: de Gruyter, 1984

Hamelmann H, Nitschke J. Intraperitoneale Blutungen nach stumpfen Bauchtraumen. Der Chirurg 1971; 42: 433 – 37

Wilker D. Bauchtrauma. Münch Med Wochenschr 1982; 124: 343-44

11. Erkrankungen in Brust und Bauchraum

Birkner H. Der akute Bauch. Leben Retten 1984; 2: 90 – 93

Feifel G. Akutes Abdomen. In: Heberer G, Köle W, Tscherne H (Hrsg) Chirurgie. 5. Aufl. Berlin, Heidelberg, New York: Springer, 1986

Junge-Hülsing G, Hüdepohl M, Wimmer G, Hardinghaus W (Hrsg). Interne Notfallmedizin. 4. Aufl. Berlin, Heidelberg, New York: Springer, 1988

12. Die Bewußtlosigkeit

Bartels O. Erstmaßnahmen bei akuten Bewußtseinsstörungen aus internistischer Sicht. Leben Retten 1984; 1: 5 – 7

Strobel E, Buchfelder M. Der Ohnmacht nicht ohnmächtig gegenüberstehen, Teil 1. Der Rettungssanitäter 1984; 4: 308 – 11

Streicher, H. J., Rolle, J.: Der Notfall: Bewußtlosigkeit. Georg Thieme Verlag, Stuttgart 1974
Strobel, E., Buchfelder, M.: Der Ohnmacht nicht ohnmächtig gegenüberstehen, Teil 1. Der Rettungssanitäter 4: 308–311 (1984)
Strobel, E., Buchfelder, M.: Der Ohnmacht nicht ohnmächtig gegenüberstehen, Teil 2. Der Rettungssanitäter 5: 349–352 (1984)

13. Schädel-Hirn-Verletzungen

American College of Surgeons-Committee on Trauma: Helmet removal from injured patients. Bulletin of the American College of Surgeons 19–21 (1980)
Buchfelder, M.: Erstversorgung und Transport von Schädelhirnverletzten. Der Rettungssanitäter 11: 17–19 (1980)
Frowein, R. A.: Bedeutung und Besonderheiten der Ersten Hilfe bei schweren Schädelhirnverletzungen. In: Hefte zur Unfallheilkunde, Bd. 78. Springer Verlag, Berlin – Heidelberg – New York 1963
Hitchcock, E.: Erste Versorgung von Kopfverletzungen. Folia Traumatologica Geigy, Basel 1971
Horton, J.: The immediate care of head injuries. Anaesthesia 30: 212–218 (1975)
Jamieson, K. G.: A first notebook of head injuries. Butterworths, London 1971

14. Hitzeschäden

Ahnefeld, F. W.: Verbrennungen, Verätzungen, Hitze und Kälteschäden. In: Ahnefeld, F. W., Bergmann, H., Burri, C., et al. (Hrsg.) Notfallmedizin. Springer Verlag, Berlin – Heidelberg – New York 1976
Ahnefeld, F. W., Haug, U., Mehrkens, H. H.: Die Notfalltherapie bei Hitze- und Kälteschäden. Notfallmedizin 2: 403–407 (1976)
Seeling, W.: Der Notfallpatient mit Störungen im Wärmehaushalt: Hitzeschäden. Notfallmedizin 14: 543–558 (1988)

15. Die Atmung

Bartels, H.: Gaswechsel (Atmung). In: Keidel, W. (Hrsg.) Kurzgefaßtes Lehrbuch der Physiologie. Georg Thieme Verlag, Stuttgart 1975
Faller, A.: Der Körper des Menschen. Georg Thieme Verlag, Stuttgart 1972
Linder, H., Hübler, E., Schäfer, G.: Biologie des Menschen. J. B. Metzlersche Verlagsbuchhandlung, Stuttgart 1981
Silbernagl, S., Despopoulos, A.: Taschenatlas der Physiologie. Georg Thieme Verlag, Stuttgart 1983
Thews, G.: Lungenatmung. In: Schmidt, R. F., Thews, G. (Hrsg.) Physiologie des Menschen. Springer Verlag, Berlin – Heidelberg – New York 1980

16. Lebensbedrohliche Störungen der Atmung
Atemstillstand

Frey, R., Nolte, H.: Beatmung am Unfallort durch Arzt und Laien. Therapiewoche 10: 481–482 (1965)
Hoffmann, J. R,: Treatment of foreign body obstruction of the upper airway. West. J. Med. 136: 11–22 (1982)
Redding, J. S.: Drowning and near drowning: Can the victim be safed? Postgrad. Med. 74: 85–97 (1983)
Sehhati-Chafai, G., Frey, R.: Lebensrettende Sofortmaßnahmen am Unfallort – Wiederbelebung. Deutsches Ärzteblatt 21: 1429–1436 (1976)

*17. Der akute Kreislaufstillstand
Herz-Lungen-Wiederbelebung*

Arntz H-R. Kardiopulmonale Reanimation beim Erwachsenen. Dtsch Med Wochenschr 1993; 118: 1289 - 92

Dick W, Ahnefeld FW. Grundlagen der Erstversorgung bei Herz-Kreislauf-Stillstand. Notfallmedizin 1979; 5: 279 - 93

Ewy GA. Current status of cardiopulmonary resuscitation. Med Concepts Cardiovasc Dis 1984; 53: 43 - 45

Fisher JM. Recognising a cardiac arrest and providing basic life support. Br Med J 1986; 292; 1002 - 04

Guidelines for cardiopulmonary resuscitation and emergency cardiac care. J Am Med Ass 1992; 268: 2172

Henneberg U, Menzel T. Wiederbelebung Ertrunkener. Notfallmedizin 1975; 1: 93 - 96

Kettler B, Bahr J, Juchems R. HLW in der Bundesrepublik. Dtsch Ärztebl 1989; 86: 2274

Kouwenhoven WB, Jude JR, Knickerbocker GG. Closed chest cardiac massage. J Am Med Ass 1960; 173: 1064 - 67

Lawin P (Hrsg). Praxis der Intensivbehandlung. 6. Aufl. Stuttgart, New York: Thieme, 1993

Miller J, Tresch D, Horwitz L, et al. The precordial thump. Ann Emerg Med 1984; 13: 791 - 94

Page G, Mills K, Morton R. A Colour Atlas of Cardio-Pulmonary Resuscitation Techniques. London: Wolfe Medical, 1986

Pichlmayr I. Therapie des akuten Kreislaufstillstandes. Anästhesiologische Praxis 1975; 10: 89 - 96

18. Vergiftungen

Bartels O. Erstmaßnahmen bei akuten Vergiftungen in der Prähospitalphase. Leben Retten 1984; 2: 100 - 03

Bratzke H, Maxeiner H. Kohlenmonoxidvergiftungen: immer häufiger werden sie verkannt. Notfallmedizin 1985; 11: 1395 - 408

Christian MS. Principles of emergency treatment of swallowed poisons. Proc R Soc Med 1977; 70: 764 - 66

Clarmann M v. Gezielte Erstbehandlung akuter Vergiftungen. Leverkusen: Bayer Pharma Deutschland, 1984

Goulding R, Volans GN. Emergency treatment of common poisons: emptying the stomach. Proc R Soc Med 1977; 70: 766 - 70

Mebs D. Stich- und Bißverletzungen durch giftige Tiere. Symptomatik und Behandlung. Med Monatsschr Pharm 1990; 13: 330 - 39

Neuhaus GA. Erstversorgung von Vergiftungen. Der Internist 1976; 17: 386 - 90

Saxena K, Kingston R. Acute poisoning: management protocol. Postgrad Med 1982; 71: 67 - 77

19. Verätzungen

Clarmann M v. Gezielte Erstbehandlung akuter Vergiftungen. Leverkusen: Bayer Pharma Deutschland, 1984
Turß R. Verätzungen des Auges. Dtsch. Ärztebl 1976; 33: 2117–18

20. Verbrennungen

Gillespie RN. The burn at first sight. Emergency Medicine 1984; 16: 141–55
Korab W, Brichta M. Behandlung von Verbrennungen im Kindesalter. Wiener Med Wochenschr 1989; 139: 431

21. Kälteschäden

Coruchi HM. Accidental hypothermia. J Pediatr 1992; 120: 671
Heynen U, Buchfelder M. Schädigung des Körpers durch Kälte. In: Bayerisches Rotes Kreuz (Hrsg) Lehrbuch für den Rettungsdienst. Augsburg: Hofmann Druck, 1978
Kilian H. Der Kälte-Unfall. München: Dustri Verlag, 1966
Matschke RG. Überleben auf See. Dtsch Ärztebl 1976; 28: 1867–72
Mehrkens HH. Kälteschäden und thermische Läsionen. Z Allgemeinmedizin 1981; 57: 209–21
Neureuther G, Flora G. Kälteschäden. Notfallmedizin 1978; 4: 103–08

22. Elektrounfälle

Buchfelder M. Unfälle durch elektrischen Strom. In: Bayerisches Rotes Kreuz (Hrsg) Lehrbuch für den Rettungsdienst. Augsburg: Hofmann Druck, 1978
Dixon GF. The evaluation and management of electrical injuries. Crit Care Med 1983; 11: 384–87
Kiebach D, Thürauf J, Valentin H. Grundlagen der Beurteilung von Unfällen durch elektrischen Strom. Bonn: Hauptverband der gewerblichen Berufsgenossenschaften, 1976
Moll H. Elektrounfall. Dtsch Ärztebl 1976; 48: 3099–100

23. Knochenbrüche und Gelenkverletzungen

Burri C, et al (Hrsg). Unfallchirurgie. Basistext Medizin. 3. Aufl. Berlin, Heidelberg, New York: Springer, 1982
Durrer B. Besonderheiten der Notfalltherapie bei Bergunfällen. Ther Umsch 1993; 50: 228–33
Engelhard GH (Hrsg). Unfallheilkunde für die Praxis. Berlin, New York: de Gruyter, 1984
Köhnlein H-E, Weller S, Vogel W, Nobel J, Meinertz Th. Erste Hilfe. Ein Leitfaden. 9. Aufl. Stuttgart, New York: Thieme, 1992
Kuner E. Verletzungen des Halte- und Bewegungsapparates. Z Allgemeinmedizin 1981; 57: 222–26
Kuner E, Schlosser V. Traumatologie. 4. Aufl. Stuttgart, New York: Thieme, 1988
Ruedi T. Evaluation und Behandlungsprinzipien offener Frakturen. Helv Chirurg Acta 1992; 59: 95–99
Swain A, Grundy D, Russel J. ABC of spinal cord injury – at the accident. Br Med J 1985; 291: 1558–59

24. Das Vorgehen an der Unfallstelle
Reihenfolge der Maßnahmen bei Unglücksfällen

Baskett PJ. Zorab JSM. Priorities in the immediate care of roadside and other traumatic casualties. Anaesthesia 1975; 30: 80 - 87

Dolzer F. Notfalluntersuchung - Wettlauf mit der Zeit. Fortschr Med 1990; 108: 18 - 21

Hartel W, Steinmann R. Frühversorgung von Schwerverletzten beim Massenunfall. Chirurg 1991; 62: 233 - 38

Muhr G, Tscherne H. Bergung und Erstversorgung beim Schwerverletzten. Der Chirurg 1978; 49: 539 - 600

Streicher HJ. Initiale Diagnostik und Therapie beim Schwerverletzten. In: Engelhardt GH (Hrsg) Praktische Notfallmedizin 1. Berlin, New York: de Gruyter, 1983

25. Lagerungen

Gorgaß B. Grundsätze für die Rettung und Lagerung von Notfallpatienten. In: Ahnefeld FW, Dick W, Kilian WJ, Schuster H-P (Hrsg) Notfallmedizin. 2. Aufl. Berlin, Heidelberg, New York: Springer, 1990

Sehhati G, Frey R. Sofortmaßnahmen am Unfallort. Dtsch Ärtzebl 1976; 28: 1873 - 77

26. Besonderheiten beim Umgang mit Behinderten

Juchli L. Krankenpflege. 6. Aufl. Stuttgart, New York: Thieme, 1991

Quellenverzeichnis der Abbildungen

Die Autoren bedanken sich für die freundlichen Genehmigungen zur Verwendung folgender Abbildungsvorlagen:
Abb. 1: mod. n. Deutsches Rotes Kreuz (Hrsg.), Schriftenreihe Nr. 46, Bonn 1971. Abb. 4–6: mod. n. Bayerisches Rotes Kreuz (Hrsg.), Lehrbuch für den Rettungsdienst, 2. Aufl. 1979 (Abb. S. 7-4, S. 7-5). Hofmann-Druck, Augsburg. Abb. 7: mod. n. P. Sefrin, H. G. Dönhöfer, D. Massinger (Hrsg.), Wir können helfen, 7. Aufl. 1986 (Abb. 16, S. 16). Fachpublika Wehner, München-Ottobrunn. Abb. 21: mod. n. S. Silbernagel, A. Despopoulos (Hrsg.), Taschenatlas der Physiologie, 2. Aufl. 1983 (Abb. S. 171). Thieme, Stuttgart. Abb. 22: mod. n. H. Lindner, E. Hübler, G. Schäfer (Hrsg.), Biologie des Menschen, 12. Aufl. 1986 (Abb. 235). Metzlersche Verlagsbuchh. Stuttgart. Abb. 23: mod. n. S. Silbernagel, A. Despopoulos (Hrsg.), Taschenatlas der Physiologie, 2. Aufl. 1983 (Abb. 155). Thieme, Stuttgart. Abb. 31: mod. n. H. Wirz-Hilf, W. Nagel, R. Kurz, H. Dönhöfer (Hrsg.), Betrifft Gesundheit: Erste Hilfe. (Abb. S. 9). TR-Verlagsunion, München 1973. Abb. 32: mod. n. P. Sefrin, H. G. Dönhöfer, D. Massinger (Hrsg.), Wir können helfen, 7. Aufl. 1986 (Abb. 8, S. 20). Fachpublika Wehner, München-Ottobrunn. Abb. 33: mod. n. H. Bräuer, in: Arteriosklerose und Mikrozirkulation (Abb. 1 u. 2, S. 42/43). Albert-Roussel Pharma, Wiesbaden. Abb. 36: mod. n. Bayerisches Rotes Kreuz (Hrsg.), Lehrbuch für den Rettungsdienst, 2. Aufl. 1979 (Abb. S. 3-1). Hofmann-Druck, Augsburg. Abb. 37–39: mod. n. V. Schlosser, E. Kuner (Hrsg.), Traumatologie, 3. Aufl. 1980 (Abb. 51–53). Thieme, Stuttgart. Abb. 41: aus E. Gögler, Chirurgie und Verkehrsmedizin. Klinik, Mechanik und Biomechanik des Unfalls; in: K. Wagner, H. J. Wagner (Hrsg.), Handbuch der Verkehrsmedizin (Abb. 17). Springer, Berlin – Heidelberg – New York 1968. Abb. 45: aus P. Sefrin, H. G. Dönhöfer, D. Massinger (Hrsg.), Wir können helfen, 7. Aufl. 1986 (Abb. 3, 4; S. 33). Fachpublika Wehner, München-Ottobrunn. Abb. 49: aus: American College of Surgeons, Committee on Trauma. Techniques of helmet removal from injured patients (Abb. 1, 4, 56). Bulletin of the American College of Surgeons, Oct. 1980, S. 20/21. Abb. 50: mod. n. H. Linder, E. Hübler, G. Schäfer (Hrsg.), Biologie des Menschen, 12. Aufl. 1986 (Abb. 249). Metzlersche Verlagsbuchh., Stuttgart. Abb. 51: mod. n. V. Schlosser, E. Kuner (Hrsg.), Traumatologie, 3. Aufl. 1980 (Abb. 51). Thieme, Stuttgart. Abb. 52: mod. n. S. Silbernagel, A. Despopoulos (Hrsg.), Taschenatlas der Physiologie, 2. Aufl. 1983 (Abb. S. 85). Thieme, Stuttgart. Abb. 53: mod. n. H. Linder, E. Hübler, G. Schäfer (Hrsg.), Biologie des Menschen, 12. Aufl. 1986 (Abb. 253). Metzlersche Verlagsbuchh., Stuttgart. Abb. 54: mod. n. H. Wirz-Hilf, W. Nagel, R. Kurz, H. G. Dönhöfer (Hrsg.), Betrifft Gesundheit: Erste Hilfe (Abb. S. 42) TR-Verlagsunion, München 1973. Abb. 55/56: mod. n. S. Silbernagel, A. Despopoulos (Hrsg.), Taschenatlas der Physiologie, 2. Aufl. 1983 (Abb. S. 79+103). Thieme, Stuttgart. Abb. 57: aus: H. E. Köhnlein, S. Weller, W. Vogel, J. Nobel, K. Pabst (Hrsg.), Erste Hilfe, 7. Aufl. 1985 (Abb. 12, S. 30). Thieme, Stuttgart. Abb. 59/60: mod. n. P. Sefrin, H. G. Dönhöfer, D. Massinger (Hrsg.), Wir können helfen, 7. Aufl. 1986 (Abb. 5–8, S. 30). Fachpublika Wehner, München-Ottobrunn. Abb. 61: mod. n. H. Wirz-Hilf, W. Nagel, R. Kurz, H. G. Dönhöfer (Hrsg.), Betrifft Gesundheit: Erste Hilfe. TR-Verlagsunion, Mün-

chen 1973. Abb. 63: aus: H. Wirz-Hilf, W. Nagel, R. Kurz, H. G. Dönhöfer (Hrsg.), Betrifft Gesundheit: Erste Hilfe (Abb. S. 66). TR-Verlagsunion, München 1973. Abb. 65: aus: P. Lawin (Hrsg.), Praxis der Intensivbehandlung, 4. Aufl. 1981 (Abb. 13. 12). Thieme, Stuttgart. Abb. 71/72: mod. n. Bayerisches Rotes Kreuz (Hrsg.), Lehrbuch für den Rettungsdienst, 2. Aufl. 1979 (Abb. S. 27-2, 28-2). Hofmann-Druck, Augsburg. Abb. 75: aus: D. Großkurth (Hrsg.), Großes Lexikon der Medizin, 4. Aufl. (S. 385). Münster Verlag, Freiburg. Abb. 76: mod. n. Bayerisches Rotes Kreuz (Hrsg.), Lehrbuch für den Rettungsdienst, 2. Aufl. 1979 (Abb. S. 30-9). Hofmann-Druck, Augsburg. Abb. 77: aus C. Burri (Hrsg.), Unfallchirurgie, 2. Aufl. 1976 (Abb. 1, S. 3). Springer, Berlin – Heidelberg – New York. Abb. 85: mod. n. G, Sehhati, R. Frey, Sofortmaßnahmen am Unfallort (Abb. 10). Deutsches Ärzteblatt 1976; 28: 1875.

29. Stichwortverzeichnis

Abbindung 67
Abdrücken 63
Absicherung 227 f., 237
Abtrennung von Gliedmaßen 67, 69 f.
Abwehrspannung 94, 98, 100
Abwehrstadium 194
Abwehrsystem 57
Ätzwunde 21
Aids 70, 146
Alkohol 171, 199
–, Vergiftung 171
Alkylphosphate 179
Amputationsverletzung 70
Anfall, epileptischer 123
Angina pectoris 101
Antikörper 57
Appendizitis 99
Armtragetuch 221
Armverband, Dreiecktuch 32
Arterie 51
Arzneimittelvergiftungen 171
Aspiration 72, 104, 107, 117, 138, 214
Asservierung 169
Atemantrieb 137
Atembewegungen 106, 140
Atemfrequenz 134
Atemhilfsmuskulatur 89, 133
Atemmechanik 132
Atemnot 89, 98, 103
Atemregulation 136
Atemspende 107, 141 f.
Atemstillstand 118, 138, 151
–, Kennzeichen 140
Atemstörung 138
Atemvolumen 133
Atemwege 133
–, Verlegung 138, 149
Atemzentrum 114, 118, 136, 139
Atmung 130, 137
–, Prüfung 106
Atropin 173
Auge, Fremdkörper 43

Augenspülung 182
Augenverätzungen 182
Augenverband 36
Azidose 138

Badetod 147
Bauchfellentzündung 92, 99
Bauchhöhle 96
Bauchorgane 92, 96
Bauchspeicheldrüse 97, 100
Bauchverletzung 92, 241
–, offene 94
–, stumpfe 93
Beatmung 142 f., 145
Beatmungsfrequenz 143
Beckenbruch 215, 218
Beckengürtel 208
Begleitverletzungen 123, 171
Behelfstransport 232
Behinderte 245
Benzin 180
Bewegungsapparat 206
Bewegungseinschränkung 210
Bewußtlosigkeit 104, 115, 117, 128 f.,
    140, 151, 165, 171
–, Maßnahmen 106
Bewußtsein 104
Bewußtseinstrübung 115
Bewußtseinsverlust 112, 116
Bindehautreizung 43
Bißverletzung 18, 25
Bißwunde, Schlangenbiß 21
Blausäure 147, 179
Blinddarmentzündung 99
Blinde 245
Blitzschlag 205
Blut 56
Blutbestandteile 56
Blutdruck 54, 84
Blutdruckmessung 84
Bluterguß 20, 74
Bluterkrankheit 58, 62

Blutgefäße 51
Blutgerinnung 58
Blutgruppe 58
Bluthochdruck 55
Blutkreislauf 49, 53
Blutkörperchen 56 f.
Blutplättchen 57
Bluttransfusion 59
Blutung 60 f., 227
–, Maßnahmen 61
–, arterielle 61
–, innere 73
–, starke 62 f., 69
–, venöse 61
Blutvergiftung 16
Blutverlust 76, 92, 211
Botulismus 172
Brandblase 186
Brandunglück 237
Brandwunde 21, 94, 189
Brillenhämatom 122
Bronchien 131
Brustkorb 85, 208
–, instabiler 88, 91, 217
Brustkorbverletzung 85
–, geschlossene 87
–, offene 86
Brustraum 101, 132

Darm 98
Darmverschluß 101
Diastole 50, 54
Diffusion 52, 134 f.
Dreiecktuch 30, 220
Dreiecktuchkrawatte 36, 66, 178, 221
Druckpunkt 156
Druckverband 65 f.

Einwirkungsdauer 164
Eisunfall 236
Elektrounfall 200
Elementarhilfe 166
Ellenbogenverband 41
Entschäumer 174
Epilepsie 123
Erfrierung 197

Erinnerungslücke 115 f.
Erkrankungen, Brust-, Bauchraum 98
Erschöpfungsstadium 194
Erste Hilfe, Definition 6
Ersthelfer, Aufgabenbereich 9
Erstickung 47, 139, 149
Ertrinkungsunfall 147, 235
Erythrozyten 56
Esmarchscher Handgriff 148
Exspiration 132 f.

Fahrlässigkeit 12
Fahrtüchtigkeit 238
Fallsucht 123
Faustschlag, präkordialer 162
Fettembolie 212
Feuerlöscher 188, 237
Fieber 125
Fingerkuppenverband 28
Fingerverband 40
Flüssigkeitsverlust 76, 125, 187
Freies Intervall 116
Fremdkörper, Auge 43
–, Bauchverletzung 95
–, Brustkorb 90
–, Luftröhre 46
–, Mund und Rachen 148
–, Nase 45
–, Ohr 45
–, Speiseröhre 46
–, Wunde 23, 43
Fußverband, Dreiecktuch 33 f.

Gallenkolik 99
Gasaustausch 134
Gasbrand 18
Gefahrenbereich 225
Gefahrensituationen, besondere 235
Gehbehinderte 245
Gehirn 113
Gehirnblutung 115
Gehirnerschütterung 114 ff.
Gehirnquetschung 115
Geistig Behinderte 246
Gelenke 209, 222 f.
Gerinnungsfaktoren 58

Geschäftsführung ohne Auftrag 11
Gesichtsverbrennungen 191
Gift, Definition 163
Giftaufnahme 164
Giftentfernung 168
Giftinformationszentralen 166 f.
Giftschlangen 26

Halswirbelsäule 120
Hämoglobin 52, 56, 135, 174
Hämorrhoiden 73
Handbehinderte 245
Handbruch 216, 220
Handverband 32, 41
Haut 14
Hautdurchblutung 192
Heftpflaster 29
Heimlich-Handgriff 47
Herz 49, 85
Herzanfall 101 f.
Herzdruckmassage 150, 154
Herzfrequenz 51
Herzinfarkt 102
Herzklappen 51
Herzkranzgefäße 49, 101
Herz-Kreislauf-Stillstand 138
Herz-Lungen-Wiederbelebung 150
Herzminutenvolumen 51
Herzmuskelschaden 102
Herz-Reizleitungssystem 51
Herzrhythmusstörungen 80, 202
Herzspitzenstoß 49
Herzstillstand 150
Hilfeleistung, fehlerhafte 11
–, organisierte 8
–, rechtliche Aspekte 10
–, unterlassene 12
–, Zumutbarkeit 10
Hilfeleistungspflicht 10
Hilfsorganisationen 7
Hirnblutung 116, 120
Hirndruck 116
Hirnhautreizung 129
Hirnschädelbruch 213 f.
Hirnstamm 114
Hitzeerschöpfung 125 f.

Hitzeschäden 125
Hitzestauung 128
Hitzschlag 126 f.
Hochspannungsunfall 201, 204
Hüftverband 38
Hypertonie 55

Ileus 101
Immunität 57
Impfschutz 23
–, Tetanus 17
Infektionsgefahr 15, 121 f., 187, 211
Infusion 83
Insektenstich 149, 178
Inspiration 132 f.
Isolierung 203

Kälteschäden 192 f.
Kaltwasseranwendung 188
Kammerflimmern 202
Kapillaren 136
Kapillargefäße 52
Kehlkopf 131
Kerntemperatur 196
Kinnverband 37
Kleinkinder, Atemspende 145
–, Wiederbelebung 158
Knierolle 94, 103, 241
Knieverband, Dreiecktuch 35
Knöchelbruch 215, 219
Knochenbruch 209, 212
Knochengerüst 206
Knollenblätterpilz 173
Kohlendioxid 53, 130, 134, 136, 175
Kohlenmonoxid 164, 174
Kohlenwasserstoffe 180
Koma 104
Kontaktgift 179
Kopfhaube 31
Kopfschmerzen 116, 129
Kopfverband, Binde 41
Kopfverletzung 114
Koronargefäße 49
Körperkreislauf 50, 52
Körpertemperatur 125, 192
Krämpfe 115

Krampfaderblutung 72
Krampfanfälle, zerebrale 123
Kreislauf 137
–, Funktion 49
Kreislaufregulation 55
Kreislaufstillstand 150, 154, 165
Kreislaufversagen 76
Kreuzotter 25, 177

Lagerung 240
–, atemerleichternde 89
–, halbsitzende 89 f., 103, 244
Latenzzeit 172, 176
Laugen 181, 183
Lebensmittelvergiftung 172
Leber 97
Lösungsmittel, organische 180
Luftröhre 131
–, Fremdkörper 46
Luftwege 130
Lunge 85, 131
Lungenbläschen 131, 135
Lungenkreislauf 50, 52
Lungenödem 139, 148, 176
Lymphstrangentzündung 16

Magen 97
Magendurchbruch 99
Magenspülung 169
Maßnahmen, Reihenfolge 225
Mikrozirkulation 78
Milz 97
Milzruptur 92
Minimalkreislauf 154
Motorradfahrer 119
Mullbinde 38
Mund-zu-Mund-Beatmung 145
Mund-zu-Nase-Beatmung 143

Nackensteifigkeit 129
Nahrungsmittelvergiftung 172
Nase, Fremdkörper 45
Nasenbluten 72
Nervensystem, zentrales 113
Netzwechselspannung 202
Neuner-Regel 185 f.

Neutralisation 182
Niederspannungsunfall 201 f.
Niere 97
Nierenkolik 100
Nikotin 199
Notarztwagen 7
Notfallpatient, Definition 1
Notruf 4 f., 228
Notrufnummer 5
Notrufsäule 5 f.
Notsituation 2

Oberarmbruch 216, 220
Oberkörperhochlage 118, 242
Oberschenkelbruch 215, 219
Ohnmacht 111
Ohr, Fremdkörper 45

Pflanzenschutzmittel 147, 179
Pflasterwundverband 28
Phosphorsäureester 179
Pilzvergiftungen 173
Platzwunde 19 f.
Pleura 132
Pleuraspalt 85 f., 132
Pneumothorax 86, 88, 139
Prellmarken 89, 93
Puls, Halsschlagader 152
–, Handgelenk 63
–, zentraler 81
Pupillenreaktion 152

Querschnittslähmung 218
Quetschwunde 20

Rahmenverband 30
Rautek-Rettungsgriff 230 f.
Replantation 70
Reposition 223
Rettungsdienst 7
Rettungskette 1, 3
Rettungsleitstelle 7
Rettungssanitäter 7
Rippen 208
Rippenbruch 88, 214, 217
Rippenfell 85, 132

Rippenprellung 88
Rißwunde 20
Rollstuhlfahrer 245
Rückenlage 240 f.
Rückenmark 113, 207
Rückenmarkschädigung 217
Ruhigstellung 212

Salpetersäure 181
Salzsäure 181
Sauerstoff 52, 130, 134
Sauerstoffmangel 113, 138, 150
Sauerstofftransport 52
Säuglinge, Atemspende 145
–, Wiederbelebung 158
Säuren 181, 183
Seitenlage 107, 111, 118, 121, 241
Sekundärheilung 23
Selbstmordversuch 165, 169
Selbstschutz 183, 205
Sicherheitsgurt 230, 238
Sickerblutung 122
Sinusknoten 51
Skelett 206
Skelettmuskulatur 209
Sofortmaßnahmen, Definition 2
Sonnenbrand 185, 191
Sonnenstich 126, 128
Spannung 200
Spannungspneumothorax 87, 89, 91
Sprachbehinderte 246
Systole 50, 54

Schädel 207
Schädelbasisbruch 115, 121, 213 f.
Schädel-Hirn-Verletzung 113 ff., 120, 213
Schädlingsbekämpfungsmittel 179
Scheintod 195
Schlafmittel 171
Schlangenbiß 25, 177
Schluckbeschwerden 46
Schlüsselbeinbruch 215, 220
Schnappatmung 152
Schnittwunde 19

Schock 61, 69, 76, 92 f., 98, 102, 126, 165, 187, 211
Schockbekämpfung 81, 213
Schocklage 81 f., 94, 242
Schockzeichen 73, 80
Schultergelenkbruch 216, 220
Schultergürtel 208
Schulterverband 37
Schürfwunde 18
Schußverletzung 25
Schußwunde 20
Schutzhelm 119, 239
Schutzimpfung 17, 104, 113, 116
Schutzreflexe 104
Schwefelsäure 181
Schwerhörige 246

Stauung 26, 66, 177
Stellung, abnorme 210
Stichwunde 19
Stickstoff 134
Streifenverband 30
Stromkreis 200
Strommarken 203
Stromstärke 200

Tablettenvergiftung 171
Taschenmesserposition 81
Tetanus 16
Tetrachlorkohlenstoff 180
Thrombozyten 57
Tod, klinischer 150
Tollkirsche 173
Tollwut 17
Totraum 133
Trachealgefälle 107
Trage 232
Tragring 232
Transportfähigkeit 7
Transporttrauma 7, 83
Triage 226

Unfallstelle 228
Unfallverletzungen, Häufigkeit 227
Unterarmbruch 216, 220
Unterkieferbruch 214, 217

29. Stichwortverzeichnis

Unterkühlung 171, 193, 195
Unterschenkelbruch 215, 219
Unterschenkelverband 35

Varizen 72
Venen 52
Verätzung 21, 174, 181, 183
Verbandpäckchen 38
Verbrennungen 21, 185, 187, 189
Verbrennungsgrade 185
Verdunstungskälte 125
Vergiftung 163, 165, 170
–, Atemwege 174
–, Magen-Darm-Trakt 169
–, pflanzliche Gifte 173
–, Reizgase 176
–, Wasch- u. Spülmittel 174
Verhalten, verkehrsgerechtes 238
Verkehrsunfall 228
Verrenkung 223
Verschlucken 46
Verschüttung 237
Verstauchung 222
Vitale Funktionen 1, 83
Vitalkapazität 133

Wärmepackung 196
Wärmeregulation 125, 192
Warndreieck 228
Wasserbad 199
Widerstand 200
Wiederbelebung 140 f., 148, 159
Wirbelbruch 214, 217
Wirbelsäule 207
Wundauflage 29, 39
Wunde, Definition 15
–, Erstversorgung 22
–, Fremdkörper 24, 43
Wundheilung 23
Wundinfektion 16
Wundschmerz 16
Wundschnellverband 28
Wundversorgung 23

Zentralisation 78
Zungenbiß 123
Zwerchfell 131
Zyankali 179
Zyanose 106, 139 f.
Zyanwasserstoff 179